2024

합격 선배들의 맥 one pick!

퍼시픽 작업치료사 국시대비 문제집

OCCUPATIONAL THERAPY

신경계작업치료 I

1

V·O·L·U·M·E

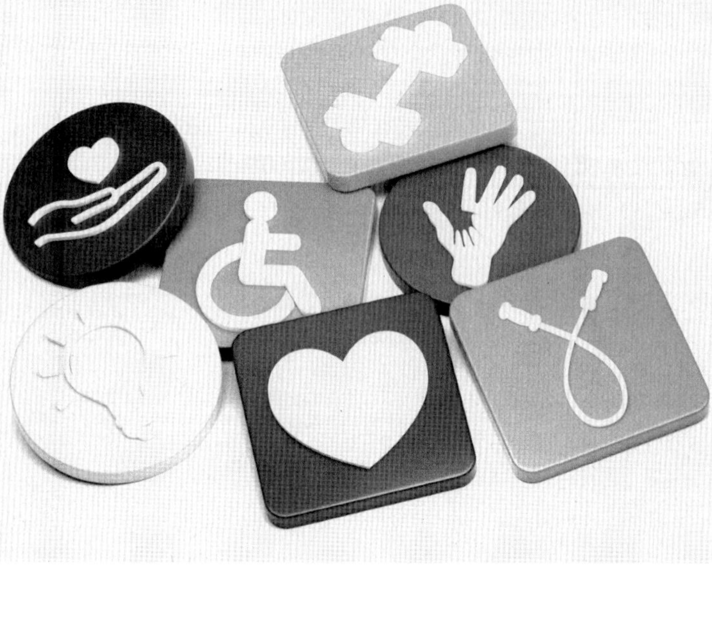

Pacific Books

작업치료사 국가시험 시험시간표 및 합격기준

시험과목

시험종별	시험 과목 수	문제수	배점	총점	문제형식
필기	3	190	1점/1문제	190점	객관식 5지선다형
실기	1	50	1점/1문제	50점	객관식 5지선다형

시험시간표

구분	시험과목(문제수)	교시별 문제수	시험형식	입장시간	시험시간
1교시	1. 작업치료학 기초 (70) 2. 의료관계법규 (20)	90	객관식	~08:30	09:00~10:10 (70분)
2교시	1. 작업치료학 (100)	100	객관식	~10:30	10:40~12:20 (100분)
3교시	1. 실기시험 (50)	50	객관식	~12:40	12:50~13:55 (65분)

* 의료관계법규 : 「의료법」, 「의료기사 등에 관한 법률」, 「장애인복지법」, 「정신건강증진 및 정신질환자 복지서비스 지원에 관한 법률」, 「노인복지법」과 그 시행령 및 시행규칙

합격기준

- 필기시험에 있어서는 매 과목 만점의 40퍼센트 이상, 전과목 총점의 60퍼센트 이상 득점한 자를 합격자로 하고, 실기 시험에 있어서는 만점의 60퍼센트 이상 득점한자를 합격자로 합니다.
- 응시자격이 없는 것으로 확인된 경우에는 합격자 발표 이후에도 합격을 취소 합니다.

머·리·말

작업치료 분야는 그 어떤 영역보다 광범위하고 다차원적인 분야이다. 의학, 심리학, 사회학 등 인간 관련 다영역적 학문으로 매우 다양하고 복합적 성격을 지닌 학문이다. 국내 작업치료 역사는 한국전쟁을 시작으로 이미 반세기가 지났으며, 매우 다양한 분야로 진출하고 있다. 반면, 국내 작업치료의 교육 현실은 예전보다 많이 발전하였으나 전공 교육과정에 필요한 교재는 여전히 부족한 상태이며, 이로 인해 국가시험을 준비해야 하는 재학생들에게 큰 부담이 되고 있다. 이에 본 교재는 부족한 교육과정을 보충하고 중요한 내용들을 요약정리하므로 보다 쉽게 작업치료사 국가고시를 준비할 수 있도록 구성하였다.

최근 국가시험은 보다 전문적이고, 과학적이며, 다양한 문제들이 출제되는 경향을 보이고 있다. 과거 출간된 서적들 대부분이 암기형 문제 풀이식으로 구성되어 있어 국가시험을 준비하는 학생들에게 큰 도움을 주지 못했던 반면, 본 서적은 다양한 분야의 실기형·사례형 문제들을 탑재하는 동시에 풍부한 해설을 통해 체계적이고, 논리적 학습이 가능하도록 편집하였다.

본 교재는 학생들의 이해도를 높이기 위해 구체적이고, 보다 체계적인 해설과 매뉴얼을 제공하고 있으며, 실전 문제와 같은 문제들을 통해 국시 및 임상대비 능력을 극대화하고자 하였다. 국시에 필요한 전공과목의 체계적인 정리는 학생들 스스로 학습이 가능하도록 하였으며, 출제 비중이 높은 이론과 실기, 그에 따른 해설을 통해 학생들의 학습효과를 극대화하여 국가시험에 대한 자신감을 높여주고자 한다.

작업치료사 국가시험을 준비하는 모든 학생들에게 등대와 같은 교재가 되기를 희망하며…

2024년 4월

작업치료 국시연구회

2024 OCCUPATIONAL THERAPY

CONTENTS

2024 OCCUPATIONAL THERAPY

OCCUPATIONAL THERAPY

1

C·H·A·P·T·E·R

감각운동접근법 (Sensorimotor approaches)

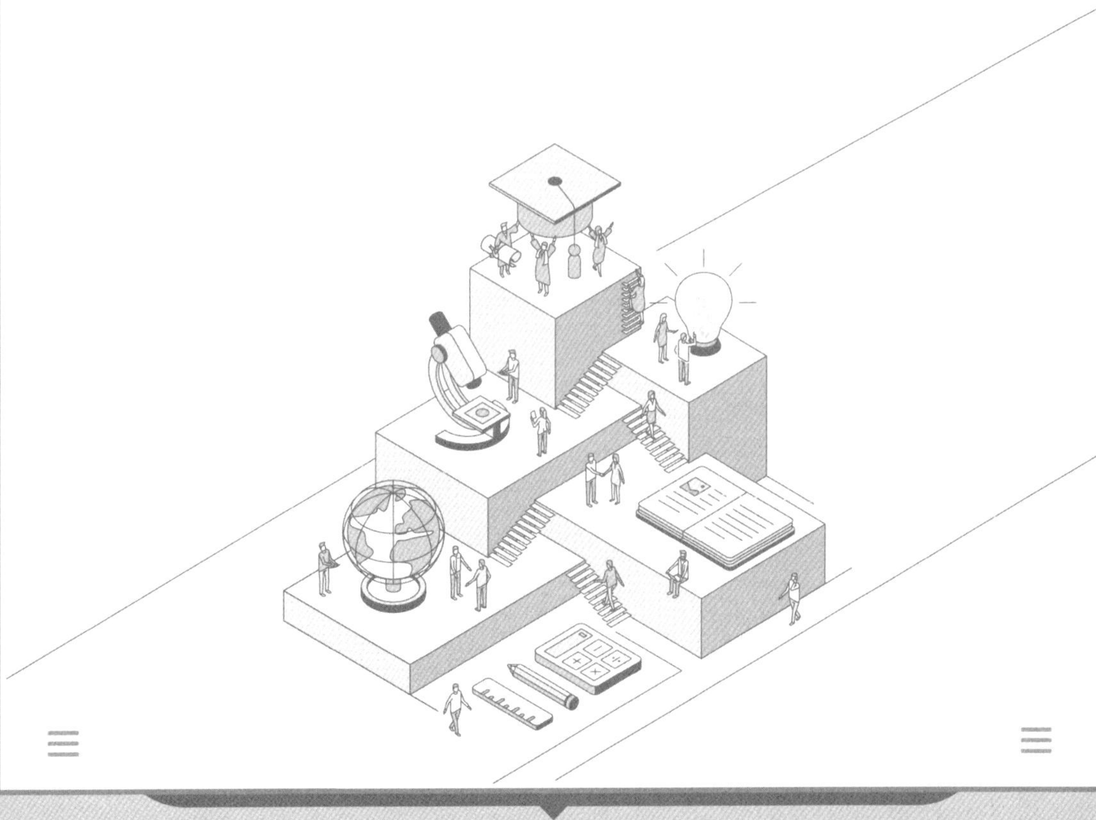

예·상·문·제·풀·이

01

다음과 같은 테크닉의 효과를 기대할 수 있는 중재는?

- 힘줄 압박
- 장시간의 냉
- 느린 스트레치

1) 태핑(tapping)
2) 자연열(neural warmth)
3) 빠른신장(quick stretch)
4) 진동(therapeutic vibration)
5) 내재근 신장(intrinsic stretch)

문제해설

01 Rood의 테크닉

- 빠른 솔질하기는 루드의 촉진 테크닉(facilitation techniques)이다. C 섬유를 자극한다.
- 힘줄 압박, 장시간의 냉, 느린 스트레치, 가벼운 관절압박은 억제 테크닉이다.

답 2)

Rood의 테크닉

Explanation

촉진 테크닉 : 피부	촉진 테크닉 : 고유수용성	억제 테크닉
• 가벼운 접촉(light touch) • 빠른 솔질(fast brushing) • 얼음(icing) – A 아이싱 – C 아이싱	• 관절중압박(heavy joint compression) • 저항(resistance) • 전정감각자극(vestibular stimulation) • 신장 압박(stretch pressure) • 빠른신장(quick stretch) • 내재근 신장(intrinsic stretch) • 태핑(tapping) • 진동(therapeutic vibration) • 골압박(osteopressure)	• 자연열(neural warmth) • 장시간의 냉(prolonged cooling) • joint approximation • 느린 쓰다듬기 • 부드러운 흔들기(gentle shaking) • 힘줄압박(tendon pressure) • 지속적 신장(prolonged stretch) • 지속적 압박(maintained pressure) • 느린 구르기(slow rolling) • 전정자극(vestibular stimuli)

02

과제 지향적 접근법에 대한 설명은?

1) 비정상적인 반사는 비협응을 유발한다
2) 환경 시스템은 역동적이고 수평적이다
3) 피드백과 피드포워드가 움직임에 영향을 준다
4) 중추신경계의 회복은 예상 가능한 순서를 따른다
5) 중추신경계는 상위중추가 하위중추를 조절하는 계층으로 조직화되어 있다

03

Brunnstrom의 팔 운동회복 단계에 대한 설명으로 옳은 것은?

1) 2단계 : 시너지가 최고조이다
2) 3단계 : 경직(spasticity)이 감소된다
3) 1단계 : 어떤 움직임 모두 가능하다
4) 5단계 : 시너지가 더 이상 우세하지 않다
5) 6단계 : 독립된(isolated) 관절의 움직임이 어렵다

문제해설

02 1), 3), 4), 5) 신경생리학 접근

답 2)

03 해설내용 참조

답 4)

뇌졸중(CVA) 이후 팔의 운동회복 단계(Brunnstrom stage)

Explanation

단계(stage)	팔(arm)
1	• 이완(flaccidity) • 어떤 움직임도 수행 못함
2	• 시너지 발달이 시작됨 • 연합반응(associated reaction)으로 시너지 또는 시너지의 일부분이 나타남
3	• 경직(spasticity)의 증가 • 시너지 패턴 및 관련 요소들이 수의적으로 수행됨
4	• 경직의 감소 • 시너지로부터 벗어난 움직임의 조합(combination)이 가능함
5	• 시너지가 더 이상 우세하지 않음 • 시너지로부터 벗어난 움직임의 조합(combination)이 보다 쉽게 수행됨
6	• 빠른 움직임을 제외하고는 경직이 사라짐 • 독립된(isolated) 관절의 움직임이 쉽게 수행됨

04

Brunnstrom의 손 운동회복 단계(Brunnstrom stage)에 대한 설명으로 옳은 것은?

1) 1단계 : 손의 기능이 약간 있다
2) 2단계 : 큰 잡기는 완전한 손가락 굽힘을 이용한다
3) 3단계 : 큰 잡기, 후크 잡기가 가능하며 놓기도 가능하다
4) 5단계 : 삼점 쥐기, 구형 쥐기, 원통형 쥐기, 그리고 놓기가 가능하다
5) 6단계 : 모든 종류의 쥐기는 어렵지만 손가락 움직임과 전범위의 수의적 폄이 가능하다

문제해설

04 해설내용 참조

답 4)

뇌졸중(CVA) 이후 손의 운동회복 단계(Brunnstrom stage)

Explanation

단계(stage)	손(hand)
1	• 손 기능 없음
2	• 큰 잡기(gross grasp) – 가능한 최소의 손가락 굽힘 이용
3	• 큰 잡기, 후크(hook) 잡기가 가능 – 놓기는 불가능
4	• 큰 잡기가 존재, 측면 쥐기(lateral prehension)가 발달, 그리고 약간의 손가락 폄 및 엄지의 움직임이 가능함
5	• 손바닥 쥐기(palmar prehension), 구형 쥐기(spherical grasp), 원통형 쥐기(cylindrical grasp), 그리고 놓기(release)가 가능함
6	• 모든 종류의 쥐기가 가능함 • 각각의 손가락 움직임이 가능함 • 전범위의 수의적 폄이 가능

05

브론스트롬 접근법의 기초 이론에 해당하는 것은?

1) 기술(skills)
2) 힘든 일(heavy work)
3) 동시수축(co-contraction)
4) 공동운동(synergic movemoent) 발달
5) 상호교대적 억제(reciprocal inhibition)

06

의자를 밀고 일어날 시에 나타나는 PNF 대칭패턴의 자세는?

1) 좌 : D1 Flexion 우 : D1 Flexion
2) 좌 : D1 Extension 우 : D1 Extension
3) 좌 : D2 Flexion 우 : D2 Flexion
4) 좌 : D1 Flexion 우 : D2 Flexion
5) 좌 : D2 Extension 우 : D2 Extension

07

치료사는 편마비 환자의 경직과 통증을 줄이기 위해 환자의 팔꿈치를 잡고 위팔뼈를 관절오목(glenoid fossa)내에서 가볍고 부드럽게 움직여주는 움직임을 제공하고 있다. 접근법은?

1) PNF 접근법
2) NDT 접근법
3) Rood 접근법
4) 생역학적 접근법
5) 브론스트롬 접근법

문제해설

05 나머지 항목은 Rood의 운동조절 요소들이다.

답 4)

06 의자를 밀고 일어나는 동작은 대칭적으로 D1 Extension 동작이 나타나야지 수행할 수 있다. 다른 동작을 이용하면 의자를 밀고 일어나는 동작을 수행할 수 없다.

답 2)

07 Rood의 이완 테크닉 중 'joint approximation'이다.

가벼운 관절 압박(joint approximation)

- 가벼운 관절 압박(light joint compression)을 'joint approximation'이라고 함
- 경직이 있는 근육을 억제하기 위해 사용되는 테크닉임
- 편마비 환자의 어깨 통증을 감소시키기 위해 자주 사용됨
  - 치료사는 환자의 팔꿈치를 잡고 위팔뼈(humerus)를 관절오목(glenoid fossa)내에서 부드럽게 움직여줌
    - 경직된 근육이 이완될 때까지 지속함

답 3)

08

다음 사례에 해당하는 뇌졸중 환자의 시너지 패턴은?

- 어깨뼈 : 모음(adduction)+올림(elevation)
- 어깨관절 : 벌림(abduction)+바깥돌림(external rotation)
- 팔꿉관절 : 굽힘(flexion)
- 아래팔 : 뒤침(supination)
- 손목 : 굽힘(flexion)
- 손가락 : 굽힘(flexion)

1) 상지 폄 시너지 형태
2) 상지 굽힘 시너지 형태
3) 상지 폄 시너지가 우세한 형태
4) 상지 굽힘 시너지가 우세한 형태
5) 상지 폄 시너지와 굽힘 시너지가 혼합된 형태

09

다음 내용의 치료적 중재의 제목으로 타당한 것은?

- 접근법 : Rood 테크닉
- 목적 : 근긴장 촉진
- 적용 : 치료사의 손가락 끝을 이용해 근육이나 힘줄 위를 태핑(tapping)을 적용함
  - 환자는 자신의 근육을 수축시키고 치료사는 태핑을 제공함

1) 저항(resistance)
2) 빠른 신장(quick stretch)
3) 가벼운 접촉(light touch)
4) 전정감각자극(vestibular stimulation)
5) 무거운 관절압박(heavy joint compression)

문제해설

08

상지의 굽힘 시너지 (flexion synergy)	• 어깨뼈 : 모음(adduction)+올림(elevation) • 어깨관절 : 벌림(abduction)+바깥돌림(external rotation) • 팔꿉관절 : 굽힘(flexion) • 아래팔 : 뒤침(supination) • 손목(wrist) : 굽힘(flexion) • 손가락(finger) : 굽힘(flexion)
상지의 폄 시너지 (extension synergy)	• 어깨뼈 : 벌림(abduction)+내림(depression) • 어깨관절 : 모음(adduction)+안쪽돌림(internal ratation) • 팔꿉관절 : 폄(extension) • 아래팔 : 엎침(pronation) • 손목 및 손가락 : 굽힘 또는 폄(flexion or extension)

답 2)

09 빠른 신장(quick stretch)

- 가벼운 근육 신장이며 낮은 역치의 자극
  - 길항근(antagonist)을 억제함
  - 신장되는 근육의 위상신장반사(phasic stretch reflex)를 활성화시킴
- 적용
  - 사지(limb)의 빠른 운동 또는 근육의 힘줄 위를 태핑(tapping)하는 형태로 적용함
  - 치료사의 손가락 끝을 이용함
    - ◦ 환자가 자신의 특정 근육을 수축시키는 동안 그 근육이나 힘줄 위에 피부 태핑을 적용함
- 효과
  - 보다 강한 반응을 발생시킴
    - ◦ 간헐적인 기계적 신장(mechanical stretch)을 만들어 냄

답 2)

10

다음 중 뇌졸중 환자를 위한 NDT 테크닉으로 타당한 것은?

1) 초기에 건측에 창문을 위치시킨다
2) 가능한 건측으로 다가가 이야기한다
3) 감각입력을 위해 건측에 TV를 놓아 준다
4) 근긴장 정상화를 위해 환측으로 체중을 지지한다
5) 이완기에는 환측 팔에 시너지(synergy)를 유발시킨다

11

뇌졸중 환자인 K씨는 굽힘과 폄이 교차적으로 나오는 '유리 닦기' 활동을 수행했다. 'Brunnstrom stage' 몇 단계의 환자에게 적절한 활동인가?

1) 1단계
2) 1~2단계
3) 2~3단계
4) 4~5단계
5) 5~6단계

12

치료사는 파우더 보드(powder board)를 이용해 움직임이 교차로 일어나는 호(arc) 운동을 제공하고 있다. 치료 목적은 보다 복잡한 수행 패턴의 수행이라면 Brunnstrom 단계는?

1) 1단계
2) 2단계
3) 2~3단계
4) 3~4단계
5) 4~5단계

문제해설

10 이완기 상지에 시너지를 유발시키는 것은 Brunstromn의 테크닉이다. NDT의 경우 뇌졸중 환자의 환측(affected side)으로 자극이 들어오도록 만들어주며 문, TV, 야간 스탠드, 전화기 등을 환측에 위치시킨다. 환자는 자극이 들어오는 쪽을 향하므로 신체의 양측 통합을 증가시킬 수 있다. 또한 '환측으로 체중지지하기'는 NDT의 대표적인 근긴장 정성화 기술이다.

답 4)

11 해설내용 참조

답 4)

12 해설내용 참조

답 5)

Brunnstrome stage

Explanation

단계	내용
1~2단계 (stage 1~2)	• 팔의 움직임 : 팔은 이완 상태이거나 약간의 시너지 형태를 보임 • 목표 : 반사를 기초로 근 긴장도 및 시너지 패턴들을 생산하는 것 • 연합 반응(associated reaction) 및 긴장성 반사(tonic reflex)를 이용한 훈련 – 긴장도에 영향을 미침 – 반사적(reflexive) 움직임을 만들어냄 • 몸쪽 견인(proximal traction) → 굽힘 시너지를 활성화시킴 • 태핑(tapping) – 등세모근(upper/middle trapezius), 마름근(rhomboid), 위팔두갈래근(biceps)을 태핑 – 상지의 굽힘 시너지를 유발시킴 – 폄 시너지를 유발시킴 : triceps, serratus anterior 등을 태핑함 • 빠른 신장(quick stretch) 및 표피 스트로킹(surface stroking) → 근육을 활성화시킴
2~3단계 (stage 2~3)	• 팔의 움직임 : 시너지가 있지만 가끔 수의적 움직임이 발생함 • 과긴장 : 긴장이 3단계에 최고치에 달함 • 치료 목표 : 시너지 패턴의 수의적 조절 성취 • 촉진(facilitation) – 처음에는 치료시의 도움과 촉진(facilitation)으로 시작함 ◦ 시너지 패턴을 반복적으로 수행함 – 촉진 테크닉 ◦ 수의적 움직임에 저항을 제공함 ◦ 언어 지시(verbal cue), 태핑(tapping), 피부 자극(cutaneous stimulation) 등을 이용함 • 양측으로 노 젓기(bilateral rowing) – 치료사가 환자의 손을 잡고 노 젓는 동작 만듦 – 교차적인 시너지 운동을 만들기 위해 • 환측 팔에 체중지지하기 : 팔꿉관절의 폄을 촉진하기 위해
4~5단계 (stage 4~5)	• 치료 목표 : 새롭고 더 복잡한 움직임 패턴을 수행하기 위해 시너지로부터 벗어나기 • 호(arc) 운동 – 팔꿉관절 굽힘을 만들기 위해 호가 그려지는 운동을 시행함 ◦ 스케이트보드(skate board), 파우더보드(powder board)를 이용 ◦ 두 가지 형태의 움직임이 교차적으로 반복됨 ◦ 어깨관절 수평 모음(horizontal adduction)+아래팔 엎침(forearm pronation)+팔꿉관절 굽힘(elbow flexion) ◦ 어깨관절 수평 벌림+아래팔 뒤침+팔꿉관절 폄
5~6단계 (stage 5~6)	• 팔의 움직임 : 복잡한 움직임의 조합(combination) 및 독립적(isolated) 움직임이 모두 가능해짐 • 치료 목표 – 움직임의 조합 및 독립적 움직임의 성취 – 움직임 속도의 증진 • 상지 훈련 – 상지의 완전한 회복이 없더라도 양측 활동(bilateral activity)이 폭넓게 이루어지도록 훈련이 필요함 – 건측 상지를 보조하기 위한 훈련이 필요함

13

치료사 K씨는 뇌졸중 환자인 60대 여성에게 다음 사진과 같이 가벼운 압박을 제공하고 있다. 치료의 제목으로 가장 타당한 것은?

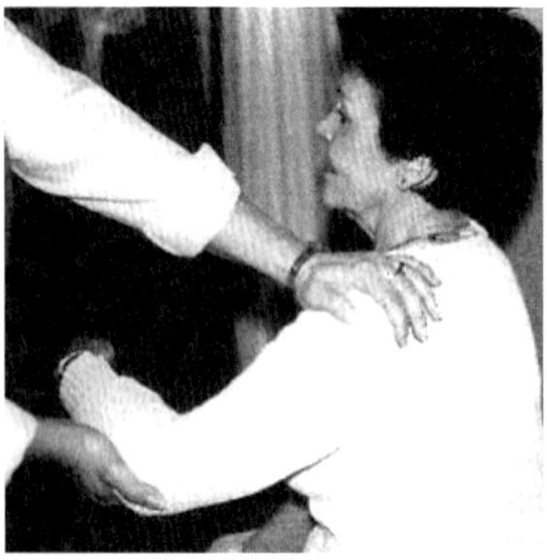

1) rolling
2) prolonged stretch
3) joint approximation
4) vestibular stimulation
5) heavy joint compression

14

치료사는 손가락 내재근(finger intrinsic)의 신장(stretch)을 통해 근 긴장을 촉진하고자 한다. 치료 사례로 가장 타당한 것은?

1) 주먹을 쥐고 물건 옮기기
2) 손바닥을 이용해 찰흙 밀기
3) 공 모양 손잡이를 강하게 쥐기
4) 손바닥으로 물건을 받아 옮기기
5) 손가락의 교차적 움직임이 있는 놀이하기

15

'Rood의 이론 중 발달상 주요 운동 패턴에 해당하는 것은?

1) Rollover
2) Walking
3) All four
4) On elbow
5) Static standing

문제해설

13 joint approximation

- 가벼운 관절 압박(light joint compression)을 'joint approximation'이라고 함
- 경직이 있는 근육을 억제하기 위해 사용되는 테크닉임
- 편마비 환자의 어깨 통증을 감소시키기 위해 자주 사용됨
  - 치료사는 환자의 팔꿈치를 잡고 위팔뼈(humerus)를 관절오목(glenoid fossa) 내에서 부드럽게 움직여줌
    - 경직된 근육이 이완될 때까지 지속함

답 3)

14 손가락 내재근(finger intrinsic)의 신장(stretch)

- 손의 내재근 신장은 어깨관절 주변에 있는 근육들의 수축을 촉진하기 위한 것임
- '물건의 손잡이를 강하게 쥐는 것'이 사례가 됨
- 콘 모양의 핸들(손잡이)
  - 'intermetacarpal'의 신장을 증가시킴
  - 먼 곳(distal)의 움직임은 있지만 가까운 곳(proximal)의 움직임이 약한 환자에게 적용함
  - 구(spherical) 모양이나 콘(cone) 모양이 모두 사용될 수 있음

답 3)

15

- Rood의 발달 패턴
  - On elbow
  - All four
  - Static standing
  - Walking
- Rood의 운동 패턴
  - Supine flexion
  - Rollover
  - Pivot prone
  - Neck cocontraction

답 1)

Rood의 발달 패턴(Ontogenetic development patterns)

Explanation

1. On elbow(prone on elbow)

1) 이 패턴은 목의 협력수축 및 prone extension 후에 나타나는 패턴
   • 팔꿈치에 체중지지(prone on elbow)를 함
2) 어깨뼈와 어깨관절(glenohumeral) 부위를 신장시킴
3) 환경에 대한 더 많은 시각적 자극을 제공함
4) 측면에서 측면으로의 체중이동을 허용함
5) STNR을 억제함

2. All four(quadruped position)

1) 목과 어깨의 안정성 이후에 나타나는 패턴
2) 하지와 상지의 협력 수축이 일어남
3) 초기에는 정적인 형태
4) 후기에는 체중의 전후좌우 이동이 가능해짐

3. Static Standing

1) 두 발을 이용한 직립의 시작
2) 상부 몸통의 기술 : 상지의 조작 및 잡기가 자유로움
3) 초기 : 양발에 균등한 체중이 실림
4) 후기 : 양발에 체중이동이 일어남
5) 보다 상위의 신경학적 통합의 결과 : 정위반응(righting reaction)과 평형반응(equilibrium reaction)

4. Walking

1) '이동성/안정성/기술(mobility/stability/skill)'이 통합된 보행
2) 정상적 보행이 내포하고 있는 내용
   (1) 체중지지
   (2) 균형유지
   (3) 걷기(stepping) 동작의 실행

16

강제유도운동치료(Constrained Induced Movement) 기법에 치료대상 선정조건으로 옳은 것은?

1) 근 긴장의 정도가 2 이상인 자
2) MMSE 점수가 24점 이상인 자
3) Visual Analog Scale 4 미만인 자
4) 요통 및 THR로 인한 LOM이 있는 자
5) Berg blance Test 점수가 33점 이상인 자

17

다음 보기의 동작들과 가장 관계 깊은 PNF 패턴은?

> • 테니스 서브 시 라켓 들어올리기
> • 수영의 배영(back stroke)

1) 상지 D1 폄
2) 상지 D2 폄
3) 상지 D1 굽힘
4) 상지 D2 굽힘
5) 상호적 패턴(reciprocal patterns)

18

'야구공 던지기'는 어떤 PNF 패턴의 사례인가?

1) 동측 패턴
2) 반측 패턴
3) 대칭적 패턴
4) 상호적 패턴
5) 비대칭적 패턴

문제해설

16 CIMT 적용 기준

MMSE 점수는 22점 이상이여야 하며, 근 긴장도는 1 이하인자를 대상으로 한다. Berg Blance Test 경우 44점 이상인 자여야 하며 뇌졸중 등 환자에게 적용한다.

답 3)

17 상지 D2 굽힘 (upper extremity D2 flexion)

- 자세
  - 어깨뼈 : 올림(elevation)+모음(AD)+돌림(R)
  - 어깨관절 : 굽힘(F)+벌림(AB)+바깥돌림(ER)
  - 팔꿉관절 : 굽힘(F) 또는 폄(E)
  - 아래팔 : 뒤침(S)
  - 손목 : 노뼈쪽 폄(E)
  - 손가락 : 폄(E)+벌림(AB)
  - 엄지 : 폄(E)
- 기능적 활동의 예
  - 오른손으로 오른쪽 머리 빗기
  - 테니스 서브 시 라켓 들어올리기
  - 수영의 배영 동작(back stroke)

답 4)

18 상호적 패턴

- 짝을 이루는 사지는 동시에 반대 방향으로 움직임
  - 동시의 대각선(diagonal) 또는 혼합된 대각선(diagonal) 방향
- 짝을 이루는 사지의 움직임이 혼합된 대각선(diagonal) 방향
  - 머리, 목, 몸통에 안정성 제공 → 머리와 목이 정중앙에 위치할 때 사지의 움직임은 서로 반대 방향이기 때문
- 고난이도의 균형을 요구하는 활동
  - 상호적 패턴이 나타남
  - 편측 사지는 D1 폄, 반대쪽은 D2 굽힘
  - 사례
    - ◦ 야구공 던지기, 걷기, 수영에서의 사이드스트로크(sidestroke)
    - ◦ 평균대 걷기
  - 편측 사지는 대각선 굽힘 패턴, 반대쪽은 대각선 폄

답 4)

19

근긴장이 상승한 외상성뇌손상(TBI) 환자에게 적합한 Rood 테크닉은?

1) 얼음자극
2) 두드리기
3) 진동자극
4) 빠른 솔질
5) 깊은 힘줄압박

20

PNF 테크닉 중 '상지 D_2 굽힘(upper extremity D_2 flexion)'의 사례는?

1) 오른손으로 왼쪽 머리 빗기
2) 수영의 배영 동작(back stroke)
3) 테니스의 포핸드(forehand) 자세
4) 테니스의 백핸드(backhand) 자세
5) 자동차 안에서 문을 밀면서 열기

문제해설

19 굽힘 패턴의 위팔 두갈래근은 긴장도가 높은 상태이기 때문에 억제기법으로 깊은 힘줄압박을 사용한다.

답 5)

20 상지 D_2 굽힘(upper extremity D_2 flexion)
- 자세
  - 어깨뼈 : 올림(elevation)+모음(AD)+돌림(R)
  - 어깨관절 : 굽힘(F)+벌림(AB)+바깥돌림(ER)
  - 팔꿉관절 : 굽힘(F) 또는 폄(E)
  - 아래팔 : 뒤침(S)
  - 손목 : 노뼈쪽 폄(E)
  - 손가락 : 폄(E)+벌림(AB)
  - 엄지 : 폄(E)
- 기능적 활동의 예
  - 오른손으로 오른쪽 머리 빗기
  - 테니스 서브 시 라켓 들어올리기
  - 수영의 배영 동작(back stroke)

답 2)

Explanation: Rood 테크닉

촉진 테크닉 : 피부	촉진 테크닉 : 고유수용성	억제 테크닉

• 가벼운 접촉(light touch)
• 빠른 솔질(fast brushing)
• 얼음(icing)
  – A 아이싱
  – C 아이싱
	• 관절중압박(heavy joint compression)
	• 저항(resistance)
	• 전정감각자극(vestibular stimulation)
	• 신장 압박(stretch pressure)
	• 빠른신장(quick stretch)
	• 내재근 신장(intrinsic stretch)
	• 태핑(tapping)
	• 진동(therapeutic vibration)
	• 골압박(osteopressure)
		• 자연열(neural warmth)
		• 장시간의 냉(prolonged cooling)
		• 근사치(joint approximation)
		• 느린 쓰다듬기
		• 부드러운 흔들기(gentle shaking)
		• 힘줄압박(tendon pressure)
		• 지속적 신장(prolonged stretch)
		• 지속적 압박(maintained pressure)
		• 느린 구르기(slow rolling)
		• 전정자극(vestibular stimuli)

21

테니스의 포핸드(forehand)는 어떤 종류의 PNF 패턴인가?

1) 상지 D_1 굽힘
2) 상지 D_1 폄
3) 상지 D_2 굽힘
4) 상지 D_2 폄
5) 하지 D_1 굽힘

문제해설

21 해설내용 참조

답 1)

PNF 대각 패턴(Diagonal patterns) 중 편측 패턴(Unilateral patterns)

Explanation

1. 상지 D_1 굽힘(Upper extremity D1 flexion)

1) 자세

(1) 어깨관절(shoulder) : 굽힘(F)+모음(AD)+바깥돌림(ER)
(2) 팔꿉관절(shoulder) : 굽힘(F) 또는 폄(E)
(3) 아래팔(forearm) : 뒤침(S)
(4) 손목(wrist) : 노뼈측 굽힘(RF)
(5) 손가락(finger) : 굽힘(F)+모음(AD)
(6) 엄지(thumb) : 모음(AD)

2) 기능적 활동의 예

(1) 식사 때 손을 입으로 가져가기
(2) 테니스의 포핸드(forehand)
(3) 오른손으로 좌측 머리 빗기

2. 상지 D_1 폄(Upper extremity D1 extension)

1) 자세

(1) 어깨뼈(scapular) : 내림(depression)+모음(AD)+돌림(R)
(2) 어깨관절 : 폄(E)+벌림(AB)+안쪽돌림(IR)
(3) 팔꿉관절 : 굽힘 또는 폄
(4) 아래팔 : 엎침(P)
(5) 손목 : 자뼈측 폄(UE)
(6) 손가락 : 폄(E)+벌림(AB)
(7) 엄지 : 모음(AD)

2) **기능적 활동의 예**

(1) 차 내에서 문 밀어 열기
(2) 테니스의 백핸드(backhand)
(3) prone에서 supine으로 구르기(roll)

3. 상지 D_2 굽힘(Upper extremity D2 flexion)

1) **자세**

(1) 어깨뼈(scapular) : 올림(elevation)+모음(AD)+회전(R)
(2) 어깨관절(shoulder) : 굽힘(F)+벌림(AB)+바깥돌림(ER)
(3) 팔꿉관절(shoulder) : 굽힘(F) 또는 폄(E)
(4) 아래팔(forearm) : 뒤침(S)
(5) 손목(wrist) : 노뼈측 폄(RE)
(6) 손가락(finger) : 폄(E)+벌림(AB)
(7) 엄지(thumb) : 폄(E)

2) **기능적 활동의 예**

(1) 오른손으로 오른쪽 머리 빗기
(2) 테니스 서브 시 라켓 들어올리기
(3) 수영의 배영 동작(back stroke)

4. 상지 D_2 폄(Upper extremity D2 extension)

1) **자세**

(1) 어깨뼈(scapular) : 내림(depression)+벌림(AB)+돌림(R)
(2) 어깨관절 : 폄(E)+모음(AD)+안쪽돌림(IR)
(3) 팔꿉관절 : 굽힘 또는 폄(F or E)
(4) 아래팔 : 엎침(P)
(5) 손목 : 자뼈측 굽힘(UF)
(6) 손가락 : 굽힘(F)+모음(E)
(7) 엄지 : 대립(O)

2) **기능적 활동의 예**

(1) 야구공 던지기
(2) 테니스 서브 시 공 때리기(hitting)
(3) 오른손으로 바지의 왼쪽 단추 잠그기

신경계작업치료 I

22

다음 중 Rood 테크닉의 무거운 관절압박(heavy joint compression)의 사례로 가장 타당한 것은?

1) 수영하기
2) 그네타기
3) 느린 구르기
4) 한 발로 서 있기
5) 태핑(tapping)하기

문제해설

22 무거운 관절압박
(heavy joint compression)

- 관절 주변의 근육들을 협력수축(co-contraction)시키는 효과가 있음
  - 활동시 안정성을 촉진시키는 결과를 만듦
- 정의
  - 체중보다 더 큰 저항을 제공하는 것을 의미함
    - 뼈의 장축(long axis)을 통해 발생하는 관절면의 체중지지보다 더 큰 힘을 말함
  - 사례
    - 한 다리를 들고 체중지지하기
    - 한 팔에 평소보다 더 큰 체중을 제공하기
    - 무거운 모자(weighted cap) 착용하기

답 4)

23

NDT의 손상된 쪽에 체중 지지하기에 대한 내용으로 옳은 것은?

1) 침대에서 환측으로 눕는 것은 금기이다
2) 전정 감각의 입력을 제공한다
3) 저긴장(low tone)을 지닌 환자는 긴장을 억제시킨다
4) 고긴장(high tone)을 지닌 환자는 긴장을 촉진시킨다
5) 측면에 대한 인식을 제공하므로 편측 무시(neglect)를 감소시켜준다

23 NDT의 손상된 쪽에 체중지지
(weight bearing over affected side)

- 근 긴장을 조절(regulate)하고 보다 정상범위로 근 긴장을 이끄는 가장 효과적인 방법
- 저긴장(low tone)을 지닌 환자 : 긴장을 촉진시킴
- 고긴장(high tone)을 지닌 환자 : 긴장을 억제시킴
- 고유수용성(proprioceptive) 감각의 입력을 제공함
- 측면에 대한 인식(awareness)을 제공하므로 편측 무시(neglect)를 감소시켜줌

답 5)

24

아래에 제시된 추제외로 장애는?

- 팔, 다리의 축과 근위부 근육이 지속적이고 크고 갑작스런 수축에 의해서 발생한다
- 시상하부핵(hypothalamus) 병변으로 발생한다

1) 떨림(tremor)
2) 발리즘(ballism)
3) 무도병(chorea)
4) 근긴장이상(dystonia)
5) 느린비틀림운동(athetoid movement)

24 발리즘(ballism)

팔, 다리의 축과 근위부 근육이 지속적이고 크고 갑작스런 수축에 의해서 발생하는 증상으로, 팔, 다리를 갑자기 내던지듯 격한 동작을 야기한다.

답 2)

25

PNF의 '상지 D_2 폄(upper extremity D_2 extension)' 패턴의 내용은?

1) 손목은 폄이다
2) 손가락은 굽힘과 벌림이다
3) 팔꿉관절은 굽힘 또는 폄이다
4) 테니스의 백핸드가 기능적 사례이다
5) 어깨관절은 '폄+벌림+안쪽돌림'이다

문제해설

25 PNF의 상지 D_2 폄(upper extremity D_2 extension) 패턴

- 자세
  - 어깨뼈(scapular) : 내림(depression)+벌림+돌림
  - 어깨관절 : 폄+모음+안쪽돌림
  - 팔꿉관절 : 굽힘 또는 폄
  - 아래팔 : 엎침(P)
  - 손목 : 자뼈측 폄(UE)
  - 손가락 : 굽힘+모음
  - 엄지 : 대립(opposition)
- 기능적 활동의 예
  - 야구공 던지기
  - 테니스 서브 시 공 때리기(hitting)
  - 오른손으로 바지의 왼쪽 단추 잠그기

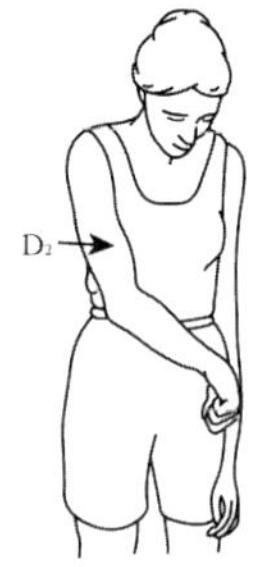

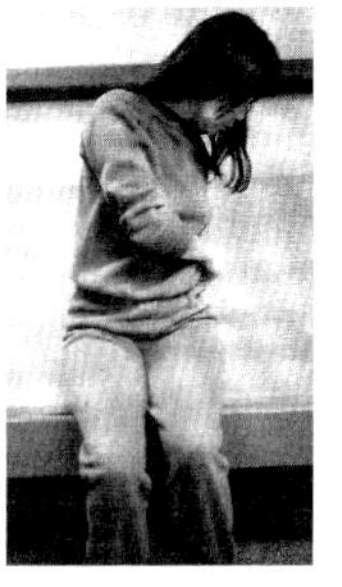

답 3)

26

신경발달치료(NDT)에서 촉진기술에 해당하는 것은?

1) 뻣뻣한 근육을 늘린다
2) 연합 반응을 억제한다
3) 비정상 근긴장도를 감소시킨다
4) 환측에 정상 움직임의 감각을 제공한다
5) 비정상적인 자세를 감소시키는 방법을 가르친다

26 1), 2), 3), 5)는 억제기술

답 4)

27

NDT 테크닉과 가장 관계 깊은 활동은?

1) 귀걸이하기
2) 동측 머리빗기
3) 반대측 머리빗기
4) 반대측 바지단추 잠그기
5) 탁자 위에서 스케이트보드 사용하기

27 탁자 위에 컵 잡기
- NDT 테크닉

답 5)

신경계작업치료 I

28

다음 내용들을 기초 이론으로 하는 치료 접근법은?

- 상호교대적 억제(reciprocal inhibition)
- 동시수축(co-contraction)
- 힘든 일(heavy work)
- 숙련(skills)

1) 루드(Rood) 접근법
2) 보바스(Bobath) 접근법
3) 브런스트롬(Brunstrom) 접근법
4) 강제유도운동치료(CIMT) 접근법
5) 고유수용성신경촉진(PNF) 접근법

문제해설

28 상호교대적 억제, 동시수축, 힘든 일, 숙련은 루드 접근법의 운동조절의 구성요소이다.

답 1)

루드(Rood)의 운동조절 요소

Explanation

상호억제 : 신경지배 (reciprocal inhibition : innervation)	• 방어적 기능(protective function)을 위한 초기 움직임의 패턴을 말함 • 길항근(antagonist)의 이완 시 주동근(agonist)의 수축이 일어남 • 척수 수준의 원시반사 패턴이 해당됨
동시수축 : 동시적 신경지배 (cocontraction : coinnervation)	• 안정성(stability)을 제공함 • 장시간 동안 물체(또는 자세)를 유지하는 능력을 말함 • 길항근(antagonist)과 주동근(agonist)의 동시 수축이 일어남
무거운 일 (Heavy work)	• 안정성(stability)에 기초를 둔 유동성(mobility)을 말함 • 몸쪽(proximal)의 근육들은 움직이고 먼쪽의 요소(distal segmcnt)들은 고정됨 – 사례 : 네발서기자세 → 손목과 손은 고정되며, 어깨 및 엉덩관절에서는 유동성이 일어남 • 들기(lifting), 옮기기(moving), 당기기(pulling)와 같은 작업들 높은 연관성을 지님
기술 (Skill)	• 운동조절에 있어 가장 상위 수준을 말함 • 유동성과 안정성의 연합작용이 일어남 • 먼쪽이 자유롭게 움직이는 동안 몸쪽은 안정되어 있음

29

제시된 설명에서 브론스트롬 단계는?

> 공동운동(synergy)에서 벗어난 움직임이 나타나기 시작하고, 팔꿈치 펌, 손목과 손가락의 부분적 폄이 나타난다

1) 2단계
2) 3단계
3) 4단계
4) 5단계
5) 6단계

30

뇌졸중 환자를 위한 NDT 테크닉 중 손상된 쪽에 체중지지하기의 목적으로 가장 타당한 것은?

1) 탈감각
2) 몸통 회전 촉진
3) 어깨 돌출 촉진
4) 몸통 정렬 촉진
5) 고유수용성감각 입력

문제해설

29
- 2단계 : 팔꿈치 굽힘 시작
- 3단계 : 전체 잡기가 가능하나 놓을 수 없음
- 5단계 : 손목과 손가락의 완전 폄 가능
- 6단계 : 모든 종류의 쥐기 가능

답 3)

30 해설내용 참조

답 5)

NDT 테크닉의 상지(U/E)에 체중지지하기

Explanation

1. 어깨뼈(scapular)의 자세
   - 전방돌출(forward protraction), 올림(elevation), 상방돌림(upward rotation)
2. 방법
   1) 어깨뼈의 자세를 만든 후 환자의 손이 매트(또는 긴 의자)에 올려짐
   2) 손목의 과도한 폄을 예방하기 위해 엉덩관절(hip)에서 조금 떨어진 곳에 손을 위치시킴 : 위팔뼈는 바깥돌림되며, 팔꿈치는 폄을 유지함
   3) 환자의 팔꿈치가 무너지지 않도록 적절히 보조해주어야 함
   4) 손에 통증이 있거나 부종이 있는 경우에 이 테크닉을 사용할 수 없음(금기대상)
3. 고유수용성(proprioceptive) 감각의 입력을 제공함
4. 기타
   1) 측면에 대한 인식(awareness)을 제공하므로 편측 무시(neglect)를 감소시킴
   2) 회복의 매 단계에 긍정적인 효과를 제공할 수 있음

31

다음 뇌졸중 환자의 팔의 Brunnstrom 운동회복 단계는?

> 뇌졸중 환자인 김 씨는 시너지로부터 벗어난 움직임의 조합이 가능하다. 팔을 앞으로 90° 들어 어깨 높이까지 들 수 있으며, 팔을 앞으로 뻗어 머리 위로 들어 올릴 수 있다. 또한 팔꿉 관절의 완전 폄 상태에서 엎침과 뒤침이 가능하다. 하지만 독립된(isolated) 관절의 움직임은 수행하기 어렵다

1) 2단계　　2) 3단계
3) 4단계　　4) 5단계
5) 6단계

문제해설

31 해설내용 참조

답 4)

Explanation 브론스트롬 팔 회복

1단계	• 완전 이완(flaccidity) 상태임 • 어떤 움직임도 수행할 수 없음
2단계	• 시너지 발달이 시작되는 시기임 • 연합반응(associated reaction)으로 시너지 또는 시너지 일부가 나타남
3단계	• 경직(spasticity)의 증가가 특징임 • 시너지 패턴 및 관련 요소들이 수의적으로 나타나기 시작함
4단계	• 경직의 감소가 나타나기 시작함 • 시너지로부터 벗어나는 움직임의 조합(combination)이 가능해짐 – 손을 등 뒤로 가져갈 수 있음 – 팔을 앞으로 90° 들어 어깨 높이(forward horizontal)까지 들 수 있음(flexion) – 팔꿉 관절을 90° 굽힘 시킨 상태로 엎침과 뒤침이 가능함
5단계	• 시너지가 더 이상 우세하지 않음 • 시너지로부터 벗어난 움직임의 조합(combination)이 보다 쉽게 수행됨 – 팔을 앞으로 90° 들어 어깨 높이(forward horizontal)까지 들 수 있음(flexion) – 팔을 앞으로 뻗어 머리 위로 들어 올릴 수 있음 – 팔꿉 관절의 완전 폄 상태에서 엎침과 뒤침이 가능함
6단계	• 빠른 움직임을 제외하고는 경직이 사라지게 됨 • 독립된(isolated) 관절의 움직임을 쉽게 수행할 수 있음

32

다음 설명하는 치료 기법과 (A) 안에 들어갈 용어는?

- 건측을 2주 동안 깨어있는 시간의 90% 동안 사용하지 못하도록 제한하는 동시에 환측에 강도 높은 연습과 과제 반복을 통해 손상 상지의 사용을 유도하는 재활 프로그램이다
- 건측의 사용억제를 통한 환측의 강제적 사용이며, 환측의 (A)을/를 통한 훈련이다

1) 치료기법 : PNF A : Control
2) 치료기법 : CIMT A : Shaping
3) 치료기법 : Rood A : Modeling
4) 치료기법 : COPM A : Occupation
5) 치료기법 : NDT A : Rhythmic rotation

33

다음 보기의 설명하는 감각운동 접근법은?

- 운동조절의 반사와 계층적 모델이 기반이다
- 몸통과 사지를 위해 자연적으로 나타나는 대각선 형태의 큰 움직임 패턴을 설명한다

1) PNF 접근법
2) Rood 접근법
3) NDT 접근법
4) Bobath 접근법
5) Brunnstrom 접근법

34

고유수용성신경촉진기법(PNF)에 중재 요소로만 구성된 조합은?

1) 촉각, 청각, 시각
2) 촉각, 후각, 시각
3) 촉각, 시각, 미각
4) 촉각, 전정감각, 청각
5) 전정감각, 시각, 청각

문제해설

32 보기에서 설명하는 기법은 CIMT 강제유도운동치료이다. CIMT는 환측의 Shaping을 통하여 훈련하는 기법이다.

답 2)

33 PNF 접근법
- 1940년대에 시작된 접근법
- Herman Kabat이 개발함
- 대각선 패턴 외 여러 테크닉들이 확립됨
- 고유수용기(proprioception)를 자극하여 신경근육계 반응을 촉진/억제하는 치료법임
- 정상적 움직임과 운동발달에 기초한 접근법임

답 1)

34 고유수용성신경촉진기법(PNF)시 요소에 해당하는 항목은 촉각, 청각, 시각이다. 느낌을 제공함을 동시에 눈으로 보고 언어적인 큐를 제공하여 청각을 제공한다.

답 1)

35

다음 중 Rood 테크닉의 아이싱(icing)에 대한 설명으로 옳은 것은?

1) C 아이싱은 ‘A’섬유를 활성화시킨다
2) A 아이싱은 손이나 발바닥에 적용할 수 없다
3) A 아이싱은 입술에 적용해 구강을 자극할 수 있다
4) A 아이싱은 육각 얼음덩어리를 3회 느리게 문지르는 것이다
5) C 아이싱은 ‘자세 긴장성 반응들(postural tonic responses)’을 억제한다

문제해설

35 해설내용 참조

답 3)

Rood의 촉진 테크닉

Explanation

1. 온도자극(thermal stimuli)

- 얼음/아이싱(icing)은 솔질과 스트로킹과 유사한 효과를 지닌 것으로 사료됨
- 빠른 솔질보다 얼음(icing)이 편마비 환자의 운동단위(motor unit) 모집(recruitment)에 있어 더 적은 효과를 가지고 있음

1) A **아이싱**(A-icing)

(1) 적용

① 반사적 퇴거(withdrawal)를 생산하기 위해 육각 얼음 덩어리를 3회 빠르게 문지르는(wipe) 방법을 사용함
② 손이나 발의 배측 웹(web) 또는 손바닥이나 발바닥에 적용함
③ 매적용 시마다 물방울들이 피부에 맺혀 남아있게 됨

(2) 적용 사례

① $T_{7\sim9}$의 피부분절(dermatome)이 있는 상복부 우측 1/4 부위에 아이싱 적용
- 호흡근(diaphragm)과 공기흡입(inspiration)을 촉진함

② 입술에 아이싱 적용
- 구강을 열어줌 : 퇴거 반응(withdrawal response)

③ 혀와 입술 내부에 아이싱 적용
- 구강을 닫아줌

④ 복장패임(sternal notch) 위의 피부에 아이싱 적용
- 삼키기(swallowing)를 촉진함

2) C 아이싱(C-icing)

(1) 'C size 감각섬유'를 통해 '자세 긴장성 반응들(postural tonic responses)'을 촉진하기 위해 사용되는 방법

(2) 높은 역치(high threshold)의 자극임

(3) C섬유를 활성화시키는 아이싱

① 각 얼음을 특정 위치에 3~5초간 유지한 뒤 얼음물과 같이 쓸어서 제거함(wiping away)

② 자극받는 피부 부위는 빠른 솔질과 같지만 등 쪽의 'posterior primary rami'의 영역(distribution)은 피해야함

36

근긴장도가 낮은 환자의 손가락 굽힘을 위해 사용되는 '접근법'으로 가장 타당한 것은?

1) 태핑(tapping)
2) 흔들기(rocking)
3) 건 압박(tendious pressure)
4) 부드러운 흔들기(gentle shaking)
5) 지속적 압박(maintained pressure)

문제해설

36 전형적인 Rood 치료 테크닉(Traditional Rood treatment techniques for occupation based practice)

피부 촉진 테크닉
가벼운 동적 접촉(light moving touch) 빠른 솔질(fast brushing) 얼음(icing)
고유수용성감각 촉진 테크닉
관절 중압박(heavy joint compression) 저항(resistance) 전정감각 자극(vestibular stimulation) inversion 신장 압박(stretch pressure) 신장(stretch) 내적 신장(intrinsic stretch) secondary ending stretch 태핑(tapping) 치료적 진동(therapeutic vibration) 골압박(osteopressure)
억제 테크닉
neural warmth joint approximation slow stroking 흔들기(rocking) 부드러운 흔들기(gentle shaking or rocking) 건 압박(tendious pressure) 지속적 압박(maintained pressure) 느린 흔들기(slow rolling)

답 1)

37

PNF의 대각선 패턴 중 상지의 굽힘 패턴에 해당하는 것은?

1) 야구공 던지기
2) 엎드림에서 눕기
3) 눕기에서 엎드리기
4) 자동차 문 안에서 닫기
5) 오른쪽 손으로 왼쪽 바지의 단추 잠그기

38

다음 그림의 제목으로 가장 타당한 것은?

1) diagonal pattern
2) reciprocal pattern
3) ipsilateral pattern
4) asymetrical pattern
5) contralateral pattern

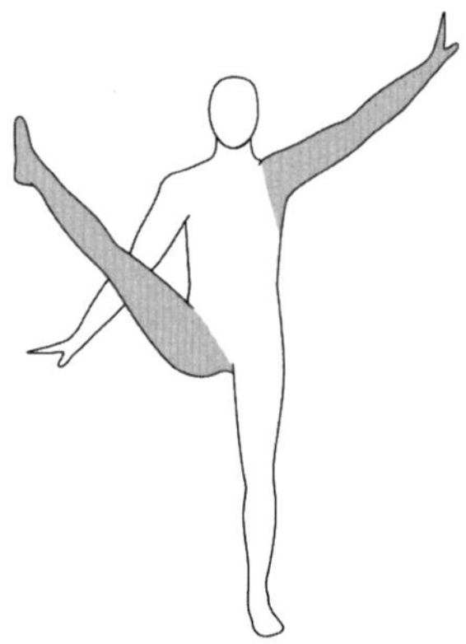

39

뇌졸중 환자를 위한 NDT 테크닉 중 손상된 쪽으로 체중지지하기의 가장 큰 목적은?

1) 부종 감소
2) 통증 예방
3) 어깨뼈 돌출
4) 전방골반자세 촉진
5) 고유수용성감각 입력

문제해설

37
- prone to supine : 상지 D_1 폄
- 야구공 던지기 : 상지 D_2 폄
- 오른쪽 손으로 왼쪽 바지의 단추 잠그기 : 상지 D_2 폄
- supine to prone : 상지 D_1 굽힘
- 자동차 문 안에서 닫기 : 상지 D_1 폄

답 3)

38 contralateral pattern

반대쪽 팔다리가 같은 시간 같은 방향으로 움직임을 보임

답 5)

39 체중지지의 목적은 고유수용성감각의 입력이며, 근긴장의 정상화를 촉진한다.

답 5)

40

NDT 테크닉을 이용한 편마비 환자의 눕기 자세로 옳은 것은?

1) 마비된 쪽으로 누울 때는 베개를 사용하지 않는다
2) 바로 누울 때는 마비된 어깨 아래에 베개를 넣는다
3) 정상 쪽으로 누울 때는 마비된 어깨의 돌출을 막는다
4) 정상 쪽으로 누울 때는 마비된 무릎 관절의 폄을 유지한다
5) 마비된 쪽으로 누울 때는 마비된 어깨의 폄 자세를 유지한다

문제해설

40 해설내용 참조

답 2)

뇌졸중 환자의 눕기 : NDT

Explanation

환측으로 눕기 (lying on the hemiplegic side)	• 머리 : 베개 위에 대칭적으로(symmetrical) 위치함 • 어깨 : 돌출(protraction)+굽힘(flexion) • 아래팔 : 뒤침 • 팔꿈치 : 굽힘 • 손 : 베개 아래에 위치시킴
건측으로 눕기 (lying on the nonhemiplegic side)	• 머리 : 베개 위에서 대칭적으로(symmetrical) 위치함 • 어깨 : 완전 돌출(full protraction)+최소 굽힘 • 팔과 손 : 베개 위에서 온전히 지지됨(fully supported) • 손목 : 베개에서 떨어져 굽힘 되는 것을 방지함(not to drop off) • 하지 : 엉덩관절 및 무릎관절 모두 굽힘이 되어 베개 위에서 온전히 지지됨(fully supported) • 발과 발목 : 내번(inversion)이 유지되도록 지지됨
바로 눕기 (lying supine)	• 머리 : 베개 위에서 대칭적으로(symmetrical) 위치함 • 몸통 : 대칭적으로 유지함 • 어깨 : 아래에 베개를 넣음 • 팔 : 베개 위에서 온전히 지지되며(fully supported), 전반적으로 높게 유지함 • 팔꿈치 : 폄 • 아래팔 : 뒤침 • 손목 : 베개에서 떨어져 굽힘 되는 것을 방지함(not to drop off) • 하지 : 엉덩관절 아래에 베개를 넣을 수 있음 – 퇴거(retraction) 감소가 목적임

41

강제유도움직임치료(CIMT)의 적용 기준으로 옳은 것은?

1) MMSE 결과가 20점인 경우
2) 과거 뇌졸중 병력이 1회 이하인 경우
3) MAS(modified ashworth scale)가 2인 경우
4) Berg balance test 결과가 45점 이상인 경우
5) 대상 상지의 팔꿉관절 굽힘(AROM)이 45도 이상인 경우

문제해설

41 해설내용 참조

답 2)

강제유도움직임치료(CIMT) 적용 기준

Explanation

1. 처음으로 뇌졸중 병력을 가지는 대상(1년 내에 발병)
2. 최근 치료적 중재가 없었던 클라이언트
3. 'Berg balance test'에서 44점 이상의 점수를 받은 클라이언트, 또는 이동시 균형의 문제로 보호자가 항상(full time) 움직임 도움이 필요한 클라이언트(보조도구의 사용이 필요함)
4. 대상자의 손상된 상지의 움직임이(AROM이 가능) 기준
   1) 어깨관절 굽힘(shoulder flexion) : 45°
   2) 어깨관절 벌림(shoulder abduction) : 45°
   3) 팔굽관절 굽힘(elbow flexion) : 90°
   4) 팔굽관절 폄(elbow extension) : 90°
   5) 손목 폄(wrist extension) : 20°
   6) MCP 폄(MCP extension) : 10°
   7) IP 폄(IP extension) : 10°
5. 심각한 인지 손상이 없어야 함
   1) MMSE 점수가 최소 22점 이상이어야 함
   2) 기타 다른 형태의 인지 평가에서도 큰 문제가 없어야 함
6. 이동이나 기능에 부정적인 영향을 미칠 수 있는 문제들(comorbidity)이 없어야 함
7. 강직(spasticity)의 문제가 없음
   'Modified Ashworth scale'을 사용할 경우 0~1점이 기준이 됨
8. 홈 프로그램을 도울 수 있는 인적자원이 있어야 함

42

PNF 패턴의 사례 중 왼쪽 귀에 귀걸이 하기의 동작과 패턴의 내용으로 옳은 것은?

1) 왼팔은 D_1 폄이다
2) 왼팔은 D_1 굽힘이다
3) 왼팔은 D_2 굽힘이다
4) 오른팔은 D_1 폄이다
5) 오른팔은 D_2 굽힘이다

43

강제유도치료(CIMT)에 사용되는 주는 주요 기법은?

1) shaping
2) modeling
3) fade away
4) punishment
5) token economy

44

Rood의 무거운 일(heavy work)의 사례는?

1) 걷기
2) 달리기
3) 책읽기
4) 네발서기
5) 가라데 발차기

45

브론스트롬의 폄 시너지 패턴은?

1) 아래팔 뒤침
2) 어깨관절 모음
3) 어깨관절 벌림
4) 발관절 발등굽힘
5) 어깨관절 가쪽돌림

문제해설

42 왼쪽 귀에 귀걸이하기
- 왼쪽으로 양측성 비대칭성 굽힘이 나타남
- 왼팔 : D_2 굽힘
- 오른팔 : D_1 굽힘

답 3)

43 shaping
- 상대적으로 작은 양의 운동의 증진을 성공적으로 경험하게 하는 테크닉
  → 원하는 결과물을 얻기 위해 작은 부분의 성공을 유도함

답 1)

44 Rood의 무거운 일(heavy work)
- 안정성(stability)에 기초를 둔 유동성(mobility)을 말함
- 몸쪽(proximal)의 근육들은 움직이고 먼쪽의 요소(distal segment)들은 고정됨
  - 사례 : 네발서기자세 → 손목과 손은 고정되며, 어깨 및 엉덩관절에서는 유동성이 일어남
- 들기(lifting), 옮기기(moving), 당기기(pulling)와 같은 작업들이 높은 연관성을 지님

답 4)

45 폄 시너지

어깨관절 모음, 안쪽 돌림, 팔꿉관절 폄, 아래팔 엎침, 엉덩관절 폄, 모음, 안쪽 돌림, 무릎관절 폄, 발관절 발바닥 굽힘

답 2)

46

다음 Rood 테크닉의 사례들 중 촉진 테크닉에 해당하는 것은?

1) 손등에 얼음을 3초간 적용한 후 제거하였다
2) 에어스플린트(air splint)를 상지에 적용하였다
3) 차가운 팩(cold pack)을 약 20분 정도 적용하였다
4) 20초 이상 근육의 최대 길이로 신장시켜 유지하였다
5) 어깨와 엉덩관절 부위를 잡고 환자를 천천히 굴렸다

47

다음 중 브론스트롬 4단계의 기준에 해당하는 경우는?

1) 놓기가 가능하다
2) 삼점 쥐기가 가능하다
3) 원통형 잡기가 가능하다
4) 약간의 손가락 폄이 나온다
5) 갈고리(hook) 잡기가 가능하다

48

브론스트롬 접근법에서 다음 동작의 목적은?

> 건측 팔이 엎쳐진 채로 환측 무릎으로 움직일 때 저항을 준다

1) 뻗기 연습
2) 폄근 시너지 촉진
3) 굽힘근 시너지 촉진
4) 시너지의 기능적 사용
5) 시너지에서 벗어난 움직임 촉진

문제해설

46 억제 테크닉

- 에어스플린트(air splint)를 상지에 적용하였다.
- 차가운 팩(cold pack)을 약 20분 정도 적용하였다.
- 20초 이상 근육의 최대 길이로 신장시켜 유지하였다.
- 어깨와 엉덩관절 부위를 잡고 환자를 천천히 굴렸다(rolling).

답 1)

47 브론스트롬 단계

1단계	• 손의 기능이 전혀 없음
2단계	• 큰 잡기(gross grasp)가 시작됨 : 최소의 손가락 굽힘을 이용한 잡기
3단계	• 큰 잡기 및 갈고리(hook) 잡기가 가능해짐 : 놓기는 불가능함
4단계	• 큰 잡기가 존재함 • 측면 쥐기(lateral prehension)의 발달이 이루어짐 • 약간의 손가락 폄 및 엄지의 움직임이 가능함
5단계	• 삼점 쥐기(palmar prehension), 구형 쥐기(spherical grasp), 원통형 쥐기(cylindrical grasp), 그리고 놓기(release)가 가능함
6단계	• 모든 종류의 쥐기가 가능함 • 각각의 손가락 움직임이 가능함 • 수의적 폄 시 완전한 ROM이 가능함

답 4)

48 폄근 시너지를 촉진하기 위한 노젓기의 과정이다.

답 2)

49

치료사가 환자에게 팔꿉 폄 자세로 팔을 바닥에 지지하게 하고, 세머리근(triceps)에 태핑(tapping)을 실시하였다면 사용한 테크닉은?

1) 진동
2) 빠른 신장
3) 관절 압박
4) 가벼운 접촉
5) 느린 스트로킹

문제해설

49 Rood 테크닉의 빠른 신장

- 가벼운 근육 신장이며 낮은 역치의 자극임
  - 길항근(antagonist)을 억제함
  - 신장되는 근육의 위상신장반사(phasic stretch reflex)를 활성화시킴
- 적용
  - 사지(limb)의 빠른 운동 또는 근육의 힘줄 위를 태핑(tapping)하는 형태로 적용함
  - 치료사의 손가락 끝을 이용함
    → 환자가 자신의 특정 근육을 수축시키는 동안 그 근육이나 힘줄 위에 피부 태핑을 적용함
- 효과
  - 보다 강한 반응을 발생시킴
    → 간헐적인 기계적 신장(mechanical stretch)을 만들어 냄

답 2)

50

Rood 접근법 중 같은 목적으로 사용된 조합은?

1) 태핑－진동
2) 아이싱－롤링
3) 자연열－내재근 신장
4) 가벼운 접촉－힘줄 압박
5) 빠른 솔질－장시간의 냉

50 해설내용 참조

답 1)

Rood 테크닉

Explanation

촉진 테크닉 : 피부	촉진 테크닉 : 고유수용성	억제 테크닉
• 가벼운 접촉(light touch) • 빠른 솔질(fast brushing) • 얼음(icing) 　– A 아이싱 　– C 아이싱	• 관절중압박(heavy joint compression) • 저항(resistance) • 전정감각자극(vestibular stimulation) • 신장 압박(stretch pressure) • 빠른신장(quick stretch) • 내재근 신장(intrinsic stretch) • 태핑(tapping) • 진동(therapeutic vibration) • 골압박(osteopressure)	• 자연열(neural warmth) • 장시간의 냉(prolonged cooling) • 가벼운 관절압박(joint approximation) • 느린 쓰다듬기 • 부드러운 흔들기(gentle shaking) • 힘줄압박(tendon pressure) • 지속적 신장(prolonged stretch) • 지속적 압박(maintained pressure) • 느린 구르기(slow rolling) • 전정자극(vestibular stimuli)

51

다음 설명에 해당하는 PNF 패턴은?

엎드린 자세에서 누운 자세로 구를 때 상지 사용

1) D_1 굽힘(Flexion)
2) D_2 굽힘(Flexion)
3) D_1 폄(Extension)
4) D_2 폄(Extension)
5) 교대 패턴(Reciprocal patterns)

52

제시된 행동과 대각선 패턴이 가장 유사한 것은?

엎드려 누운 자세에서 바로 누운 자세로 구르기

1) 오른손으로 왼쪽 머리빗기
2) 차문을 안쪽에서 열며 밀기
3) 식사 시 손 입으로 가져가기
4) 오른손으로 오른쪽 머리 빗기
5) 오른손으로 왼쪽 바지 잠그기

53

강제운동치료(Constrained Induced Movement Therapy)의 대상으로 적절한 것은?

1) MMSE 18점 이상
2) 수건을 들었다 놓을 수 있는 정도의 상지 기능
3) 통증의 정도가 Visual Analog Scale 6 미만인 자
4) 근 긴장도가 Modified Ashworth Scale에서 3 미만인 자
5) 건측을 사용하여 앉은 자세에서 선 자세로 변경이 가능한 자

문제해설

51 D_1 Extension

- Shoulder : 폄, 벌림, 안쪽돌림
- Elbow : 폄
- Forearm : 엎침

답 3)

52 상지의 D_1 extension에 대한 설명이다.

답 2)

53 1) MMSE 22점 이상
3) VAS 4 미만
4) MAS 2 미만
5) 건측을 사용하지 않고 자세변경이 가능한 자

답 2)

54

다음 중 NDT 테크닉을 사용한 사례에 해당하는 것은?

1) CVA 환자의 근긴장 감소를 위해 압박을 사용하였다
2) SCI 환자의 욕창관리를 위해 압력 감소법을 교육하였다
3) BPI 환자의 신경회복을 위해 감각재교육 훈련을 실시하였다
4) TBI 환자의 자세를 정렬시킨 후 고유수용성 감각을 제공하였다
5) CVA 환자의 근긴장을 올리기 위해 시너지 유발 활동을 실시하였다

55

치료사는 뇌졸중 환자인 K씨에게 네발기기 자세를 취하게 한 후 팔꿉관절 폄을 유지할 것을 지시하고 'triceps'의 힘줄에 '전동 바이브레이터'를 적용하고 있다. 치료의 목적으로 가장 타당한 것은?

1) 탈감각
2) 감각통합
3) 통증 감소
4) 근긴장 촉진
5) 근긴장 감소

56

PNF 패턴 중 상지 D_2 굽힘(upper extremity D_2 flexion)의 사례로 타당한 것은?

1) 차문 열기
2) 차문 닫기
3) 오른손으로 왼쪽 귀 만지기
4) 왼손으로 오른쪽 머리 빗기
5) 오른손으로 오른쪽 머리 빗기

문제해설

54
- Rood 테크닉 : CVA 환자의 근긴장 감소를 위해 압박을 사용하였다.
- 생역학적 접근법 : SCI 환자의 욕창 관리를 위해 압력 감소법을 교육하였다.
- 감각 재교육 : BPI 환자의 신경 회복을 위해 감각 재교육 훈련을 실시하였다.
- 브론스트롬 접근법 : CVA 환자의 근긴장을 올리기 위해 시너지 유발 활동을 제공하였다.

답 4)

55 진동(vibration)
- Rood의 촉진 테크닉인 진동의 사례임
- 근육의 배(belly) 또는 '힘줄(tendon)'에 약간의 신장(stretch)이 일어나게 하는 신장의 한 종류가 됨
  - 운동단위(motor unit) 모집(recruitment) 숫자를 늘리는 효과가 있음
  - 'TVR(tonic vibratory reflex)'이라고 부름
- 보다 강한 반응은 힘줄에 적용했을 경우 나타남

답 4)

56 상지 D_2 굽힘 (upper extremity D_2 flexion)
- 자세
  - 어깨뼈(scapular) : 올림(elevation)+모음(AD)+돌림(R)
  - 어깨관절(shoulder) : 굽힘(F)+벌림(AB)+바깥돌림(ER)
  - 팔꿉관절(elbow) : 굽힘(F) 또는 폄(E)
  - 아래팔(forearm) : 뒤침(S)
  - 손목(wrist) : 노뼈쪽 폄(E)
  - 손가락(finger) : 폄(E)+벌림(AB)
  - 엄지(thumb) : 폄(E)
- 기능적 활동의 예
  - 오른손으로 오른쪽 머리 빗기
  - 테니스 서브 시 라켓 들어올리기
  - 수영의 배영 동작(back stroke)

답 5)

57

다음 기능이 시작되는 브룬스트롬 단계는?

> 최소한의 손가락 굽힘을 이용하여 큰 잡기(gross grasp)가 가능하다

1) 1단계
2) 2단계
3) 3단계
4) 4단계
5) 5단계

문제해설

57 Brunnstrom 단계

1단계	• 손 기능 없음
2단계	• 큰 잡기(gross grasp) : 가능한 최소의 손가락 굽힘 이용
3단계	• 큰 잡기, 후크(hook) 잡기가 가능함 – 놓기는 불가능함
4단계	• 큰 잡기가 존재함 • 측면 쥐기(lateral prehension)가 발달함 • 약간의 손가락 폄 및 엄지의 움직임이 가능함
5단계	• 3점 쥐기(palmar prehension), 구형 쥐기(spherical grasp), 원통형 쥐기(cylindrical grasp), 놓기(release) 등이 가능함
6단계	• 모든 종류의 쥐기가 가능함 • 각각의 손가락 움직임이 가능함 • 전범위의 수의적 폄이 가능함

답 2)

58

Rood 접근법 중 억제기법에 해당하는 것은?

1) A-아이싱
2) 빠른 솔질
3) 빠른 신장
4) 느린 쓰다듬기
5) 무거운 관절 압박

58 해설내용 참조

답 4)

Rood 테크닉

Explanation

촉진 테크닉 : 피부	촉진 테크닉 : 고유수용성	억제 테크닉
• 가벼운 접촉(light touch) • 빠른 솔질(fast brushing) • 얼음(icing) – A 아이싱 – C 아이싱	• 관절중압박(heavy joint compression) • 저항(resistance) • 전정감각자극(vestibular stimulation) • 신장 압박(stretch pressure) • 빠른신장(quick stretch) • 내재근 신장(intrinsic stretch) • 태핑(tapping) • 진동(therapeutic vibration) • 골압박(osteopressure)	• 자연열(neural warmth) • 장시간의 냉(prolonged cooling) • joint approximation • 느린 쓰다듬기 • 부드러운 흔들기(gentle shaking) • 힘줄압박(tendon pressure) • 지속적 신장(prolonged stretch) • 지속적 압박(maintained pressure) • 느린 구르기(slow rolling) • 전정자극(vestibular stimuli)

59

다음 중 강제유도치료(CIMT)의 일반적 선별기준으로 옳은 것은?

1) MMSE 점수가 20점 이상이어야 한다
2) 과거 5년 동안 뇌졸중 병력이 없어야 한다
3) Berg balance test의 점수가 33점 이상이어야 한다
4) 손목 폄을 AROM으로 최소 20도 이상 수행해야 한다
5) 어깨 굽힘을 AROM으로 최소 90도 이상 수행해야 한다

문제해설

59 해설내용 참조

답 4)

강제유도치료(CIMT)

Explanation

CIMT 사용 6가지 기준 (일반적 기준)	• 과거 1년 뇌졸중(CVA) 병력이 이전에 없었으며, 처음으로 뇌졸중 병력을 가지는 대상 • 최근 치료적 중재가 없었던 클라이언트 • 'Berg balance test'에서 44점 이상의 점수를 받은 클라이언트, 또는 균형의 문제를 보호자가 항상(full time) 이동 시 도움을 제공하는 클라이언트(보조도구의 사용이 필요함) • 대상자의 손상된 상지의 기능이 요구됨(AROM이 가능) – shoulder flexion : 45° – shoulder abduction : 45° – elbow flexion : 90° – elbow extension : 90° – wrist extension : 20° – MCP extension : 10° – IP extension : 10° • 심각한 인지 손상이 없어야 함 – MMSE 점수가 최고 22점 이상이어야 함 – 기타 다른 형태의 인지 평가에서 큰 문제가 없어야 함 • 이동이나 기능에 부정적인 영향을 미칠 수 있는 기 존재하는 'co-morbidity'들이 없어야 함 • 강직(spasticity)의 문제가 없음 – 'Modified Ashworth scale'을 사용할 경우 0 또는 1점이어야 함 • 홈 프로그램을 도울 수 있는 인적자원이 있어야 함

60

뇌졸중 환자의 운동회복 과정 중 Brunnstrom 4단계에 가능한 집기는?

1) 놓기(release)
2) 구형 쥐기(spherical grasp)
3) 측면 쥐기(lateral prehension)
4) 3점 쥐기(palmar prehension)
5) 원통형 쥐기(cylindrical grasp)

문제해설

60 Brunnstrom 단계

단계	내용
1단계	• 손 기능 없음
2단계	• 큰 잡기(gross grasp) : 가능한 최소의 손가락 굽힘 이용
3단계	• 큰 잡기, 후크(hook) 잡기가 가능함 – 놓기는 불가능함
4단계	• 큰 잡기가 존재함 • 측면 쥐기(lateral prehension)가 발달함 • 약간의 손가락 폄 및 엄지의 움직임이 가능함
5단계	• 3점 쥐기(palmar prehension), 구형 쥐기(spherical grasp), 원통형 쥐기(cylindrical grasp), 놓기(release) 등이 가능함
6단계	• 모든 종류의 쥐기가 가능함 • 각각의 손가락 움직임이 가능함 • 전범위의 수의적 폄이 가능함

답 3)

61

다음 동작의 PNF 상지 패턴은?

- 어깨관절 : 폄+모음+안쪽돌림
- 팔꿉관절 : 약간 굽힘 또는 폄
- 아래팔 : 엎침
- 사례 : 오른손으로 왼쪽 바지 단추 잠그기

1) D_1 폄
2) D_2 폄
3) D_1 굽힘
4) D_2 굽힘
5) D_1 굽힘+하지 D_2 굽힘

61 상지 D_2 폄

구분	내용
자세	• 어깨뼈 : 내림(depression)+벌림(AB)+돌림(R) • 어깨관절 : 폄(E)+모음(AD)+안쪽돌림(IR) • 팔꿉관절 : 굽힘 또는 폄(F or E) • 아래팔 : 엎침(P) • 손목 : 자뼈쪽 굽힘(UF) • 손가락 : 굽힘(F)+모음(E) • 엄지 : 대립(O)
기능적 활동의 예	• 야구공 던지기 • 테니스 서브 시 테니스 공 때리기(hitting) • 오른손으로 바지의 왼쪽 단추 잠그기

답 2)

62

뇌졸중 환자가 팔의 기능은 없으나 손으로 공을 잡을 수 있을 때 NDT 단계는?

1) 1단계
2) 2a단계
3) 2b단계
4) 3단계
5) 4단계

62
- 1단계 : 손과 팔의 기능 없음
- 2a단계 : 팔의 기능이 약간 있으나 손의 기능 없음
- 2b단계 : 팔의 기능이 전혀 또는 거의 없고 손으로 잡기가 가능함
- 3단계 : 팔의 기능이 있고 gross grasp이 가능함
- 4단계 : 미세운동 기능이 부족함

답 3)

63

다음 중 Rood 테크닉의 고유수용성 촉진 테크닉에 해당하는 것은?

1) 롤링
2) 힘줄 압박
3) 빠른 솔질
4) 장시간의 신장
5) 무거운 관절 압박

64

치료사는 뇌졸중 환자인 50대 남성을 네발기기 자세(quadruped)로 만든 후 '팔꿉 폄힘줄(elbow extensor)'의 반응을 이끌어 내기 어떤 Rood 테크닉을 사용하였다. 예상되는 중재방법은?

1) 진동
2) 힘줄압박
3) A 아이싱
4) C 아이싱
5) 무거운 관절 압박

65

치료사는 억제 테크닉(inhibition techniques)과 촉진 테크닉(facilitation techniques)을 사용하여 증상을 감소시키고, 정상적 움직임을 증진시키려고 노력하였다. 또한 보상적 도구(compensation adaptive equipment)의 사용은 줄이고, 손상된 쪽의 기능적 사용을 증진시키는 치료를 적용했다면 사용된 접근법(approach)은?

1) SI 접근법
2) PNF 접근법
3) 루드 접근법
4) NDT 접근법
5) 브론스트롬 접근법

문제해설

63 고유수용성 촉진 테크닉

- 빠른 신장(quick stretch)
- 진동(vibration)
- 손가락 내재근(finger intrinsic)의 신장(stretch)
- 무거운 관절압박(heavy joint compression)
- 저항(resistance)

답 5)

64 Rood 테크닉의 진동

- 고주파(high frequency)의 진동이 사용됨
  - '100~125Hz'가 선호됨
  - '1~2mm' 정도의 움직임이 있는 전기 진동기를 사용함
- 근육의 배(belly) 또는 '힘줄(tendon)'에 약간의 신장(stretch)이 일어나게 하는 신장의 한 종류가 됨
  - 운동단위(motor unit) 모집(recruitment) 숫자를 늘리는 효과가 있음
    - 'TVR(tonic vibratory reflex)'이라고 부름
- 보다 강한 반응은 힘줄에 적용했을 경우 나타남
- 네발기기 자세를 하고 있는 환자에게 지속적인 팔꿉 폄을 유지하도록 세갈래근(triceps)의 힘줄에 '전동 바이브레이터'를 적용함

답 1)

65 NDT의 일반적 목표(general goals)

- 억제 테크닉(inhibition techniques)을 사용해 상위 운동신경(upper motor neuron lesion)의 증상들(symptoms)을 감소시킨다.
- 촉진 테크닉(facilitation techniques)을 통해 손상된 쪽(involved side)을 사용하므로 신체 양측의 협응능력을 증진시킨다(정상 패턴을 이용함).
- 보상적 적응도구(compensation adaptive equipment)의 사용은 줄이며, 손상된 쪽의 기능적 사용은 증가시킨다.

답 4)

신경계작업치료 I

66

하지에 나타나는 폄 시너지(extension synergy)의 내용으로 틀린 것은?

1) 발가락의 폄
2) 무릎관절의 폄
3) 엉덩관절의 폄
4) 엉덩관절의 안쪽 돌림
5) 발목관절의 발바닥쪽 굽힘

67

다음 중 통증에 대한 일반적 정의로 바르지 못한 것은?

1) 손상을 알려주는 불쾌한 감각이다
2) 개인마다 차이가 있는 주관적 감각이다
3) 섬유와 A 델타 섬유는 온도와 관련된 정보를 지각한다
4) C 섬유로 전달되는 통증은 전달속도가 A 델타 섬유보다 느리다
5) 자유신경말단(free nerve ending)은 대표적인 통각 감지 기관이다

68

치료사가 특정 질환을 지닌 환자에게 A-icing과 C-icing 기법을 모두 사용하였다면, 치료사가 사용한 접근법과 목적은?

1) SI 접근법의 감각입력이다
2) NDT 접근법의 반사억제이다
3) Rood 접근법의 촉진기법이다
4) PNF 접근법의 복합 패턴 촉진이다
5) Brunnstrom 접근법의 시너지 억제이다

문제해설

66 뇌졸중 환자의 상하지에 나타나는 우세한 시너지와 시너지 패턴과는 다소 차이가 있다. 하지의 신전 시너지(extension synergy) 패턴은 고관절의 내전/신전/내회전, 슬관절의 신전, 발목관절의 족저굴곡/내번, 발가락의 굴곡이다.

답 1)

67 자유신경말단(free nerve ending)

- 가려움(itch), 따끔거림(tickle)과 같은 감각을 감지
- 통증감각을 감지
- 차가움이나 따뜻함과 같은 비통각적인 정보를 제공

답 5)

68 Rood의 온도자극

- A-아이싱
  - 손이나 발의 뒷면 피막이나 발바닥, 손바닥에 자극을 줄 때 가벼운 촉진 반응과 유사한 반사억제를 이끌어내기 위해 얼음 하나로 세 번 빠르게 문지르는 것
- C-아이싱
  - 역치가 높은 자극을 시작으로 C감각 섬유를 거쳐 긴장성 반응을 자극하는 데 사용
  - 아이싱을 통한 C섬유활성은 3~5초 동안 각 얼음을 잡고 있을 때 나타남

답 3)

69

강직으로 인해 단축된 근육과 구축된 관절에 적용할 수 있는 루드 접근법은?

1) 신장 압력
2) 빠른 솔질
3) 지속적 신장
4) 가볍게 두드리기
5) 무거운 관절 압박

70

뇌졸중 환자인 홍씨는 상지 활동을 하고자 하면 심한 굽힘 시너지(flexion synergy)가 나타난다. 예상되는 상지의 동작은?

1) 손목의 폄
2) 팔꿉관절의 폄
3) 아래팔의 엎침
4) 어깨뼈의 모음과 내림
5) 어깨관절의 벌림과 바깥돌림

71

다음 사례에 해당하는 NDT 단계는?

- 이름/나이/성 : 홍○○/67/F
- 진단명 : CVA, Lt hemiplegia
- 브론스트롬 단계 : 팔 3단계, 손 1단계
- 상지의 기능 : 팔의 기능은 조금 있지만 손의 기능은 없음

1) 1 단계
2) 2a 단계
3) 2b 단계
4) 3 단계
5) 4 단계

문제해설

69 단축된 근육과 구축된 관절에 적용하는 기법으로 억제기법이며 루드의 억제기법에 해당되는 것은 지속적 신장(maintained stretch)

답 3)

70
- 상지의 굽힘 시너지(flexion synergy)
  - 어깨뼈 : 모음(adduction)+올림(elevation)
  - 어깨관절 : 벌림(abduction)+바깥돌림(external rotation)
  - 팔꿉관절 : 굽힘(flexion)
  - 아래팔 : 뒤침(supination)
  - 손목 : 굽힘(flexion)
  - 손가락 : 굽힘(flexion)
- 상지의 폄 시너지(extension synergy)
  - 어깨뼈 : 벌림(abduction)+내림(depression)
  - 어깨관절 : 모음(adduction)+안쪽돌림(internal ratation)
  - 팔꿉관절 : 폄(extension)
  - 아래팔 : 엎침(pronation)
  - 손목 및 손가락 : 굽힘 또는 폄(flexion or extension)

답 5)

71 1단계는 손과 팔의 기능이 없으므로 올바른 자세로 앉아 한 손 타이핑하기를 통해 바른 자세를 만들며, 두 손으로 깍지 끼고 공치기와 같은 활동을 통해 마비된 손을 작업에 참여시키는 동시에 몸통회전 및 체중지지를 촉진한다.

답 2)

72

운동발달 단계를 다음과 같이 4단계로 주장한 학자는?

1단계 : 상호적 억제
2단계 : 동시수축 동안 안정성 제공
3단계 : 안정성에 기초를 둔 유동성
4단계 : 전신적 형태로 원위부(먼쪽)의 자유로운 동작가능

1) Rood
2) Bobath
3) Kielhofner
4) Kabat & Knoff
5) Carr & Shephereal

문제해설

72 Rood
운동조절의 4요소 및 운동발달을 주장함
답 1)

Rood의 운동조절 4요소(Four components of motor control) 및 운동발달

Explanation

1. 상호 억제 : 신경지배(reciprocal inhibition : innervation)

1) 방어적 기능(protective function)을 위한 초기 움직임 패턴을 말함
2) 길항근(antagonist)의 이완 시 주동근(agonist)의 수축이 일어남
3) 척수 수준의 원시적 반사패턴

2. 협력수축 : 동시적 신경지배(cocontraction : coinnervation)

1) 안정성(stability)을 제공(긴장성 및 정적 근육 패턴)
2) 장시간 물체 또는 자세를 유지는 능력
3) 길항근(antagonist)과 주동근(agonist)의 동시 수축을 말함

3. 무거운 일(heavy work)

1) 안정성(stability)에 기초를 둔 유동성(mobility)
2) 근위부(몸쪽) 근육들이 움직이고 원위부(먼쪽) 요소(distal segment)들은 고정
예) 네발서기자세-손목과 손은 고정되고 어깨 및 엉덩관절은 유동
3) 들기(lifting), 옮기기(moving), 당기기(pulling)와 같은 작업들과 많은 연관

4. 기술(skill)

1) 운동조절의 가장 상위 수준
2) 유동성과 안정성의 연합된 작용

3) 원위부(먼쪽)가 자유롭게 움직이는 동안 근위부(몸쪽)는 안정되어 있음
4) 붓으로 그림 그리기
  • 팔을 펴고 그대로 유지한 뒤 손을 자유롭게 움직여 붓을 조작
5) 컴퓨터 작업
  • 눈과 손의 협응력(eye hand coordination)을 이용한 타이핑

73

다음 중 PNF 패턴과 사례의 연결로 옳은 것은?

1) 상지 D_1 굽힘(upper extremity D_1 flexion) – 오른손으로 바지의 왼쪽 단추 잠그기
2) 상지 D_1 폄(upper extremity D_1 extension) – 오른손으로 좌측 머리 빗기
3) 상지 D_2 굽힘(upper extremity D_2 flexion) – 오른손으로 오른쪽 머리 빗기
4) 상지 D_2 폄(upper extremity D_2 extension) – 테니스의 포핸드(forehand)
5) 하지 D_1 굽힘(lower extremity D_1 flexion) – 개구리 형태의 수영동작 수행하기

문제해설

73
• 상지 D_1 굽힘(upper extremity D_1 flexion)
  – 식사 때 손을 입으로 가져가기
  – 테니스의 포핸드(forehand)
  – 오른손으로 좌측 머리 빗기
• 상지 D_1 폄(upper extremity D_1 extension)
  – 차 내에서 문 밀어 열기
  – 테니스의 백핸드(backhand)
  – prone에서 supine으로 구르기(roll)
• 상지 D_2 굽힘(upper extremity D_2 flexion)
  – 오른손으로 오른쪽 머리 빗기
  – 테니스 서브 시 라켓 들어올리기
  – 수영의 배영 동작(back stroke)
• 상지 D_2 폄(upper extremity D_2 extension)
  – 야구공 던지기
  – 테니스 서브 시 공 때리기(hitting)
  – 오른손으로 바지의 왼쪽 단추 잠그기
• 하지 D_1 굽힘(lower extremity D_1 flexion)
  – 축구공 차기
  – supine에서 prone으로 구르기(roll)
  – 다리를 교차하여 신발 신기(무릎 위)

답 3)

74

'Brunnstrom 접근법'에 대한 설명으로 바르지 못한 것은?

1) Brunnstrom은 스웨덴 출신의 물리치료사이다
2) 운동 조절 문제를 치료하기 위한 접근법이다
3) 뇌졸중으로 인한 편마비(hemiplegia) 치료의 접근법이다
4) 동작치료(movement therapy)는 Signe Brunnstrom에 의해 개발되었다
5) 치료의 진행은 반사(reflex), 기능적 사용(functional use), 수의적(voluntary) 움직임 순이다

74 Brunnstrom 접근법의 개요
• 동작치료(movement therapy)는 Signe Brunnstrom에 의해 개발
  – 스웨덴 출신의 물리치료사
  – '움직임 치료(movement therapy)' 개발
  – 1988년 사망
• 뇌졸중으로 인한 편마비(hemiplegia)에 있어 운동 조절(motor control) 문제를 치료하기 위한 접근법
• 치료의 진행
  – 반사(reflex)·수의적(voluntary) 움직임·기능적 사용(functional use)

답 5)

75

고유수용성 감각을 자극하여 근긴장을 억제하는 Rood의 테크닉은?

1) rolling
2) A-icing
3) vibration
4) slow stroking
5) joint approximation

76

다음 그림과 같은 NDT 중재를 수행해야 하는 환자의 기능적 단계는?

1) NDT 1단계
2) NDT 2a단계
3) NDT 2b단계
4) NDT 3단계
5) NDT 4단계

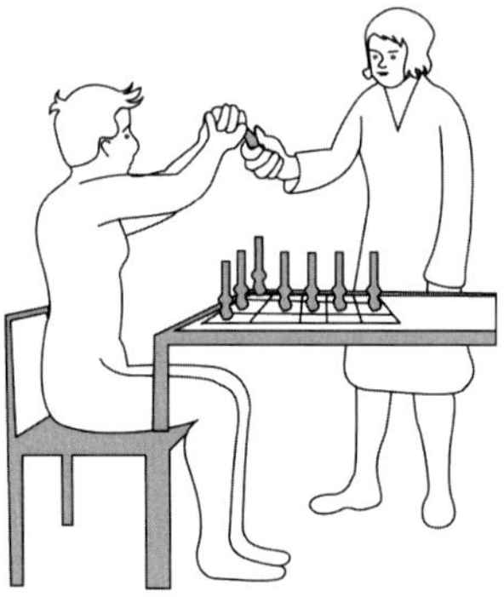

77

PNF 패턴 중 상호적 패턴(reciprocal pattern)의 사례는?

1) 평균대 걷기
2) 도끼로 장작패기
3) 앉아서 귀걸이하기
4) 의자를 밀며 일어나기
5) 높은 선반의 큰 물건 내리기

문제해설

75
- 가벼운 관절 압박(light joint compression)을 'joint approximation'이라 고 함
- 경직이 있는 근육을 억제하기 위해 사용되는 테크닉임
- 편마비 환자의 어깨 통증을 감소시키기 위해 자주 사용됨
  - 치료사는 환자의 팔꿈치를 잡고 위팔뼈(humerus)를 관절오목(glenoid fossa) 내에서 부드럽게 움직여줌
    → 경직된 근육이 이완될 때까지 지속함

답 5)

76 손과 팔의 기능이 없는 NDT 1단계 환자에게 적합한 중재 활동이다.

답 1)

77 상호적 패턴(reciprocal pattern)
- 짝을 이루는 사지가 동시에 반대 방향으로 움직임을 보임
  - 동시의 대각선(diagonal) 또는 혼합된 대각선(diagonal) 방향이 나타남
- 짝을 이루는 사지의 움직임이 혼합된 대각선(diagonal) 방향일 때 머리, 목, 몸통에 안정성을 제공함
  - 머리와 목이 정중앙에 위치할 때 사지의 움직임은 서로 반대 방향이기 때문
- 고난이도의 균형을 요구하는 활동
  - 상호적 패턴 나타남
  - 편측 사지는 D_1 폄, 반대쪽은 D_2 굽힘이 나타남

답 1)

78

Rood 테크닉을 이용하여 근긴장을 촉진하고자 한다. 가벼운 접촉(light touch)의 적용으로 옳은 것은?

1) 진동기를 피부에 적용한다
2) 단시간의 얼음 적용이 대표적이다
3) 네발 자세를 취하게 한 후 적용한다
4) 적용 위치는 발바닥과 손바닥 등이다
5) 모래 속에서 물건 찾기가 대표적 사례이다

79

브론스트롬 3단계의 뇌졸중 환자의 상지 훈련 내용이다. 가장 거리가 먼 것은?

1) 움직임의 속도는 증가시킨다
2) 시너지 유발을 피하는 활동을 한다
3) 시너지 패턴을 반복적으로 수행한다
4) 치료목표는 시너지 패턴의 수의적 조절이다
5) 환측 팔에 체중 지지를 실시하고 팔꿉관절의 폄을 촉진한다

80

Rood의 발달 패턴(ontogenetic development patterns) 과제로 거리가 먼 것은?

1) Walking
2) All four
3) On elbow
4) Spinning
5) Static standing

문제해설

78 가벼운 접촉(light touch)

- 피부를 가볍게 터치하거나 스트로킹(stroking)해줌
  - 표층 근육들의 반사활동을 촉진하는 낮은 역치(threshold)의 'A size 감각섬유'를 활성화시킴
- 가벼운 스트로킹(stroking)
  - 적용위치 : 손가락 및 발가락의 등쪽 갈퀴(web), 발바닥(sole of foot) 또는 손바닥에 적용함
  - 반응 : 자극받은 상하지에 빠르고 짧은 퇴거반응이 나타남
  - 적용방법
    - 약 10초 동안에 초당 2회 정도의 스트로킹을 제공함
    - 휴식 후 위 과정을 3~5회 정도 반복함
  - 저항의 제공
    - 반사반응이 나타날 때 저항을 제공함
    - 수의적(voluntary) 조절을 발달시키데 도움이 됨

답 4)

79 움직임의 속도를 증진시키는 단계는 브론스트롬 6단계의 치료 내용이다.

답 1)

80 Rood의 개체 발생적 발달 패턴(ontogenetic development patterns)

- On elbow(prone on elbow)
- All four(Quadruped position)
- Static standing
- Walking

답 4)

81

'Rood 접근법'에 대한 설명으로 옳은 것은?

1) Bobath가 이론을 창시하였다
2) 감각-운동 행동의 패턴은 시간이 지남에 따라 나타난다
3) 상호억제, 협력수축, 무거운 일, 기술은 운동조절의 4요소이다
4) 운동 피드백의 회로와 감각 신호는 서로에게 영향을 미치지 않는다
5) 심리적 기능들, 육체적 기능들, 자동적 기능들이 상호작용 시스템을 통하지 않는다

문제해설

81 Margaret Rood의 연구 결과

- 운동 피드백의 회로(loop)와 감각 신호는 서로에게 영향을 미침
- 감각-운동 행동(behavior)의 패턴은 시간이 지남에 따라 나타남
- 심리적 기능들, 육체적 기능들, 그리고 자동적 기능들이 상호작용(또는 상호영향) 시스템을 통해 작동됨(operate)

답 3)

Rood 접근법

Explanation

1. Rood 접근법의 개요

1) Margaret S. Rood
   (1) 정식으로 물리치료와 작업치료를 전공
   (2) 1940년대 이론을 창시함
   (3) 저서 기록보다는 임상적인 가르침에 애씀

2) Margaret Rood의 **연구 결과**
   (1) 운동 피드백의 회로(loop)와 감각 신호는 서로에게 영향을 미침
   (2) 감각-운동 행동(behavior)의 패턴은 시간이 지남에 따라 나타남
   (3) 심리적 기능들, 육체적 기능들, 그리고 자동적 기능들이 상호작용(또는 상호영향) 시스템을 통해 작동됨(operate)

2. Rood의 운동조절 요소(four components of motor control)

1) **상호 억제 : 신경지배**(reciprocal inhibition : innervation)
   (1) 방어적 기능(protective function)을 위한 초기 움직임 패턴을 말함
   (2) 길항근(antagonist)의 이완 시 주동근(agonist)의 수축이 일어남
   (3) 척수 수준의 원시적 반사패턴

2) **협력수축 : 동시적 신경지배**(cocontraction : coinnervation)
   (1) 안전성(stability)을 제공(긴장성 및 정적 근육 패턴)
   (2) 장시간 물체 또는 자세를 유지하는 능력
   (3) 길항근(antagonist)과 주동근(agonist)의 동시 수축을 말함

3) **무거운 일**(heavy work)
   (1) 안정성(stability)에 기초를 둔 유동성(mobility)
   (2) 근위부(몸쪽)(proximal) 근육들이 움직이고 원위부(먼쪽) 요소(distal segment)들은 고정
      예 네발서기자세 : 손목과 손은 고정되고 어깨 및 엉덩관절은 유동
   (3) 들기(lifting), 옮기기(moving), 당기기(pulling)와 같은 작업들과 많은 연관

4) **기술**(skill)
   (1) 운동조절의 가장 상위 수준
   (2) 유동성과 안정성의 연합된 작용
   (3) 원위부(먼쪽)가 자유롭게 움직이는 동안 근위부(몸쪽)는 안정되어 있음
   (4) 붓으로 그림 그리기
      • 팔을 펴고 그대로 유지한 뒤 손을 자유롭게 움직여 붓을 조작
   (5) 컴퓨터 작업
      • 눈과 손의 협응력(eye hand coordination)을 이용한 타이핑

82

'PNF 접근법'에 대한 설명으로 옳은 것은?

1) Herman Kabat이 창시자이다
2) 1970년대에 시작된 접근법이다
3) 손과 팔의 운동회복 6단계가 대표적 이론이다
4) 파킨슨 병, 척수손상, 뇌졸중, 두부 외상 등에 적용할 수 없다
5) 고유수용기를 자극하여 신경근육계의 반응을 촉진하며 억제하지 않는다

문제해설

82 해설내용 참조

답 1)

PNF 접근법의 개요

Explanation

1. 1940년대에 시작된 접근법
2. Herman Kabat이 창시자(의사, 신경생리학자)
3. 1951년경 대각선 패턴 및 여러 테크닉들이 확립됨
4. 고유수용기(proprioception)를 자극하여 신경근육계의 반응을 촉진 또는 억제함
5. PNF의 효율적 사용을 위해 정상적 발달을 이해한 후 운동기술들을 학습해야 함
6. 정상적 움직임과 운동 발달에 기초한 접근법
7. 파킨슨 병(Parkinson's disease), 척수손상, 관절염, 뇌졸중, 두부 외상 등에 적용

83

치료사는 뇌졸중으로 인해 오른쪽 팔에 편마비가 발생한 여성의 글씨쓰기 활동에 마비된 팔을 노트지지에 이용하게 하였다. 어떤 접근법이며 목적은 무엇인가?

1) NDT접근법이며, 목적은 체중지지이다
2) Rood 접근법이며, 목적은 근긴장의 억제이다
3) Rood 접근법이며, 목적은 근긴장의 촉진이다
4) NDT 접근법이며, 목적은 과제에 통합하기이다
5) PNF 접근법이며, 목적은 상지 D1 패턴의 촉진이다

84

치료사는 치료적 중재(modality)로 냉(cryotherapy)을 적용하고자 한다. 치료적 적응으로 바르지 못한 경우는?

1) 염증이 있는 경우
2) 부종이 있는 경우
3) 통증이 있는 경우
4) 허혈이 있는 경우
5) 경직이 있는 경우

문제해설

83 NDT 치료 목표

- 비정상적인 긴장과 움직임을 억제
- 정상 움직임 반응을 증진
- 환측을 과제 수행에 통합함으로써 작업 수행 향상

답 4)

84 해설내용 참조

답 4)

냉 치료(cryotherapy)

Explanation

정의	• 통증 부종과 외상 후의 염증을 완화하기 위한 냉 치료방법임
효과	• 세동맥 혈관 수축 • 출혈 감소 • 대사와 히스타민과 같은 혈관작용 인자를 감소 • 염증·부종 가라앉힘
종류	• 냉찜질, 얼음 조각, 냉수욕, 조절된 냉 압박기구
적응증	• 부종, 운동으로 인한 근육통, 관절염 악화, 급성 윤활낭염이나 힘줄염, 경직(spasticity), 근경련(muscle spasm)에 의한 이차적인 급성이나 만성 통증
금기증	• 말초혈관 질환 혹은 혈액순환 장애 • 냉 민감성, 레이노드 현상, 냉 두드러기 / 못견딤증(intolerance) • 다발성 골수종(multiple myeloma), 백혈병(leukemia)

85

다음 그림의 'PNF 패턴'에 대한 설명으로 옳은 것은?

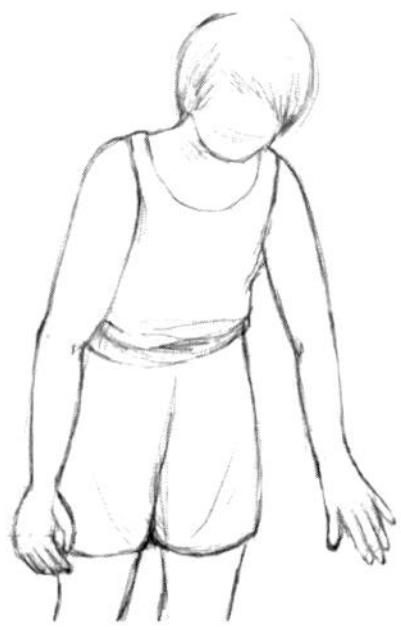

1) 손목은 굽힘이다
2) 아래팔은 엎침이다
3) 어깨관절은 '폄+벌림+바깥돌림'이다
4) 상지 D_2 폄(upper extremity D_1 extension)이다
5) 기능적 활동은 차 내에서 문을 당기는 것이다

문제해설

85 해설내용 참조

답 2)

신경계작업치료 I

상지 D_1 폄(Upper extremity D_1 extension)

Explanation

1. 자세

1) 어깨관절 : 폄(E)+벌림(AB)+안쪽돌림(IR)
2) 팔꿉관절 : 굽힘 또는 폄
3) 아래팔 : 엎침(P)
4) 손목은 자뼈측 폄(UE)
5) 손가락 : 폄(E)+벌림(AB)
6) 엄지 : 모음(AD)

2. 기능적 활동의 예

1) 차 내에서 문 밀어 열기
2) 테니스의 백핸드(backhand)
3) prone에서 supine으로 구르기(roll)

86

NDT의 근정상화 기술에 해당하는 것은?

1) Pivot prone
2) Trunk rotation
3) Supine withdrawal
4) 뒤집기 : 측면으로(toward side lying)
5) 목의 협력수축(neck cocontraction : coinnervation)

문제해설

86 해설내용 참조

답 2)

Rood의 운동 패턴

Explanation

1. Supine withdrawal(supine flexion)

1) 전반적인 굽힘 반응(total flexion respond)
2) 방어적(protective) 자세임
   (1) supine 자세에서 목의 굽힘
   (2) 양 팔의 교차(crossing)
   (3) 양 다리의 신체 전면(anterior surface) 보호
3) 상호 신경지배(reciprocal innervation)를 필요로 함

2. 뒤집기(rollover) : 측면으로(toward side lying)

1) 뒤집기 시 같은 방향의 팔과 다리를 굽힘
2) 측면 몸통 근육(lateral trunk musculature)들 활성화시킴
3) 뒤집기는 전정감각계(vestibular system)의 반규관(semicircular canal)을 자극함

3. Pivot Prone(prone extension)

1) 목, 몸통, 어깨, 사지의 완전한 ROM이 필요함
2) 'mobility pattern과 stability pattern'이라고 부름
3) 항중력 자세를 시작하고 유지하기가 어려움
4) 직립자세를 위한 폄근 안정성에 중요한 역할을 함
5) 자세유지능력은 곧 STNR과 TLR의 통합을 의미함

4. 목의 협력수축(neck cocontraction : coinnervation)

1) 최초의 순수 안정성(genuine stability)

2) cephalo-caudal 법칙
   • 목의 협력수축은 몸통과 사지의 협력수축을 이끌어냄
3) 머리가 상하로 움직일 때
   • 폄근들과 돌림근들이 신장됨(stretched)
4) 중력을 이기고 머리를 들 때
   • 목의 폄근과 굽힘근의 적절한 협력수축이 필요함
5) 이 자세는 목의 안정성과 extraocular를 촉진함

87

'오른손으로 왼쪽 머리 빗기'에 해당하는 PNF 패턴은?

1) 상지 D_1 굽힘(upper extremity D_1 flexion)
2) 상지 D_1 폄(upper extremity D_1 extension)
3) 상지 D_2 굽힘(upper extremity D_2 flexion)
4) 상지 D_2 폄(upper extremity D_2 extension)
5) 대각선 상호 패턴(diagonal reciprocal patterns)

88

다음과 같은 'PNF 패턴'의 기능적 활동의 사례로 옳은 것은?

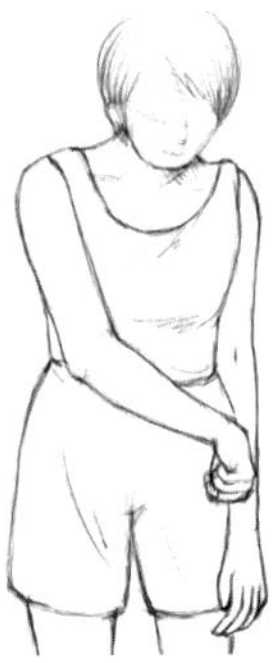

1) 야구공 던지기
2) 테니스의 백핸드
3) 오른손으로 좌측 머리 빗기
4) 수영의 배영 동작(back stroke)
5) 테니스 서브 시 라켓 들어올리기

문제해설

87 상지 D_1 굽힘 (upper extremity D_1 flexion)
- 자세
  - 어깨관절(shoulder) : 굽힘(F)+모음(AD)+바깥돌림(ER)
  - 팔꿉관절(elbow) : 굽힘(F) 또는 폄(E)
  - 아래팔(forearm) : 뒤침(S)
  - 손목(wrist) : 노뼈측 굽힘(RF)
  - 손가락(finger) : 굽힘(F)+모음(AD)
  - 엄지(thumb) : 모음(AD)
- 기능적 활동의 예
  - 식사 때 손을 입으로 가져가기
  - 테니스의 포핸드(forehand)
  - 오른손으로 좌측 머리 빗기

답 1)

88 상지 D_2 폄 (upper extremity D_2 extension)
- 기능적 활동의 예
  - 야구공 던지기
  - 테니스 서브 시 공 때리기(hitting) 오른손으로 바지의 왼쪽 단추 잠그기

답 1)

89

'PNF' 패턴과 활동의 사례의 연결이 옳은 것은?

1) 하지 D_2 굽힘－축구공 차기
2) 상지 D_2 굽힘－테니스 포핸드
3) 하지 D_1 폄－반대쪽 머리 빗기
4) 상지 D_1 굽힘－바지에 다리 넣기
5) 하지 D_1 굽힘－다리 교차해 신발 신기

문제해설

89 해설내용 참조

답 5)

Explanation

PNF 대각 패턴(Diagonal patterns) 중 편측 패턴(Unilateral patterns)

1. 상지 D_1 굽힘(upper extremity D_1 flexion)

1) 자세
(1) 어깨관절(shoulder) : 굽힘(F)＋모음(AD)＋바깥돌림(ER)
(2) 팔꿉관절(shoulder) : 굽힘(F) 또는 폄(E)
(3) 아래팔(forearm) : 뒤침(S)
(4) 손목(wrist) : 노뼈측 굽힘(RF)
(5) 손가락(finger) : 굽힘(F)＋모음(AD)
(6) 엄지(thumb) : 모음(AD)

2) 기능적 활동의 예
(1) 식사 때 손을 입으로 가져가기
(2) 테니스의 포핸드(forehand)
(3) 오른손으로 좌측 머리 빗기

2. 상지 D_1 폄(upper extremity D_1 extension)

1) 자세
(1) 어깨뼈(scapular) : 내림(depression)＋모음(AD)＋돌림(R)
(2) 어깨관절 : 폄(E)＋벌림(AB)＋안쪽돌림(IR)
(3) 팔꿉관절 : 굽힘 또는 폄
(4) 아래팔 : 엎침(P)
(5) 손목은 자뼈측 폄(UE)
(6) 손가락 : 폄(E)＋벌림(AB)
(7) 엄지 : 모음(AD)

2) 기능적 활동의 예

(1) 차 내에서 문 밀어 열기
(2) 테니스의 백핸드(backhand)
(3) prone에서 supine으로 구르기(roll)

3. 상지 D_2 굽힘(upper extremity D_2 flexion)

1) 자세

(1) 어깨뼈(scapular) : 올림(elevation) + 모음(AD) + 돌림(R)
(2) 어깨관절(shoulder) : 굽힘(F) + 벌림(AB) + 바깥돌림(ER)
(3) 팔꿉관절(shoulder) : 굽힘(F) 또는 폄(E)
(4) 아래팔(forearm) : 뒤침(S)
(5) 손목(wrist) : 노뼈측 폄(RE)
(6) 손가락(finger) : 폄(E) + 벌림(AB)
(7) 엄지(thumb) : 폄(E)

2) 기능적 활동의 예

(1) 오른손으로 오른쪽 머리 빗기
(2) 테니스 서브 시 라켓 들어올리기
(3) 수영의 배영 동작(back stroke)

4. 상지 D_2 폄(upper extremity D_2 extension)

1) 자세

(1) 어깨뼈(scapular) : 내림(depression) + 벌림(AB) + 돌림(R)
(2) 어깨관절 : 폄(E) + 모음(AD) + 안쪽돌림(IR)
(3) 팔꿉관절 : 굽힘 또는 폄(F or E)
(4) 아래팔 : 엎침(P)
(5) 손목 : 자뼈측 굽힘(UF)
(6) 손가락 : 굽힘(F) + 모음(E)
(7) 엄지 : 대립(O)

2) 기능적 활동의 예

(1) 야구공 던지기
(2) 테니스 서브 시 공 때리기(hitting)
(3) 오른손으로 바지의 왼쪽 단추 잠그기

5. 하지 D_1 굽힘(lower extremity D_1 flexion)

1) 자세

(1) 엉덩관절(hip) : 굽힘(F) + 모음(AD) + 바깥돌림(ER)
(2) 무릎관절(knee) : 굽힘(F) 또는 폄(E)

(3) 발목(ankle) : 발등굽힘(DF)+안쪽번짐(IV)

(4) 발가락(toe) : 폄(E)

2) **기능적 활동의 예**

(1) 축구공 차기

(2) supine에서 prone으로 구르기(roll)

(3) 다리를 교차하여 신발 신기(무릎 위)

6. 하지 D_1 폄(lower extremity D_1 extension)

1) **자세**

(1) 엉덩관절(hip) : 폄(E)+벌림(AB)+안쪽돌림(IR)

(2) 무릎관절(knee) : 굽힘(F) 또는 폄(E)

(3) 발목(ankle) : 발바닥쪽굽힘(PF)+가쪽번짐(EV)

(4) 발가락(toe) : 굽힘(F)

2) **기능적 활동의 예**

(1) 바지에 다리 넣기

(2) prone에서 supine으로 구르기

7. 하지 D_2 굽힘(lower extremity D_2 flexion)

1) **자세**

(1) 엉덩관절(hip) : 굽힘(F)+벌림(AB)+안쪽돌림(IR)

(2) 무릎관절(knee) : 굽힘(F) 또는 폄(E)

(3) 발목(ankle) : 발등굽힘(DF)+가쪽번짐(EV)

(4) 발가락(toe) : 폄(E)

2) **기능적 활동의 예**

(1) 가라데 발차기

(2) 수영의 평영(개구리헤엄)에서 발뒤꿈치 끌어당기기

8. 하지 D_2 폄(lower extremity D_2 extension)

1) **자세**

(1) 엉덩관절(hip) : 폄(E)+모음(AD)+바깥돌림(ER)

(2) 무릎관절(knee) : 굽힘(F) 또는 폄(E)

(3) 발목(ankle) : 발바닥쪽굽힘(PF)+안쪽번짐(IV)

(4) 발가락(toe) : 굽힘(F)

2) **기능적 활동의 예**

(1) 보행 시 차고 나가기(push off)

(2) 수영의 평영(개구리헤엄)에서 발차기(kick)

(3) 다리가 교차되어 길게 앉기 자세(long sitting)

90

치료사는 뇌졸중 환자의 팔에 짧은 아이싱(short icing)을 제공하였다. 기대 효과와 적용으로 옳은 것은?

1) 상지의 굽힘 시너지를 유도한다
2) 근 긴장을 증가시키기 위한 목적이다
3) 높은 근 긴장도를 지닌 환자에게는 유익하다
4) 빠른 움직임을 목표로 하는 환자에게는 적용한다
5) 가능한 10분 이상, 20분 이하로 적용하는 것이 바람직하다

문제해설

90 해설내용 참조

답 2)

Rood의 촉진 테크닉 : Short icing

Explanation

1. A 아이싱(A-icing)

1) 적용 : 반사적 퇴거(withdrawal)를 생산하기 위해 육각 얼음 덩어리를 '3회 빠르게 문지르기(wipe)' 방법을 사용함, 손이나 발의 등쪽 사이(web) 또는 손바닥이나 발바닥에 적용함, 적용 시마다 물방울이 피부에 맺혀 남아있게 됨
2) 적용 사례
   (1) T7~9의 피부분절(dermatome)이 있는 상복부 우측 1/4 부위에 아이싱 적용하기 : 호흡근(diaphragm)과 공기흡입(inspiration)을 촉진함
   (2) 입술에 아이싱 적용하기 : 퇴거 반응(withdrawal response)을 촉진함
   (3) 혀와 입술 내부에 아이싱 적용하기 : 구강을 닫아줌
   (4) 복장패임(sternal notch) 위의 피부에 아이싱 적용하기 : 삼키기(swallowing)를 촉진함

2. C 아이싱(C-icing)

1) 'C size 감각섬유'를 통해 '긴장성 자세 반응들(postural tonic responses)'을 촉진하기 위해 사용됨
2) 높은 역치(high threshold)의 자극이 됨
3) 'C섬유'를 활성화시키는 아이싱임 : 육각 얼음을 특정 위치에 3~5초간 유지한 뒤 얼음물을 쓸어내며 제거함(wiping away), 자극받는 피부 부위는 빠른 솔질과 같지만 등쪽의 'posterior primary rami' 영역(distribution)은 피해야 함

91

Rood의 운동조절 요소 중 무거운 일(heavy work)의 사례로 타당한 것은?

1) 달리기
2) 네발기기
3) 연필집기
4) 공 던지기
5) 시멘트 벽 밀기

문제해설

91 해설내용 참조

답 2)

PNF의 패턴 및 사례

Explanation

1. 편측 패턴(unilateral patterns)

1) **상지 D_1 굽힘**(upper extremity D_1 flexion)
   (1) 식사 때 손을 입으로 가져가기
   (2) 테니스의 포핸드(forehand)
   (3) 오른손으로 좌측 머리 빗기
2) **상지 D_1 폄**(upper extremity D_1 extension)
   (1) 차 내에서 문 밀어 열기
   (2) 테니스의 백핸드(backhand)
   (3) prone에서 supine으로 구르기(roll)
3) **상지 D_2 굽힘**(upper extremity D_2 flexion)
   (1) 오른손으로 오른쪽 머리 빗기
   (2) 테니스 서브 시 라켓 들어올리기
   (3) 수영의 배영 동작(back stroke)
4) **상지 D_2 폄**(upper extremity D_2 extension)
   (1) 야구공 던지기
   (2) 테니스 서브 시 공 때리기(hitting)
   (3) 오른손으로 바지의 왼쪽 단추 잠그기
5) **하지 D_1 굽힘**(lower extremity D_1 flexion)
   (1) 축구공 차기
   (2) supine에서 prone으로 구르기(roll)
   (3) 다리를 교차하여 신발 신기(무릎 위)

6) **하지 D_1 폄**(lower extremity D_1 extension)
   (1) 바지에 다리 넣기
   (2) 'prone'에서 'supine'으로 구르기

7) **하지 D_2 굽힘**(lower extremity D_2 flexion)
   (1) 가라데 발차기
   (2) 수영의 평영(개구리헤엄)에서 발뒤꿈치 끌어당기기
   (3) 보행 시 차고 나가기(push off)
   (4) 수영의 평영(개구리헤엄)에서 발차기(kick)
   (5) 다리가 교차되어 길게 앉기 자세(long sitting)

2. 양측성 패턴(bilateral patterns)

1) **대칭적 패턴**(symmetric patterns)
   (1) D_1 폄 : 의자 밀며 일어나기
   (2) D_2 폄 : 풀오버(pullover) 스웨터 벗기
   (3) D_2 굽힘 : 높은 선반의 큰 물건 들기

2) **비대칭적 패턴**(asymmetric patterns)
   (1) 왼쪽 귀에 귀걸이하기
      ① 왼쪽으로 양측성 비대칭성 굽힘
      ② 왼팔 : D_2 굽힘
      ③ 오른팔 : D_1 굽힘
   (2) 왼쪽의 지퍼 올리기
      ① 왼쪽으로 양측성 비대칭 폄
      ② 오른팔 D_2 폄
      ③ 왼팔 D_1 폄

3) **상호적 패턴**(reciprocal patterns)
   (1) 야구공 던지기, 걷기, 수영에서의 사이드스트로크(sidestroke)
   (2) 평균대 걷기
      • 편측 사지는 대각선 굽힘 패턴, 반대쪽은 대각선 폄

3. 복합된 상하지의 움직임(combined movements of upper and lower extremities)

1) 동측 패턴(ipsilateral patterns)
2) 반측 패턴(contralateral patterns)
3) 대각선 상호 패턴(diagonal reciprocal patterns)

92

다음 사례에 해당하는 PNF 패턴은?

- 오버핸드로 야구공 던지기
- 테니스 서브로 테니스 공 때리기
- 오른손으로 바지의 왼쪽 단추 잠그기

1) 상지 D_1 폄
2) 상지 D_2 폄
3) 상지 D_1 굽힘
4) 상지 D_2 굽힘
5) 대칭적 패턴(symmetric patterns)

93

고유수용성 자극(proprioceptive stimuli)을 통해 근긴장을 저하시키는 Rood의 이완 테크닉의 사례는?

1) 손의 내재근 신장하기
2) 근육의 힘줄 위를 태핑(tapping) 적용하기
3) 하지에 체중보다 더 큰 저항을 제공하기
4) 근육 힘줄 기시부(insertion)에 압박 제공하기
5) 근육 위에 고주파(high frequency)의 진동기 사용하기

문제해설

92 상지 D_2 폄 자세

- 어깨뼈 : 내림(depression)+벌림(AB)+돌림(R)
- 어깨관절 : 폄(E)+모음(AD)+안쪽돌림(IR)
- 팔꿉관절 : 굽힘 또는 폄(F or E)
- 아래팔 : 엎침(P)
- 손목 : 자뼈쪽 굽힘(UF)
- 손가락 : 굽힘(F)+모음(E)
- 엄지 : 대립(O)

답 2)

93 해설내용 참조

답 4)

Rood의 억제 테크닉 사례

Explanation

고유수용성(proprioceptive) 자극	장시간의 신장(prolonget stretch)	• 장시간의 수기 신장(manual stretch) - 경직된 근육(spastic muscle)을 이완시키기 위해 사용됨 - 약 20초 이상 근육을 최대 길이로 신장시켜 유지함 - 엄지손가락에 적용할 경우 → 엄지를 벌림과 폄 자세로 잡고 유지함 : 강한 쥐기(tight grasp)를 풀어줌
	가벼운 관절 압박(joint approximation)	• 가벼운 관절 압박(light joint compression)을 'joint approximation'이라고 함 • 경직이 있는 근육을 억제하기 위해 사용되는 테크닉임 • 편마비 환자의 어깨 통증을 감소시키기 위해 자주 사용됨
	힘줄 압박(tendon pressure)	• 근육의 힘줄 기시부(insertion)에 압박(pressure) 가하는 테크닉임 - 근육을 이완시키는 효과가 있음

94

편마비 환자의 신경발달치료(NDT)에서 체중지지의 치료적 목적으로 타당한 것은?

1) 과긴장 촉진
2) 손상 후 부종 감소
3) 민감한 감각의 둔화
4) 고유수용성 감각입력
5) 복잡한 운동 패턴의 수행

문제해설

94 해설내용 참조

답 4)

NDT의 체중지지

Explanation

1. 근 긴장을 조절(regulate)하고 보다 정상범위로 근 긴장을 이끄는 가장 효과적인 방법
2. 저긴장(low tone)을 지닌 환자
   - 긴장을 촉진시킴
3. 고긴장(high tone)을 지닌 환자
   - 긴장을 억제시킴
4. 고유수용성(proprioceptive) 감각의 입력을 제공함
5. 측면에 대한 인식(awareness)을 제공하므로 편측 무시(neglect)를 감소시켜줌
6. 회복의 매 단계에 긍정적인 효과를 보임
7. 올바른 체중지지
   1) 침대에서 단순히 손상된 쪽으로 누움(side lying position)
   2) 보행 훈련 시 stance phase 때 체중지지
8. 상지(U/E)의 체중지지
   1) 어깨뼈(scapular) : forward protraction, elevation, upward rotation
   2) 어깨뼈 자세 후 환자의 손이 매트나 긴 의자에 위치함
      - 손목의 과도한 폄을 예방하기 위해 엉덩관절(hip)에서 조금 떨어진 곳에 손을 위치시킴
   3) 위팔뼈은 바깥돌림(external rotation), 팔꿉치는 폄됨
      - 환자의 팔꿉치가 무너지지 않도록 적절히 보조함
   4) 손에 통증이 있을 경우 또는 손에 부종이 있는 경우 허용되지 않음

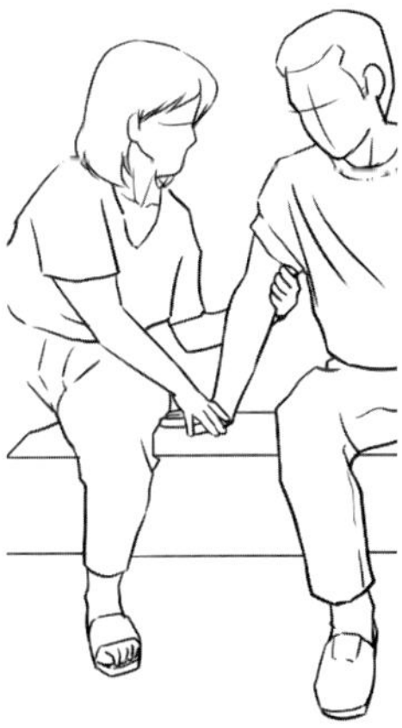

손상된 상지에 체중지지

95

PNF 패턴의 사례 중 '왼쪽 귀에 귀걸이하기'의 내용으로 옳은 조합은?

1) 왼팔 : D_1 굽힘(flexion) / 오른팔 : D_2 굽힘(flexion)
2) 왼팔 : D_1 굽힘(flexion) / 오른팔 : D_1 폄(extension)
3) 왼팔 : D_2 폄(extension) / 오른팔 : D_1 굽힘(flexion)
4) 왼팔 : D_2 굽힘(flexion) / 오른팔 : D_1 굽힘(flexion)
5) 왼팔 : D_1 폄(extension) / 오른팔 : D_2 폄(extension)

문제해설

95 왼쪽 귀에 귀걸이하기
- 왼쪽으로 양측성 비대칭성 굽힘이 나타남
- 왼팔 : D_2 굽힘
- 오른팔 : D_1 굽힘

답 4)

96

PNF 패턴과 활동 사례의 연결이 옳은 것은?

1) 하지 D_2 굽힘－축구공 차기
2) 하지 D_1 폄－다리 교차해 신발 신기
3) 상지 D_2 굽힘－테니스의 포핸드
4) 상지 D_1 굽힘－반대쪽 머리 빗기
5) 하지 D_1 굽힘－바지에 다리 넣기

96 해설내용 참조

답 4)

Explanation

PNF 대각 패턴(Diagonal patterns) 중 편측 패턴(Unilateral patterns)

1. 상지 D_1 굽힘(Upper extremity D1 flexion)

1) 자세

(1) 어깨관절(shoulder) : 굽힘(F)＋모음(AD)＋바깥돌림(ER)
(2) 팔꿉관절(shoulder) : 굽힘(F) 또는 폄(E)
(3) 아래팔(forearm) : 뒤침(S)
(4) 손목(wrist) : 노뼈측 굽힘(RF)
(5) 손가락(finger) : 굽힘(F)＋모음(AD)
(6) 엄지(thumb) : 모음(AD)

2) 기능적 활동의 예

(1) 식사 때 손을 입으로 가져가기
(2) 테니스의 포핸드(forehand)
(3) 오른손으로 좌측 머리 빗기

2. 상지 D_1 폄(Upper extremity D1 extension)

1) 자세

(1) 어깨뼈(scapular) : 내림(depression)+모음(AD)+돌림(R)
(2) 어깨관절 : 폄(E)+벌림(AB)+안쪽돌림(IR)
(3) 팔꿉관절 : 굽힘 또는 폄
(4) 아래팔 : 엎침(P)
(5) 손목 : 자뼈측 폄(UE)
(6) 손가락 : 폄(E)+벌림(AB)
(7) 엄지 : 모음(AD)

2) 기능적 활동의 예

(1) 차 내에서 문 밀어 열기
(2) 테니스의 백핸드(backhand)
(3) prone에서 supine으로 구르기(roll)

3. 상지 D_2 굽힘(Upper extremity D2 flexion)

1) 자세

(1) 어깨뼈(scapular) : 올림(elevation)+모음(AD)+회전(R)
(2) 어깨관절(shoulder) : 굽힘(F)+벌림(AB)+바깥돌림(ER)
(3) 팔꿉관절(shoulder) : 굽힘(F) 또는 폄(E)
(4) 아래팔(forearm) : 뒤침(S)
(5) 손목(wrist) : 노뼈측 폄(RE)
(6) 손가락(finger) : 폄(E)+벌림(AB)
(7) 엄지(thumb) : 폄(E)

2) 기능적 활동의 예

(1) 오른손으로 오른쪽 머리 빗기
(2) 테니스 서브 시 라켓 들어올리기
(3) 수영의 배영 동작(back stroke)

4. 상지 D_2 폄(Upper extremity D2 extension)

1) 자세

(1) 어깨뼈(scapular) : 내림(depression)+벌림(AB)+돌림(R)
(2) 어깨관절 : 폄(E)+모음(AD)+안쪽돌림(IR)
(3) 팔꿉관절 : 굽힘 또는 폄(F or E)
(4) 아래팔 : 엎침(P)
(5) 손목 : 자뼈측 굽힘(UF)
(6) 손가락 : 굽힘(F)+모음(E)

(7) 엄지 : 대립(O)

2) **기능적 활동의 예**

(1) 야구공 던지기

(2) 테니스 서브 시 공 때리기(hitting)

(3) 오른손으로 바지의 왼쪽 단추 잠그기

5. 하지 D_1 굽힘(Lower extremity D1 flexion)

1) **자세**

(1) 엉덩관절(hip) : 굽힘(F)+모음(AD)+바깥돌림(ER)

(2) 무릎관절(knee) : 굽힘(F) 또는 폄(E)

(3) 발목(ankle) : 발등굽힘(DF)+안쪽번짐(IV)

(4) 발가락(toe) : 폄(E)

2) **기능적 활동의 예**

(1) 축구공 차기

(2) supine에서 prone으로 구르기(roll)

(3) 다리를 교차하여 신발 신기(무릎 위)

6. 하지 D_1 폄(Lower extremity D1 extension)

1) **자세**

(1) 엉덩관절(hip) : 폄(E)+벌림(AB)+안쪽돌림(IR)

(2) 무릎관절(knee) : 굽힘(F) 또는 폄(E)

(3) 발목(ankle) : 발바닥굽힘(PF)+가쪽번짐(EV)

(4) 발가락(toe) : 굽힘(F)

2) **기능적 활동의 예**

(1) 바지에 다리 넣기

(2) prone에서 supine으로 구르기

7. 하지 D_2 굽힘(Lower extremity D2 flexion)

1) **자세**

(1) 엉덩관절(hip) : 굽힘(F)+벌림(AB)+안쪽돌림(IR)

(2) 무릎관절(knee) : 굽힘(F) 또는 폄(E)

(3) 발목(ankle) : 발등굽힘(DF)+가쪽번짐(EV)

(4) 발가락(toe) : 폄(E)

2) **기능적 활동의 예**

(1) 가라데 발차기

(2) 수영의 평영(개구리헤엄)에서 발뒤꿈치 끌어당기기

8. 하지 D_2 폄(Lower extremity D2 extension)

1) 자세

(1) 엉덩관절(hip) : 폄(E)+모음(AD)+바깥돌림(ER)

(2) 무릎관절(knee) : 굽힘(F) 또는 폄(E)

(3) 발목(ankle) : 발바닥굽힘(PF)+안쪽번짐(IV)

(4) 발가락(toe) : 굽힘(F)

2) 기능적 활동의 예

(1) 보행 시 차고 나가기(push off)

(2) 수영의 평영(개구리헤엄)에서 발차기(kick)

(3) 다리가 교차되어 길게 앉기 자세(long sitting)

97

'Rood 접근법'의 피부에 적용하는 테크닉에 해당하는 것은?

1) 진동
2) 흔들어 주기
3) 태핑(tapping)
4) 자연열(neural warmth)
5) 가벼운 관절압박(joint approximation)

문제해설

97 해설내용 참조

답 4)

치료 연속체(Treatment continuum)

Explanation

피부 촉진 테크닉	고유수용성감각 촉진 테크닉	억제 테크닉
• 가벼운 동적 접촉(light moving touch) • 빠른 솔질(fast brushing) • 얼음(icing)	• 관절중압박(heavy joint compression) • 저항(resistance) • 전정감각 자극(vestibular stimulation) • inversion • 신장 압박(stretch pressure) • 신장(stretch) • 내적 신장(intrinsic stretch) • secondary ending stretch • 태핑(tapping) • 치료적 진동(therapeutic vibration) • 골압박(osteopressure)	• 자연열(neural warmth) • 가벼운 관절압박 (joint approximation) • 느린 스트로킹(slow stroking) • 흔들기(rocking) • 부드러운 흔들기 (gentle shaking or rocking) • 힘줄 압박(tendious pressure) • 지속적 압박(maintained pressure) • 느린 흔들기(slow rolling)

98

'heavy work movement'는 Rood의 이론 중 어디에 해당하는가?

1) 서기
2) 걷기
3) 네발기기
4) 체중지지
5) 체중이동하기

문제해설

98 해설내용 참조

답 3)

Rood의 운동조절 4요소(Four components of motor control)

Explanation

1. 상호 억제 : 신경지배(reciprocal inhibition : innervation)

1) 방어적 기능(protective function)을 위한 초기 움직임의 패턴을 말함
2) 길항근(antagonist)의 이완 시 주동근(agonist)의 수축이 일어남
3) 척수 수준의 원시 반사패턴이 해당됨

2. 협력수축 : 동시적 신경지배(cocontraction : coinnervation)

1) 안정성(stability)을 제공함
   • 긴장 및 정적 근육 패턴이 필요함
2) 장시간 동안 물체(또는 자세)를 유지하는 능력을 말함
3) 길항근(antagonist)과 주동근(agonist)의 동시 수축이 일어남

3. 무거운 일(Heavy work)

1) 안정성(stability)에 기초를 둔 유동성(mobility)을 말함
2) 몸쪽(proximal)의 근육들은 움직이고 먼쪽의 요소(distal segment)들은 고정됨
   • 사례 : 네발서기자세 → 손목과 손은 고정되며, 어깨 및 엉덩관절에서는 유동성이 일어남
3) 들기(lifting), 옮기기(moving), 당기기(pulling)와 같은 작업들이 높은 연관성을 지님

4. 기술(Skill)

1) 운동조절에 있어 가장 상위 수준을 말함
2) 유동성과 안정성의 연합작용이 일어남
3) 먼쪽이 자유롭게 움직이는 동안 몸쪽은 안정되어 있음
   • 사례 : 붓으로 그림 그리기(팔을 펴고 유지한 뒤 손을 자유롭게 움직여 붓을 조작함)
     컴퓨터 작업(눈과 손의 협응력(eye hand coordination)을 이용해 타이핑을 함)

99

뇌졸중 환자의 눕기 방법 중 NDT 테크닉의 '환측으로 눕기' 자세로 옳은 것은?

1) 손은 베개 위에 놓는다
2) 어깨는 돌출을 유지한다
3) 아래팔은 엎침을 유지한다
4) 손가락은 굽힘을 유지한다
5) 머리에는 베개를 사용하지 않는다

문제해설

99 해설내용 참조

답 2)

뇌졸중 환자의 눕기

Explanation

환측으로 눕기 (lying on the hemiplegic side)	• 머리 : 베개 위에서 대칭적으로(symmetrical) 유지함 • 어깨 : 돌출(protraction)+최소 90° 굽힘(90° 미만은 굽힘 시너지 촉진) • 전완 : 뒤침 • 팔꿈치 : 굽힘 • 손 : 베개 아래에 위치함
건측으로 눕기 (lying on the nonhemiplegic side)	• 머리 : 베개 위에서 대칭적으로(symmetrical) 유지함 • 어깨 : 완전 돌출(full protraction)+최소 90° 이상 굽힘 • 팔과 손 : 베개 위에서 온전히 지지됨(fully supported) • 손목 : 베개에서 떨어져 굽힘 되는 것을 방지(not to drop off)해야 함 • 하지 - 엉덩관절 및 무릎관절 모두 굽힘 - 베개 위에서 온전히 지지(fully supported)되어야 함 • 발과 발목 : 내번(inversion)이 유지되도록 지지함
바로 눕기 (lying supine)	• 머리 : 베개 위에서 대칭적(symmetrical)으로 유지함 • 몸통(trunk) : 대칭적으로 유지함 • 어깨 : 아래에 베개를 넣음 • 팔 : 베개 위에서 온전히 지지됨(fully supported), 전반적으로 높게 유지함 • 팔꿈치 : 폄 • 전완 : 뒤침 • 손목 : 베개에서 떨어져 굽힘 되는 것을 방지(not to drop off)해야 함 • 하지 : 엉덩관절 아래에 베개를 넣을 수 있음(퇴거 감소가 목적)
적절한 방법의 자세 취하기	• 체중지지(weight bearing)는 긴장(tone)을 정상화시키며 경직(spasticity)을 억제할 수 있음 • 체중지지는 환측의 인식(awareness)과 감각 입력(input)을 증진시킴 • 환측의 체중지지는 환자의 두려움을 줄여주는데 도움이 됨 • 환측의 신장(lengthening)은 경직(spasticity)을 억제할 수 있음

100

뇌성마비아동의 작업치료적 접근법에 대한 사례이다. 감각운동 접근방법의 사례로 옳은 것은?

1) 옷 입기 연습하기
2) 스플린트 제작하기
3) 전동휠체어 사용하기
4) 콩으로 촉각 자극하기
5) 공을 사용하여 ROM 증진시키기

문제해설

100 해설내용 참조

답 4)

치료적 접근

Explanation

1. Biomechanical Approach(생체역학적 접근)

1) 신체적 문제를 치료하기 위해 사용됨
2) 관절 측정, 근력 측정, 운동치료, 보조기 등
3) 목적
   (1) 특정 신체장애를 평가(ROM, 근력, 지구력 등)
   (2) ROM, 근력, 지구력 등을 회복시키기 위해
   (3) 변형을 감소시키고 예방하기 위해
4) 대상 : 운동 단위나 정형 외과적 문제를 가진 환자에게 적용(CNS는 정상)함

2. Sensorimotor Approach(감각운동적 접근)

1) 중추신경계(CNS) 문제를 지닌 환자들에게 적용함
2) motor recovery 이론에 근거함
3) 모든 sensorimotor approach는 신경 생리학적 메커니즘을 이용함
   (1) 근육의 긴장(tone)을 정상화시키는 치료
   (2) 보다 정상적인 운동반응을 이끌어 내기 위한 치료
   (3) 몇몇 approach는 reflex 메커니즘을 사용하기도 함
4) 모든 sensorimotor approach는 운동회복과 운동수행발달에 초점을 두지만 동기유발, 각성, 주의력, 역할, 적응 등에는 관심을 두지 않음
5) sensorimotor approach가 작업치료사에 의해 목적 있는 activity에 사용 됨
   예) rood, brunnstrom(movement therapy), knott and voss, bobath(NDT) 등

3. Rehabilitation Approach(재활적 접근)

1) 재활(rehabilitation)이란 각 개인이 최상의 신체적, 정신적, 사회적, 직업적, 경제적 가용 가능한 능력으로 돌아가는 것이고, 남겨진 능력을 최대로 유지하는 것을 의미함

2) 목표

(1) 환자가 신체적 한계를 가지고 삶을 살아갈 수 있도록 도와줌

(2) 한계를 보상할 수 있도록 도와줌

101

NDT의 일반적 목표로 옳은 것은?

1) 건측의 기능적 사용을 향상시킨다
2) 억제 테크닉(inhibition techniques)을 사용하지 않는다
3) 촉진 테크닉(facilitation techniques)을 사용하지 않는다
4) 상위 운동신경(upper motor neuron lesion)의 증상을 증가시킨다
5) 보상적 적응도구(compensation adaptive equipment)의 사용을 줄인다

102

다음 중 NDT 2b 단계의 편마비 환자에게 가장 적절한 활동은?

1) 두 손을 깍지 끼고 콘 쌓기
2) 마비된 팔을 이용해 어깨 높이로 공 던지기
3) 두 손을 깍지 끼고 테이블 위에서 공놀이하기
4) 마비된 손에 스케이트보드를 끼고 8자 모양으로 움직이기
5) 마비된 손으로 테니스공을 굴려 바닥에 세워놓은 막대 쓰러트리기

문제해설

101 NDT의 일반적 목표(general goals)

- 억제 테크닉(inhibition techniques)을 사용해 상위 운동신경(upper motor neuron lesion)의 증상(symptoms)을 감소
- 촉진 테크닉(facilitation techniques)을 사용하여 손상된 쪽(involved side)과 더불어 정상적 패턴으로 신체 양측 협응을 증진
- 보상적 적응도구(compensation adaptive equipment)의 사용을 줄이고 손상된 쪽의 기능적 사용을 향상

답 5)

102

- 두 손을 깍지 끼고 콘 쌓기 : 1단계
- 마비된 팔을 이용해 어깨 높이로 공 던지기 : 3~4단계
- 두 손을 깍지 끼고 테이블 위에서 공놀이하기 : 1단계
- 마비된 손에 스케이트보드를 끼고 8자 모양으로 움직이기 : 2a 단계

답 5)

103

60세의 K씨는 한 쪽 허벅지 위에 반대쪽 발을 올려 양말신기를 수행하고 있다. PNF 패턴은?

1) 하지 D_1 폄
2) 하지 D_2 폄
3) 하지 D_2 굽힘
4) 하지 D_1 굽힘
5) 상호적(reciprocal) 패턴

문제해설

103 해설내용 참조

답 4)

하지 D_1 패턴

Explanation

1. 하지 D_1 굽힘

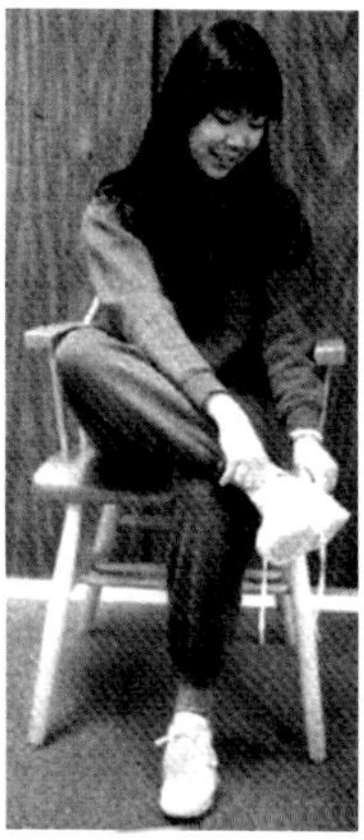

1) 자세
   (1) 엉덩관절(hip) : 굽힘(F)+모음(AD)+바깥돌림(ER)
   (2) 무릎관절(knee) : 굽힘(F) 또는 폄(E)
   (3) 발목(ankle) : 발등굽힘(DF)+내반(IV)
   (4) 발가락(toe) : 폄(E)

2) 기능적 활동의 예
   (1) 축구공 차기
   (2) supine에서 prone으로 구르기(roll)
   (3) 다리를 교차하여 신발 신기(무릎 위)

2. 하지 D_1 폄

1) 자세
   (1) 엉덩관절(hip) : 폄(E)+벌림(AB)+안쪽돌림(IR)
   (2) 무릎관절(knee) : 굽힘(F) 또는 폄(E)
   (3) 발목(ankle) : 발바닥쪽굽힘(PF)+외반(EV)
   (4) 발가락(toe) : 굽힘(F)

2) 기능적 활동의 예
   (1) 바지에 다리 넣기
   (2) 'prone'에서 'supine'으로 구르기

104

뇌졸중 환자인 K씨는 팔의 운동 회복단계가 브론스트롬 5단계이다. K씨에게 기대되는 기능적 수준으로 가장 타당한 것은?

1) 빠른 팔의 움직임이 가능하다
2) 상지의 시너지가 증가되고 있다
3) 시너지가 더 이상 우세하지 않다
4) 상지의 경직이 감소되기 시작하였다
5) 각 관절의 독립된 움직임이 쉽게 나타난다

문제해설

104 해설내용 참조

답 3)

105

뇌졸중(CVA) 이후 하지에서 최고조의 경직이 나타나며, 굽힘 및 폄 시너지가 나타난다. 이 환자의 Brunnstrom 단계는?

1) 1단계
2) 2단계
3) 3단계
4) 4단계
5) 5단계

105 해설내용 참조

답 3)

Brunnstrom stage

Explanation

단계(Stage)	팔(arm)
1	• 이완(flaccidity) 상태 • 어떤 움직임도 수행할 수 없음
2	• 시너지 발달이 시작되는 시기 • 연합반응(associated reaction)으로 시너지 또는 시너지의 일부분이 나타남
3	• 경직(spasticity)의 증가가 나타남 • 시너지 패턴 및 관련 요소들이 수의적으로 나타남
4	• 경직의 감소가 나타남 • 시너지로부터 벗어난 움직임의 조합(combination)이 가능해짐
5	• 시너지가 더 이상 우세하지 않음 • 시너지로부터 벗어난 움직임의 조합(combination)이 보다 쉽게 수행됨
6	• 빠른 움직임을 제외하고는 경직이 사라지게 됨 • 독립된(isolated) 관절의 움직임을 쉽게 수행함

106

Brunnstrom 단계에 대한 설명으로 옳은 것은?

1) 1단계 : 강직상태
2) 2단계 : 이완의 발전
3) 3단계 : 경직의 절정
4) 5단계 : 큰 쥐기의 출현
5) 6단계 : 구형 쥐기의 출현

문제해설

106 해설내용 참조

답 3)

Brunnstrom 단계

Explanation

1. 뇌졸중(CVA) 이후 손의 운동회복 단계(brunnstrom stage)

단계(stage)	손(hand)
1	• 손 기능 없음
2	• 큰 잡기(gross grasp) : 가능한 최소의 손가락 굽힘 이용
3	• 큰 잡기, 후크(hook) 잡기가 가능 : 놓기는 불가능
4	• 큰 잡기가 존재, 측면 쥐기(lateral prehension) 발달, 그리고 약간의 손가락 폄 및 엄지의 움직임이 가능함
5	• 손바닥 쥐기(palmar prehension), 구형 쥐기(spherical grasp), 원통형 쥐기(cylindrical grasp) 그리고 놓기(release)가 가능함
6	• 모든 종류의 쥐기가 가능함 • 각각의 손가락 움직임이 가능함 • 전범위의 수의적 폄이 가능

2. 뇌졸중(CVA) 이후 팔의 운동회복 단계(brunnstrom stage)

단계(stage)	팔(arm)
1	• 이완(flaccidity) • 어떤 움직임도 수행 못함
2	• 시너지 발달이 시작됨 • 연합반응(associated reaction)으로 시너지 또는 시너지의 일부분
3	• 경직(spasticity)의 증가 • 시너지 패턴 및 관련 요소들이 수의적으로 수행됨
4	• 경직(spasticity)의 감소 • 시너지로부터 벗어난 움직임의 조합(combination)이 가능함
5	• 시너지가 더 이상 우세하지 않음 • 시너지로부터 벗어난 움직임의 조합(combination)이 보다 쉽게 수행됨
6	• 빠른 움직임을 제외하고는 경직(spasticity)이 사라짐 • 독립된(isolated) 관절의 움직임이 쉽게 수행됨

107

오른쪽 편마비 환자인 65세 남성은 시너지의 방해 없이 팔을 움직일 수 있다. 빠른 움직임을 제외하고는 경직이 사라진 상태이다. 또한 손에서는 큰 잡기(gross grasp)와 갈고리(hook) 잡기가 가능하지만 놓기는 어려운 상태이다. 이 남성의 팔과 손의 Brunnstrom 단계는?

1) 팔은 4단계이며, 손은 3단계이다
2) 팔은 5단계이며, 손은 3단계이다
3) 팔은 5단계이며, 손은 4단계이다
4) 팔은 6단계이며, 손은 3단계이다
5) 팔은 6단계이며, 손은 4단계이다

문제해설

107 해설내용 참조

답 4)

Brunnstrom stage

Explanation

1. 팔의 운동회복 단계(Brunnstrom Stage)

단계(stage)	팔(arm)
5	• 시너지가 더 이상 우세하지 않음 • 시너지로부터 벗어난 움직임의 조합(combination)이 보다 쉽게 수행됨
6	• 빠른 움직임을 제외하고는 경직(spasticity)이 사라지게 됨 • 독립된(isolated) 관절의 움직임을 쉽게 수행함

2. 손의 운동회복 단계(Brunnstrom Stage)

단계(stage)	손(hand)
2	큰 잡기(gross grasp)가 시작됨 : 가능한 최소의 손가락 굽힘을 이용한 잡기
3	큰 잡기(gross grasp) 및 후크(hook) 잡기가 가능해짐 : 놓기는 불가능함
4	큰 잡기(gross grasp)가 존재함, 측면 쥐기(lateral prehension)의 발달이 이루어짐, 그리고 약간의 손가락 폄 및 엄지의 움직임이 가능함

108

치료사 K씨는 뇌졸중 환자인 남성을 네발기기 자세로 위치시키고, 위팔세갈래근에 전동 진동기를 이용해 진동자극을 제공하고 있다. 예상되는 치료 목적은?

1) 피부를 자극하기 위해
2) 전정감각 향상을 위해
3) 균형감각 향상을 위해
4) 골압박을 제공하기 위해
5) 빠른 신장을 제공하기 위해

문제해설

108 Rood의 고유수용기 자극

- 빠른 스트레치 : 근육이나 힘줄을 가볍게 두드리는 것이나 팔다리의 빠른 움직임을 형성하여 적용시킴
- 진동 : 지연되는 강직성 구축과 이미 약해져버린 구축된 근육의 힘을 일으킴

답 5)

109

Bronstromn 3단계와 NDT 3단계의 공통점을 바르게 설명한 것은?

1) 손과 팔의 움직임이 자연스럽다
2) 후크 집기(hook grasp)가 가능하다
3) 전체 잡기(gross grasp)가 가능하다
4) 시너지(synergy)가 감소된 움직임이 나타난다
5) 손에는 움직임(movement)이 있지만 팔에는 움직임이 거의 없다

109 해설내용 참조

답 3)

Brunnstrom stage

Explanation

1. 브론스트롬 3단계

1) 팔

난계(stage)	팔
3	• 경직(spasticity)의 증가가 특징임 • 시너지 패턴 및 관련 요소들이 수의적으로 나타나기 시작함

2) 손

단계(stage)	손
2	큰 잡기(gross grasp)가 시작됨 : 최소의 손가락 굽힘을 이용한 잡기
3	큰 잡기(gross grasp) 및 갈고리(hook) 잡기가 가능해짐 : 놓기는 불가능함

2. NDT 3단계

- 팔의 기능이 있으며, 손은 전체잡기(gross grasp)가 가능함

110

자율신경계반사부전의 발생 가능성이 가장 높은 경우는?

1) T4 수준 환자
2) L2 수준 환자
3) L5 수준 환자
4) T10 수준 환자
5) T12 수준 환자

111

브론스트롬 3단계 환자의 팔에 적절한 Rood 접근법은?

1) 압력주기
2) 진동주기
3) 빠른 솔질
4) 가볍게 치기
5) 가벼운 관절압박

112

다음 활동이 필요한 Brunnstrom 단계는?

- 양측 팔을 이용한 노젓기 활동
- 환측 팔에 체중지지하기

1) 1단계
2) 2∼3단계
3) 4∼5단계
4) 5∼6단계
5) 6단계

문제해설

110 자율신경반사부전증은 T4∼6 이상에서 손상을 받은 척수손상환자에게 발생하는 주요 합병증으로 교감신경계의 과반응으로 인한 두통, 발한, 서맥, 고혈압이 발생한다.

답 1)

111 브론스트롬 3단계 팔의 경우 경직이 증가하는 것을 알 수 있다. 따라서 올라간 경직의 근긴장도를 낮추기 위해 루드의 억제테크닉을 사용해야한다. 억제 테크닉으로는 미지근한 온난, 부드러운 흔들기, 천천히 쓰다듬기, 천천히 구르기, 깊은 힘줄 압박, 가벼운 관절압박, 지속적인 신장 등이 있다.

답 5)

112 Brunnstrom 2∼3단계

- 회복 상태
  - 시너지가 있지만 가끔 수의적 움직임이 발생하는 단계
  - 과긴장성은 3단계에 최고조에 달함
- 치료 목표
  - 시너지 패턴의 수의적 조절
- 치료 내용
  - 처음에는 치료사의 도움을 받아 시작함
  - 시너지 패턴을 반복적으로 수행함
    - 촉진(facilitation)
      → 수의적 움직임에 저항을 제공함 : 언어적 지시(verbal cue), 태핑(tapping), 피부자극(cutaneous stimulation) 등을 이용함
    - 측으로 노 젓기(bilateral rowing)
      → 치료사는 환자의 손을 잡고 '노 젓는 동작'을 만들어 줌
      → '교차적인 시너지' 운동을 만들기 위해 실시함
    - 환측 팔에 체중지지하기
      → 팔꿉관절 폄을 촉진하기 위해

답 2)

신경계작업치료 I

113

편마비 환자 K씨는 의자에서 일어날 때 마비된 다리를 당겨 정렬할 수 있으며, 바닥에 발을 놓고 자발적인 발등굽힘이 가능하다. 누웠을 경우 무릎관절을 90° 까지 굽힐 수 있지만 폄이 불가능하다면 K씨의 Brunnstrom단계는?

1) 2단계
2) 3단계
3) 4단계
4) 5단계
5) 6단계

문제해설

113 해설내용 참조

답 3)

Brunnstrom 단계

Explanation

단계(stage)	다리(leg)
1	• 완전 이완(flaccidity) 상태임
2	• 경직(spasticity)의 발달이 시작됨 • 최소의 수의적(voluntary) 움직임이 가능함
3	• 최고조의 경직(spasticity)이 나타남 : 굽힘 및 폄 시너지 • 엉덩관절/무릎관절/발목관절의 굽힘(앉기 및 서기 상태)
4	• 앉은(sitting) 자세에서 무릎관절 굽힘을 90° 이상 수행함 • 바닥 면에서 발을 뒤로 끌어당길 수 있음(sliding backward) • 바닥 면 위에서 발등굽힘(dorsiflexion)이 가능함 • 무릎관절이 90° 까지의 굽힘이 가능함
5	• 선(standing) 자세에서 엉덩관절(hip)의 폄과 동시에 무릎관절의 굽힘이 나타남 • 엉덩관절(hip) 및 무릎관절의 폄과 동시에 발목의 발등굽힘이 나타남
6	• 앉은(sitting) 자세 또는 선(standing) 자세에서 엉덩관절(hip)의 벌림(abduction)이 나타남 • 엉덩관절(hip)의 안쪽돌림(internal rotation)과 바깥돌림(external rotation)의 교차가 일어남 앉은 자세에서 발목의 내번과 외번이 가능함

1. 침상 자세(Bed positioning)

1) 적절한 자세가 뇌졸중 초기부터 시작되어야 함
2) 과긴장으로 인한 방해 없이 적절한 자세를 취할 수 있어야 함
3) 물리치료사와 작업치료사는 침상 자세에 대한 정보를 제공해야 함
   - 사지의 시너지가 자세에 미치는 영향에 대한 정보

114

NDT의 몸통돌림(trunk rotation)에 대한 설명으로 옳은 것은?

1) 체중 이동을 감소시킨다
2) 손상된 측면의 감각입력을 촉진한다
3) 상지와 하지의 결속을 극대화시킨다
4) 손상 측의 지각을 감소시킨다
5) 앉은 자세에서는 돌림을 촉진하지 않는다

문제해설

114 해설내용 참조

답 2)

NDT의 몸통돌림(Trunk rotation)

Explanation

1. 상지와 하지의 분리(dissociation)
2. 근 진장의 조절(regulate)과 정상적 움직임(movement)을 촉진하는 또 하나의 방법
3. 편마비 환자의 경우 나무토막 같은 움직임(block like pattern)을 보임
   1) '팔이음뼈(shoulder girdle)'와 '다리이음뼈(pelvic girdle)'의 분리가 거의 없음
   2) 치료사는 정상적 움직임을 촉진하기 위해 몸통 돌림을 자극하는 활동들을 준비함
4. 앉은 자세 또는 직립자세에서 돌림 촉진
   - 치료사는 작업(task)의 높이를 다양하게 제공해 주어야 함
5. 효과
   1) 돌림을 위한 움직임의 요소들을 통합하게 만듦
   2) '팔이음뼈(shoulder girdle)'와 '다리이음뼈(pelvic girdle)'의 유동성 증진
   3) 체중 이동(shift)을 증진
   4) 손상된 측면의 감각입력을 촉진
   5) 손상 측의 지각(awareness)을 증진
   6) 시야(visual field) 결손에 대한 보상 훈련 효과

115

다음 이론은 무엇인가?

- 실제 사물, 환경, 작업의 사용을 통해 운동회복을 꾀함
- 손상되지 않은 쪽의 상지를 움직이지 못하게 하므로 상지의 사용을 강요함
- 장시간에 걸쳐 학습된 운동의 패턴의 변화 및 습득을 유도함

1) PNF 이론
2) NDT 이론
3) Rood 이론
4) 운동학습 이론
5) Brunnstrom 이론

문제해설

115 해설내용 참조

답 4)

운동학습(Motor learning)

Explanation

1. 이론

1) 정의

(1) 운동학습(motor learning)

① '운동학습'이란 장시간에 걸쳐 학습된 운동의 패턴(movement pattern)의 변화 및 습득을 말함
- 다양한 운동 프로그램들을 코드화하기 위해 인지 및 시각의 처리과정을 포함하게 됨

② 운동학습에는 연습과 경험이 내포됨

(2) 운동조절(motor control)

① 운동조절이란 운동학습의 결과를 말함

② 환경적 요구와 활동에 맞게 사지 및 자세조절을 통해 목적 있는 움직임을 만드는 능력

2) 관련 이론

(1) 뇌 가소성(brain plasticity)
- 새로운 신경로(pathway)의 발달 및 뇌의 재조직화에 의해 이루어짐

(2) 최근 연구들이 뇌 가소성 이론을 뒷받침 해주고 있음
- 'cortical map reorganization'으로 알려짐 : 뇌졸중 후 마비된 상지의 기능적 회복에 중요한 역할을 함

3) 역동 시스템 이론(dynamic systems theory)

(1) 최근 운동조절 접근법은 '역동 시스템 이론'을 기초로 하고 있음

(2) 역동 시스템 이론은 'heterarchial model'을 기본으로 하고 있음

- 'heterarchial model'은 'hierachial model'과 대조되는 개념임

(3) '움직임 및 운동의 조절'은 각각 하부시스템(subsystem) 사이의 역동적인 상호의 결과임

- NDT, PNF, Rood, Brunstom 등은 'hierachial model'을 기초로 함

예) 뇌졸중(CVA)은 환자의 감각운동, 인지기술, 지각 기술의 변화를 만듦

(4) 최근 연구들

- 클라이언트의 수행에 요구되는 사람·환경·작업(PEO)의 상호 작용을 내포하는 '역동시스템 접근법'을 지지하는 결과를 보여주고 있음

4) 과제 중심(task oriented)의 접근법

(1) 운동 회복을 위한 '과제 중심의 접근법(task oriented approach)'

① '역동 시스템' 이론을 기초로 하고 있음

② 작업 수행 및 운동의 회복은 사람·환경·작업의 역동적 상호작용에 의한 결과

(2) 작업 치료 분야에서의 '과제 중심의 접근법'

① 실제 사물, 환경, 그리고 의미 있는 작업의 사용을 통해 운동회복을 성취하는 것에 초점을 둠

② 클라이언트 중심 및 작업 중심의 접근법이 됨

2. CIT(Constraint Induced Therapy)

1) 정의

(1) 'CIT(또는 강압적인 사용)'란 마비되거나 약한 상지의 사용을 촉진하는 테크닉을 말함

(2) 'cortical map'의 재조직화 과정을 보다 빨리 진행시킬 수 있는 테크닉이 됨

2) 관련 이론

(1) 기초이론

- 'CIT'는 역동 시스템 이론(dynamic systems theory)과 과제 중심의 접근법(task oriented approach) 이론을 기초로 하고 있음

(2) 학습된 비사용(learned nonuse)

- 뇌졸중 발병이후 운동조절의 어려움으로 인해 손상된 사지를 사용하지 않게 됨
- 결국 손상된 사지의 사용을 잊게 되는 것

(3) 감각 정보(sensory information)

- 특정 부위의 움직임은 환경을 통해 나타남
  - 다양한 요소들이 감각 되먹임(feedback)을 통해 들어오고 그것을 통해 물체를 조작할 수 있음
- 숙련된 움직임을 만들기 위해 주요 감각 정보가 필수적임
  - 시각, 청각, 고유수용성감각, 운동감각 등
- 감각 정보는 척추신경의 'dorsal root'를 통해 척수로 들어옴

(4) 동물 실험

- 신경계 손상 후 피질의 재조직화(cortical reorganization)가 일어나는 것이 발견됨

- 원숭이 실험
  - 'somatosensory' 신경전달에 관한 실험에서 손상된 한 쪽 팔을 초기에 사용하지 않은 원숭이는 신경계 회복 후에도 팔을 사용할 수 없게 됨

(5) Taub의 이론

- "만약 손상되지 않은(intact) 사지를 구속(restrained)하고 원숭이의 팔사용을 강요할 경우 손상된(deafferented) 사지의 사용은 다시 시작될 수 있다."
- 약 1~2주 사이의 특정 기간 동안 '구속(restraint)'이 사용될 경우 기능 회복은 영구적이 됨

3) 사용된 테크닉

(1) Shaping

① 상대적으로 작은 양의 운동의 증진을 성공적으로 경험하게 하는 테크닉

② 원하는 결과물을 얻기 위해 작은 부분의 성공을 유도함

(2) CIT 접근법

① CIT는 전통적인 치료방법과 다르게 클라이언트의 손상된 상지의 사용을 강요함

② 슬링(sling), 장갑(mitt) 또는 두 가지 모두를 사용해 손상되지 않은 쪽의 상지를 움직이지 못하게 하므로 클라이언트의 상지의 사용을 강요함

③ 클라이언트는 손상된 상지를 이용하여 앞서 선명한 'shaping'을 사용하므로 몇 주간의 강도 높은 훈련을 실시함

4) CIT 사용 6가지 기준(일반적 기준)

(1) 과거 1년 뇌졸중(CVA) 병력이 이전에 없었으며, 처음으로 뇌졸중 병력을 가지는 대상

(2) 최근 치료적 중재가 없었던 클라이언트

(3) 'Berg balance test'에서 44점 이상의 점수를 받은 클라이언트, 또는 균형의 문제를 보호자가 항상(full time) 이동 시 도움을 제공하는 클라이언트(보조도구의 사용이 필요함)

(4) 대상자의 손상된 상지의 기능이 요구됨(AROM이 가능)

① shoulder flexion : 45°

② shoulder abduction : 45°

③ elbow flexion : 90°

④ elbow extension : 90°

⑤ wrist extension : 20°

⑥ MCP extension : 10°

⑦ IP extension : 10°

(5) 심각한 인지 손상이 없어야 함

① MMSE 점수가 최고 22점 이상이어야 함

② 기타 다른 형태의 인지 평가에서 큰 문제가 없어야 함

(6) 이동이나 기능에 부정적인 영향을 미칠 수 있는 기 존재하는 'co-morbidity'들이 없어야 함

(7) 강직(spasticity)의 문제가 없음

- 'Modified Ashworth scale'을 사용할 경우 0 또는 1점이어야 함

(8) 홈 프로그램을 도울 수 있는 인적자원이 있어야 함

5) **관련 평가도구**

(1) CIT 프로그램에 평가도구들이 사용됨

(2) WMFT(Wolf motor function test)와 MAL(Motor activity log)가 대표적인 평가도구가 됨

116

PNF의 '상호적 패턴(reciprocal patterns)'에 대한 설명으로 옳은 것은?

1) 사례로는 테니스의 백핸드가 있다
2) 저난이도의 균형을 요구하는 활동이다
3) 짝을 이루는 사지는 동시에 반대 방향으로 움직인다
4) 동시의 대각선 또는 혼합된 대각선 방향의 움직임은 없다
5) 짝을 이루는 사지의 움직임이 혼합된 대각선 방향일 때 신체에 유동성을 제공한다

문제해설

116 PNF의 '상호적 패턴'의 사례
- 야구공 던지기, 걷기, 수영에서의 사이드스트로크(sidestroke)
- 평균대 걷기

답 3)

상호적 패턴(Reciprocal patterns)

Explanation

1. 짝을 이루는 사지는 동시에 반대 방향으로 움직임

- 동시의 대각선(diagonal) 또는 혼합된 대각선(diagonal) 방향

2. 짝을 이루는 사지의 움직임이 혼합된 대각선(diagonal) 방향일 때

- 머리, 목, 몸통에 안정성 제공 → 머리와 목이 정중앙에 위치할 때 사지의 움직임은 서로 반대 방향이기 때문

3. 고난이도의 균형을 요구하는 활동

1) 상호적 패턴이 나타남

2) 편측 사지는 D_1 폄, 반대쪽은 D_2 굽힘

3) 사례

(1) 야구공 던지기, 걷기, 수영에서의 사이드스트로크(sidestroke)

(2) 평균대 걷기

4) 편측 사지는 대각선 굽힘 패턴, 반대쪽은 대각선 폄

117

Rood 접근법의 촉진 테크닉 중 고유수용성감각에 해당하는 것은?

1) 빠른 솔질
2) 얼음 자극
3) 깊은 힘줄 압박
4) 가볍게 두드리기
5) 가벼운 관절 압박

118

다음과 같은 내용의 치료 접근법은?

- 손상된 쪽으로 체중지지하기
- 어깨뼈 돌출(protraction) 시키기

1) SI
2) NDT
3) Rood
4) CIMT
5) 브론스트롬

119

뇌졸중 환자에게 강제유도운동치료(CIMT)를 적용할 때 기준으로 옳은 것은?

1) MAS 2 이하일 때 가능하다
2) 통증 VAS 2 미만일 때만 가능하다
3) 버그균형검사 40점 이상일 때 가능하다
4) 인지손상 MMSE 22점 이상일 때 가능하다
5) 자발적인 움직임이 어깨굽힘과 벌림 45도, 팔굽관절 굽힘 45도 이상 가능해야 한다

문제해설

117
- 피부 촉진 : 가벼운 동적 접촉, 빠른 솔질, 얼음 자극
- 고유수용성 촉진 : 무거운 관절 압박, 저항, 전정자극, 역위, 신장압력, 신장, 가볍게 두드리기, 치료적 진동
- 억제기법 : 자연열, 부드럽게 흔들기, 천천히 쓰다듬기, 천천히 굴리기, 깊은 힘줄 압박, 가벼운 관절 압박 등

답 4)

118 NDT 근 긴장 정상화 기술 사례
- 손상된 쪽으로(affected side) 체중지지 하기
  - 고유수용성(proprioceptive) 감각의 입력을 제공함
    - 측면에 대한 인식(awareness)을 제공하므로 편측 무시(neglect)를 감소시킴
    - 회복의 매 단계에서 긍정적인 효과를 제공할 수 있음
  - 체중지지의 사례
    - 침대에서 손상된 쪽으로 눕기(side lying position)
    - 보행 훈련 시 입각기(stance phase) 시기에 체중지지하기
- 어깨뼈 돌출(scapular protraction) 시키기
  - 상지에 굽힘 시너지(flexor synergy)를 지닌 환자에게 유익한 동작이 됨
  - 치료사는 환자의 어깨뼈를 앞쪽으로 돌출(protraction)시킴
  - 어깨뼈가 전방으로 돌출된 후 제자리로 돌아가기 전 돌출 자세를 몇 초간 유지해야 함

답 2)

119 CIMT를 하기 위해 버그균형검사 44점 이상, MAS 0, 1 이내, 통증 VAS 4 미만, MMSE 22점 이상, 자발적인 움직임이 어깨굽힘과 벌림 45도, 팔굽관절 굽힘 90도, 손목 폄 20도, MP와 PIP관절의 폄 10도 이상이 가능하다.

답 4)

120

62세 뇌졸중 환자인 K씨는 현재 손상된 손으로 테니스공을 잡고 놓을 수는 있지만 손가락의 독립적 움직임이 불가능하다면 K씨의 'Brunnstrom 단계'는?

1) 2단계
2) 3단계
3) 4단계
4) 5단계
5) 6단계

문제해설

120 해설내용 참조

답 4)

121

브론스트롬의 회복 단계(Brunnstrom stage)를 결정하는 잡기 및 집기의 기준으로 타당한 것은?

1) 1단계 – 큰 잡기 가능
2) 2단계 – 갈고리 잡기 가능
3) 3단계 – 측면 잡기 가능
4) 4단계 – 삼점 잡기 가능
5) 5단계 – 구형 잡기 가능

121 해설내용 참조

답 5)

Brunnstrom의 손

Explanation

단계(stage)	손(hand)
1	• 손의 기능이 전혀 없음
2	• 큰 잡기(gross grasp)가 시작됨 : 최소의 손가락 굽힘을 이용한 잡기
3	• 큰 잡기 및 갈고리(hook) 잡기가 가능해짐 : 놓기는 불가능함
4	• 큰 잡기가 존재함 • 측면 쥐기(lateral prehension)의 발달이 이루어짐 • 약간의 손가락 폄 및 엄지의 움직임이 가능함
5	• 손바닥 쥐기(palmar prehension), 구형 쥐기(spherical grasp), 원통형 쥐기(cylindrical grasp), 그리고 놓기(release)가 가능함
6	• 모든 종류의 쥐기가 가능함 • 각각의 손가락 움직임이 가능함 • 수의적 폄 시 완전한 ROM이 가능함

122

다음 중 브론스트롬 4단계의 내용에 해당하는 것은?

1) 손을 등 뒤로 가져갈 수 있다
2) 시너지가 더 이상 우세하지 않다
3) 팔을 앞으로 뻗어 머리 위로 들어 올릴 수 있다
4) 시너지로부터 벗어나는 움직임은 아직 불가능하다
5) 팔꿉 관절의 완전 폄 상태에서 엎침과 뒤침이 가능하다

123

PNF 적용 시 사용되는 감각체계 중 다음 설명에 해당하는 감각은?

- 이 감각체계의 변화는 환자의 반응에 질적인 영향을 미친다
- 실제 운동행위보다 너무 늦거나 이르지 않아야 한다
- 반드시 짧고 명확해야 한다

1) 후각 체계
2) 시각 체계
3) 청각 체계
4) 전정 체계
5) 촉각 체계

124

NDT 접근법의 근정상화 기술에 해당하는 것은?

1) 느린 구르기
2) 어깨뼈 당기기
3) 가벼운 관절 압박
4) 전방 골반자세 취하기
5) 시너지를 벗어나기 위한 움직임

문제해설

122 브론스트롬 4단계

- 경직의 감소가 나타나기 시작함
- 시너지로부터 벗어나는 움직임의 조합(combination)이 가능해짐
  - 손을 등 뒤로 가져갈 수 있음
  - 팔을 앞으로 90° 들어 어깨 높이(forward horizontal)까지 들 수 있음(flexion)
  - 팔꿉 관절을 90° 굽힘 시킨 상태로 엎침과 뒤침이 가능함

브론스트롬 5단계

- 시너지가 더 이상 우세하지 않음
- 시너지로부터 벗어난 움직임의 조합(combination)이 보다 쉽게 수행됨
  - 팔을 옆으로 90° 들어 어깨 높이(side horizontal)까지 들 수 있음(abduction)
  - 팔을 앞으로 뻗어 머리 위로 들어 올릴 수 있음
  - 팔꿉 관절의 완전 폄 상태에서 엎침과 뒤침이 가능함

답 1)

123 PNF 적용 시 언어적 지시는 반드시 짧고 명확해야 하며, 실제 운동행위보다 늦거나 이르지 않아야 한다. 또한 음성의 어조는 환자의 반응에 질적 영향을 미치므로 통증이 있을 때는 부드러운 음성을 사용하여 부드러운 움직임이 나올 수 있도록 해야 한다.

답 3)

124 느린 구르기는 Rood 접근법이다. 어깨뼈 돌출이 NDT 접근법이다. 가벼운 관절 압박은 Rood의 억제 테크닉이다. 시너지를 벗어나기 위한 움직임은 브론스트롬 접근법이다.

답 4)

125

다음 중 PNF의 하지 D2굽힘의 예는?

1) 축구공 차기
2) 가라데 발차기
3) prone에서 supine으로 구르기
4) supine에서 prone으로 구르기
5) 다리가 교차된 상태로 길게 앉기

126

NDT 테크닉을 이용한 환측으로 눕기 중 환측의 자세로 옳은 것은?

1) 팔꿈치 : 폄
2) 아래팔 : 엎침
3) 어깨 : 돌출 및 폄
4) 손 : 베개 아래에 위치함
5) 머리 : 베개 위에서 건측으로 돌림

문제해설

125 가라데 발차기는 하지 D2굽힘의 대표적 예시 중 하나이다.

답 2)

126 해설내용 참조

답 4)

NDT 테크닉

Explanation

환측으로 눕기 (lying on the hemiplegic side)	• 머리 : 베개 위에 대칭적으로(symmetrical) 위치함 • 어깨 : 돌출(protraction)+굽힘(flexion) • 아래팔 : 뒤침 • 팔꿈치 : 굽힘 • 손 : 베개 아래에 위치시킴
건측으로 눕기 (lying on the nonhemiplegic side)	• 머리 : 베개 위에서 대칭적으로(symmetrical) 위치함 • 어깨 : 완전 돌출(full protraction)+최소 굽힘 • 팔과 손 : 베개 위에서 온전히 지지됨(fully supported) • 손목 : 베개에서 떨어져 굽힘 되는 것을 방지함(not to drop off) • 하지 : 엉덩관절 및 무릎관절 모두 굽힘이 되어 베개 위에서 온전히 지지됨(fully supported) • 발과 발목 : 내번(inversion)이 유지되도록 지지됨

127

뇌성마비 아동에게 다음과 같은 중재를 실시하였다면 사용한 접근법은?

- 건측을 2주 동안 사용하지 못하도록 제한함
- 동시에 환측에 강도 높은 연습과 과제를 반복시킴

1) 감각운동치료
2) 적응장비훈련
3) 상지 기능 훈련
4) 강제행동유도치료
5) 소동작 발달 훈련

128

왼쪽 편마비 환자에게 다음 활동을 훈련할 때 적합한 PNF 패턴은?

- 1 : 밥을 먹을 때 왼손을 사용하여 숟가락을 입으로 가져간다
- 2 : 왼손으로 치마의 왼쪽에 있는 지퍼 잠그기

1) 1 : D_1 flexion 2 : D_1 flexion
2) 1 : D_1 flexion 2 : D_2 extension
3) 1 : D_1 flexion 2 : D_1 extension
4) 1 : D_2 flexion 2 : D_1 extension
5) 1 : D_2 flexion 2 : D_2 extension

129

다음 브룬스트롬 테크닉이 사용되는 회복 단계는?

- 팔의 움직임
- 양측으로 노 젓기
- 환측 팔에 체중지지 하기

1) 1~2단계
2) 2~3단계
3) 3~4단계
4) 4~5단계
5) 5~6단계

문제해설

127 위 설명은 강제행동유도치료에 대한 설명으로 뇌성마비 아동들에게 적용하는 중재로 많이 쓰인다.

답 4)

128 밥을 먹을 때 왼손을 입으로 가져가는 것은 D_1 flexion 패턴이고, 왼손으로 왼쪽의 지퍼를 잠그는 것은 D_1 extension 패턴이다.

답 3)

129
- 1~2단계 : 팔의 움직임, 연합 반응 및 긴장성 반사를 이용한 훈련, 탭핑
- 2~3단계 : 팔의 움직임, 양측으로 노 젓기, 환측 팔에 체중지지 하기
- 5~6단계 : 상지훈련하기－상지의 완전한 회복이 없더라도 양측 활동이 폭넓게 이루어지도록 훈련

답 2)

130

NDT의 '회복 단계 2a'에 해당하는 기능은?

1) 손과 팔에 기능이 전혀 없다
2) 시너지가 더 이상 우세하지 않다
3) 팔에는 기능이 조금 있지만 손에는 기능이 없다
4) 팔에는 기능이 없지만 손에는 기능이 조금 있다
5) 손에서는 큰 쥐기가 나타나고 팔에서는 90도 굽힘이 나타난다

131

Brunnstrom의 운동 회복 단계 중 3단계의 잡기는?

1) 측면 쥐기
2) 삼점 쥐기
3) 구형 잡기
4) 갈고리 잡기
5) 원통형 잡기

문제해설

130 NDT 회복 단계

- 1단계 : 손과 팔의 기능이 없음
- 2a 단계 : 팔의 기능은 조금 있지만 손의 기능은 없음
- 2b 단계 : 손의 잡기 기능은 있으나 팔의 기능이 없거나 아주 조금 있음
- 3단계 : 팔의 기능이 있으며 손은 전체잡기(gross grasp)가 가능함
- 4단계 : 섬세한 손 운동 기능의 저하나 대립(opposition) 운동의 저하만 있음

답 3)

131 해설내용 참조

답 4)

손의 운동 회복 단계

Explanation

단계	내용
1단계	• 손의 기능이 전혀 없음
2단계	• 큰 잡기(gross grasp)가 시작됨 : 최소의 손가락 굽힘을 이용한 잡기
3단계	• 큰 잡기 및 갈고리(hook) 잡기가 가능해짐 : 놓기는 불가능함
4단계	• 큰 잡기가 존재함 • 측면 쥐기(lateral prehension)의 발달이 이루어짐 • 약간의 손가락 폄 및 엄지의 움직임이 가능함
5단계	• 삼점 쥐기(palmar prehension), 구형 쥐기(spherical grasp), 원통형 쥐기(cylindrical grasp), 그리고 놓기(release)가 가능함
6단계	• 모든 종류의 쥐기가 가능함 • 각각의 손가락 움직임이 가능함 • 수의적 폄 시 완전한 ROM이 가능함

132

치료사는 털로 된 붓을 이용해 근육 위 피부에 빠른 솔질을 하였다. 같은 효과를 기대할 수 있는 중재는?

1) C 아이싱
2) 힘줄 압박
3) 장시간의 냉
4) 느린 스트레치
5) 가벼운 관절압박

문제해설

132
- 빠른 솔질하기는 루드의 촉진 테크닉(facilitation techniques)이다. C 섬유를 자극한다.
- 힘줄 압박, 장시간의 냉, 느린 스트레치, 가벼운 관절압박은 억제 테크닉이다.

답 1)

133

우측 편마비 환자가 오른손을 테이블 위에 올려놓은 후 왼손을 오른손 위에 올려 테이블을 닦고 있다. 치료 효과로 가장 거리가 먼 것은?

1) 폄근 시너지 억제
2) 손가락의 벌림 강화
3) 감각 입력(sensory input)
4) 환측 시야(visual field) 촉진
5) 환측 감각자각(sensory awareness)

133 두 손 합쳐 잡기(clasped together)가 사용되는 7가지 목적
- 환측(affected side)의 지각(awareness)을 증진
- 환측의 감각 입력을 증진
- 환측을 시야(visual field)내로 가져옴
- 환측 팔의 목적 있는(purposeful) 움직임을 시작
- 굽힘 시너지를 억제
- 손가락(finger)과 엄지의 벌림(abduction)을 발달시킴
- 도움 없이 수행 가능한 반사억제(reflex-inhibition) 패턴을 환자에게 교육

답 1)

Explanation 기능적 활동의 양손 사용 : 상지를 활동에 통합하기

1. 상지를 기능적 활동에 통합하는 3가지 방법

- 체중지지(weight bearing), 양측 활동(bilateral activity), 가이딩(guiding)

2. 두 손 합쳐 잡기(clasped together)가 사용되는 7가지 목적

1) 환측(affected side)의 지각(awareness)을 증진
2) 환측의 감각 입력을 증진
3) 환측을 시야(visual field) 내로 가져옴
4) 환측 팔의 목적 있는(purposeful) 움직임을 시작
5) 굽힘 시너지를 억제
6) 손가락(finger)과 엄지의 벌림(abduction)을 발달시킴
7) 도움 없이 수행 가능한 반사억제(reflex-inhibition) 패턴을 환자에게 교육

134

다음은 뇌졸중 환자의 마비된 상지를 치료하는 테크닉이다. 무엇인가?

- 마비되거나 약한 상지의 사용을 촉진한다
- 목적은 피질지도(cortical map)의 재조직화의 빠른 진행이다
- 학습된 비사용(learned nonuse)을 막기 위해 손상된 상지의 사용을 강요한다

1) PNF 접근법　　2) NDT 접근법
3) CIMT 접근법　　4) Rood 접근법
5) 브론스트롬 접근법

문제해설

134 CIT/CIMT

정의	• 'CIT/CIMT(또는 강제유도치료)'란 마비되거나 약한 상지의 사용을 촉진하는 테크닉을 말함 • 피질지도(cortical map)의 재조직화 과정을 보다 빨리 진행시킬 수 있는 테크닉이 됨
관련 이론	① 기초이론 • CIT는 역동 시스템 이론(dynamic systems theory)과 과제 중심의 접근법(task oriented approach) 이론을 기초로 하고 있음 ② 학습된 비사용(learned nonuse) • 뇌졸중 발병 이후 운동조절의 어려움으로 인해 손상된 사지를 사용하지 않게 됨 – 결국 손상된 사지의 사용을 잊게 되는 것 ③ 감각 정보(sensory information) • 특정 부위의 움직임을 환경을 통해 나타냄 – 다양한 요소들이 감각 되먹임(feedback)을 통해 들어오고 그것을 통해 물체를 조작할 수 있음 • 숙련된 움직임을 만들기 위해 주요 감각 정보가 필수적임 – 시각, 청각, 고유수용성감각, 운동감각 등 • 감각 정보는 척추신경의 'dorsal root'를 통해 척수로 들어옴

답 3)

135

다음 사례에 적용된 Rood의 테크닉은?

경직성 뇌성마비 아동의 위팔굽힘근의 근긴장을 떨어뜨리기 위해 사용했다

1) 얼음자극　　2) 빠른 솔질
3) 두드리기　　4) 장시간의 신장
5) 무거운 관절압박

135 Rood의 억제 테크닉

- 자연열(neural warmth)
- 장시간의 냉(prolonged cooling)
- joint approximation
- 느린 쓰다듬기
- 부드러운 흔들기(gentle shaking)
- 힘줄압박(tendon pressure)
- 장시간의 신장(prolonged stretch)
- 지속적 압박(maintained pressure)
- 느린 구르기(slow rolling)
- 전정자극(vestibular stimuli)

답 4)

136

다음과 같은 이론을 제시한 인물은?

운동조절 요소
- 1단계 : 상호적 억제
- 2단계 : 동시수축으로 안정성 제공
- 3단계 : 안정성을 바탕으로 한 유동성
- 4단계 : 원위부(먼쪽)의 자유로운 움직임 발달

1) 보스(Voss)
2) 루드(Rood)
3) 에어스(Ayers)
4) 보바스(Bobath)
5) 브런스트롬(Brunstrom)

문제해설

136 해설내용 참조

답 2)

Explanation: Rood의 운동조절 요소(four components of motor control)

1. 상호 억제

1) **신경지배**(reciprocal inhibition : innervation)
   (1) 방어적 기능(protective function)을 위한 초기 움직임 패턴을 말함
   (2) 길항근(antagonist)의 이완 시 주동근(agonist)의 수축이 일어남
   (3) 척수 수준의 원시적 반사패턴

2. 협력수축

1) **동시적 신경지배**(cocontraction : coinnervation)
   (1) 안전성(stability)을 제공(긴장성 및 정적 근육 패턴)
   (2) 장시간 물체 또는 자세를 유지하는 능력
   (3) 길항근(antagonist)과 주동근(agonist)의 동시 수축을 말함

3. 무거운 일(heavy work)

1) 안정성(stability)에 기초를 둔 유동성(mobility)
2) 근위부(몸쪽)(proximal) 근육들이 움직이고 원위부(먼쪽) 요소(distal segment)들은 고정(예 : 네발서기자세 : 손목과 손은 고정되고 어깨 및 엉덩관절은 유동)
3) 들기(lifting), 옮기기(moving), 당기기(pulling)와 같은 작업들과 많은 연관

4. 기술(skill)

- 운동조절의 가장 상위 수준, 유동성과 안정성의 연합된 작용, 원위부(먼쪽)가 자유롭게 움직이는 동안 근위부(몸쪽)는 안정되어 있음, 붓으로 그림 그리기－팔을 펴고 그대로 유지한 뒤 손을 자유롭게 움직여 붓을 조작, 컴퓨터 작업－눈과 손의 협응력(eye hand coordination)을 이용한 타이핑

137

PNF의 대칭적 패턴(symmetric patterns)의 설명으로 옳은 것은?

1) 양손의 접촉이 있다
2) 몸통의 돌림을 촉진한다
3) 스웨터 벗기는 대칭적 패턴이 아니다
4) 사례로는 야구공 던지기, 걷기 등이 있다
5) 짝을 이루는 사지는 동시에 비슷한 움직임을 보인다

138

PNF의 비대칭적 패턴(asymmetric patterns)의 설명으로 옳은 것은?

1) 양손의 접촉은 없다
2) 몸통의 돌림을 촉진시킨다
3) 몸통의 굽힘 및 폄을 촉진시킨다
4) 고난이도의 균형을 요구하는 활동이다
5) 짝을 이루는 사지는 동시에 반대방향으로의 움직임이다

139

'상지 D_2 굽힘(upper extremity D_2 flexion)'의 기능적 활동의 예에 해당하는 것은?

1) 차 내에서 문 밀어 열기
2) 테니스의 포핸드(forehand)
3) 수영의 배영 동작(back stroke)
4) 식사 때 손을 입으로 가져가기
5) 'prone'에서 'supine'으로 구르기

문제해설

137 대칭적 패턴(symmetric patterns)

- 짝을 이루는 사지는 동시에 비슷한 움직임을 보임
- 대칭적 패턴의 사례
  - D_1 폄 : 의자 밀며 일어나기
  - D_2 폄 : 풀오버(pullover) 스웨터 벗기
  - D_2 굽힘 : 높은 선반의 큰 물건 들기
- 양측 대칭성 상지 패턴들
  - 몸통의 굽힘 및 폄을 촉진함

답 5)

138 비대칭적 패턴(asymmetric patterns)

- 몸통(trunk)의 돌림을 촉진시킴
- 양손의 접촉이 있음
  - 패기(chopping)와 들기(lifting) : 큰 몸통 돌림이 발생
- 손의 접촉을 통한 자기촉각(selftouching)이 관찰되는 경우
  - 통증이 있는 경우
  - 큰 힘이나 조절이 필요할 경우 그 동작을 강화시키기 위해
    예) 야구 선수의 배트 쥐기, 테니스 선수의 두 손을 이용한 백핸드

답 2)

139 상지 D_2 굽힘(upper extremity D_2 flexion)의 기능적 활동의 예

- 오른손으로 오른쪽 머리 빗기
- 테니스 서브 시 라켓 들어올리기
- 수영의 배영 동작(back stroke)

답 3)

140

의자에서 push up 하는 형태로 스스로 욕창을 관리할 수 있었다. 사용한 PNF 패턴은?

1) 대칭성 D_1 flexion
2) 대칭성 D_2 flexion
3) 대칭성 D_1 extension
4) 비대칭성 D_1 extension
5) 비대칭성 D_2 extension

문제해설

140 해설내용 참조

답 3)

상지 D_1 폄(upper extremity D1 extension)

Explanation

- 팔걸이에 손을 대고 push up 하는 형태로 욕창을 관리한다. 이 때 사용되는 PNF패턴은 대칭 D_1 extension

자세	• 어깨뼈 : 내림(depression)+모음(AD)+돌림(R) • 팔꿉관절 : 굽힘 또는 폄 • 손목 : 자뼈쪽 폄(UE) • 엄지 : 모음(AD)	• 어깨관절 : 폄(E)+벌림(AB)+안쪽돌림(IR) • 아래팔 : 엎침(P) • 손가락 : 폄(E)+벌림(AB)
기능적 활동의 예	• 자동차 안에서 문을 밀면서 열기 • 'prone'에서 'supine'으로 구르기(roll)	• 테니스의 백핸드(backhand) 자세

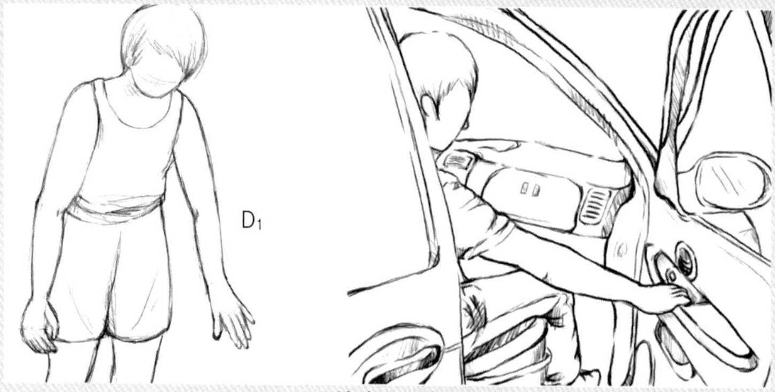

상지 D_1 폄

141

다음 사례에 해당하는 PNF 패턴은?

- 오버핸드로 야구공을 던진다.
- 오른손으로 바지 왼쪽의 단추를 잠근다.

1) 상지 D_1 폄
2) 상지 D_2 폄
3) 상지 D_1 굽힘
4) 상지 D_2 굽힘
5) 대칭적 패턴(symmetric patterns)

142

다음 설명의 이론적 배경을 지닌 접근법은?

- '역동 시스템' 이론을 기초로 하고 있다.
- 작업 수행 및 운동의 회복은 사람 / 환경 / 작업의 역동적 상호작용에 의한 결과이다.

1) PNF 접근법
2) NDT 접근법
3) 정신역동 접근법
4) 과제 중심 접근법
5) 브론스트롬 접근법

143

다음 중재 사례에 적합한 NDT 단계는?

- 한 손으로 타이핑하기
- 테이블 위에서 양손을 이용해 공굴리기
- 두 손으로 스태킹 콘 쌓기

1) 1 단계
2) 2a 단계
3) 2b 단계
4) 3 단계
5) 4 단계

문제해설

141 상지 D2 폄(upper extremity D2 extension)

- 자세
  - 어깨뼈 : 내림(depression) + 벌림(AB) + 돌림(R)
  - 어깨관절 : 폄(E) + 모음(AD) + 안쪽돌림(IR)
  - 팔꿉관절 : 굽힘 또는 폄(F or E)
  - 아래팔 : 엎침(P)
  - 손목 : 자뼈쪽 굽힘(UF)
  - 손가락 : 굽힘(F) + 모음(E)
  - 엄지 : 대립(O)
- 기능적 활동의 예
  - 야구공 던지기
  - 테니스 서브 시 테니스 공 때리기(hitting)
  - 오른손으로 바지의 왼쪽 단추 잠그기

답 2)

142 과제 중심의 접근법(task oriented approach)

- 운동 회복을 위한 '과제 중심의 접근법(task oriented approach)'
  - '역동 시스템' 이론을 기초로 하고 있음
  - 작업 수행 및 운동의 회복은 사람/환경/작업의 역동적 상호작용에 의한 결과
- 작업 치료로 분야에서의 '과제 중심의 접근법'
  - 실제 사물, 환경 그리고 의미 있는 작업의 사용을 통해 운동회복을 성취하는 것에 초점을 둠
  - 클라이언트 중심 및 작업 중심의 접근법이 됨

답 4)

143 1단계는 손과 팔의 기능이 없으므로 올바른 자세로 앉아 한 손 타이핑하기를 통해 바른 자세를 만들며, 두 손으로 깍지 끼고 공치기와 같은 활동을 통해 마비된 손을 작업에 참여시키는 동시에 몸통회전 및 체중지지를 촉진한다.

답 1)

144

다음 사례에 해당하는 Brunnstrom 회복단계는?

- 손을 등 뒤로 가져갈 수 있음, 팔꿉관절을 90도 굽힘 상태로 엎침과 뒤침이 가능
- 삼점쥐기, 구형쥐기, 원통형 쥐기가 가능

1) 팔 : 4단계　　손 : 4단계
2) 팔 : 4단계　　손 : 5단계
3) 팔 : 5단계　　손 : 4단계
4) 팔 : 5단계　　손 : 5단계
5) 팔 : 6단계　　손 : 4단계

145

뇌졸중 환자에게 강제유도 운동치료를 하려고 할 때 적용 기준으로 옳은 것은?

1) MAS 2
2) MMSE 23점
3) 통증척도 4점
4) 엄지손가락 움직임 없음
5) 버그밸런스 테스트 40점

146

다음 사례에 해당하는 PNF 패턴은?

- 양쪽 팔 또는 다리가 반대방향으로 움직이는 패턴이다
- 몸통 안정성 증진을 위해 주로 사용한다

1) 대칭 패턴
2) 비대칭 패턴
3) 동측성 패턴
4) 상호교대 패턴
5) 반복수축 기법

문제해설

144 Brunnstrom 회복단계

- 팔 : [4단계] 시너지로부터 벗어나는 움직임의 조합이 가능해짐, 손을 등 뒤로 가져갈 수 있음, 팔을 앞으로 90° 들 수 있음
- 손 : [5단계] 삼점쥐기, 구형쥐기, 원통형쥐기, 놓기가 가능함

답 2)

145 강제유도 운동치료(CIMT)를 할 수 있는 조건

- MAS 2 미만
- 통증척도 4 미만
- MMSE 22점 이상
- 버그밸런스 44점 이상
- 엄지손가락 벌림이 10~20°

답 2)

146
- 대칭 패턴 : 양측팔 또는 다리가 같은 움직임을 하는 패턴, 몸통의 굽힘과 폄을 촉진
- 비대칭 패턴 : 양측팔 또는 다리가 동시에 몸의 한쪽으로 움직이는 패턴, 몸통회전을 촉진
- 동측성 패턴 : 같은쪽 팔다리가 동시에 같은 방향으로 움직이는 패턴
- 반복수축 기법 : 운동성과 근력, 지구력 증진을 위해 등장성 수축을 유도하는 기법

답 4)

2

C·H·A·P·T·E·R

뇌졸중
(CVA : cerebral vascular accident)

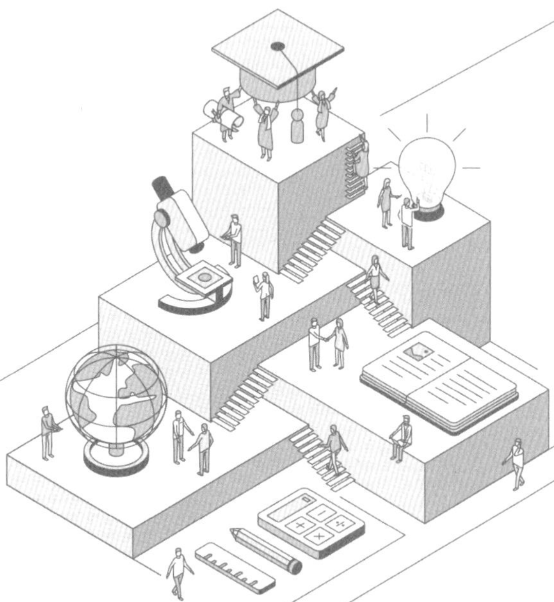

예·상·문·제·풀·이

01

뇌졸중 환자인 남성은 팔꿈치가 구부러져 있고 몸쪽으로 붙어있는 상태로 휠체어에 앉아있다. 이 남성의 마비된 상지를 평가하기 위한 평가는?

1) ROM
2) MMT
3) MAS
4) 기능적 뻗기 검사
5) Moberg Pick up Test

02

다음 증상 중 주로 우반구 손상 시 나타나는 것은?

1) 실인증
2) 언어실행증
3) 브로카실어증
4) 관념운동실행증
5) 편측무시(neglect)

03

뇌졸중 환자의 전형적인 자세에 해당하는 것은?

1) 발가락의 폄(extension)
2) 엉덩관절의 굽힘(flexion)
3) 무릎관절의 굽힘(flexion)
4) 발목 관절의 내번(inversion)
5) 골반의 전방 기울기(anterior tilting)

문제해설

01 이 자세는 경직으로 인한 자세이므로 근긴장도에 대한 평가가 필요하다.

답 3)

02 편측무시는 주로 우반구 손상으로 나타나고 나머지 증상들은 좌반구 손상으로 나타나는 증상들이다.

답 5)

03 뇌졸중 환자의 전형적인 자세

하지 (L/E)	• 골반(pelvis) : 후방 올림(posterior elevation), 퇴거(retraction) • 엉덩관절(hip) : 안쪽돌림, 모음(adduction), 폄(extension) • 무릎관절(knee) : 폄(extension) • 발목(ankle) : 발바닥쪽 굽힘(plantar flexion), 뒤침(supination), 내번(inversion) • 발가락(toe) : 굽힘(flexion)

답 4)

04

운동성(moter) 실어증의 특징으로 옳은 것은?

1) 노래가 가능하다
2) 이해를 하지 못한다
3) 물건의 이름을 말한다
4) 말은 많지만 논리적이지 못한다
5) 말이 유창하게 나오지만 지리멸렬하다

문제해설

04 해설내용 참조

답 1)

언어장애

Explanation

1. 정신과적 언어장애

1) **언어압박**(pressure of speech)
   (1) 말이 많고 빠르며 중단시키기 어려운 경우
   (2) 주로 조증상태에서 관찰됨

2) **다변증**(logorrhea)
   • 말은 많지만 논리적인 경우

3) **언어빈약**(poverty of speech)
   • 말이 적고 대답이 단음절일 경우

4) **억양장애**(dysprosody)
   • 말에 정상적 억양이 없을 경우

5) **발음장애/구음장애**(dysarthria)
   • 단어 선택이나 문법을 올바르게 구사하나 발음의 장애가 있을 경우

6) **운동성 실어증**(motor aphasia)
   • 말은 이해하나 말하지 못하는 경우

7) **지각성 실어증**(sensory aphasia)
   • 말을 이해하지 못하는 경우

8) **명사성 실어증**(nominal aphasia)
   • 대상에 대한 맞는 이름을 발견하지 못하는 경우

9) **장적 실어증**(syntactical aphasia)
   • 올바르게 단어들을 연결하지 못하는 경우

10) Jargon aphasia
- 신어증과 의미 없는 단어로만 말하는 것

11) **전반적 실어증**(global aphasia)
- 운동성 및 지각성 실어증이 모두 있는 경우

2. 실어증의 종류

1) **운동성 실어증**(motor aphasia)
(1) 언어이해는 가능하나 자발적으로 말로 표현하기에 장애가 있음
(2) 말하는 것이 줄어들고 무언에 가깝게 된 상태
- 말을 하더라도 더듬거리며 문법에 맞지 않음

(3) 노래는 가능하나 복창은 어려움

2) **지각성 실어증**(sensory aphasia)
(1) 언어를 이해하지 못하는 상태
(2) 말이 유창하게 나오지만 지리멸렬함
(3) 자발적 언어는 있음
(4) 보속증이 나타나며 언어복창이 곤란함

3) **전도성 실어증**(conduction aphasia)
- 절(phrase)을 반복하지 못하는 장애가 나타남

4) **어의성 실어증**(semantic aphasia)
(1) 두정엽 부근의 뇌손상 때문으로 추측함
(2) 말이나 문장의 전체 의미를 파악하지 못함
- 자발적으로 생각을 언어로 연결하지 못함

(3) 한자의 읽기, 쓰기 장애가 더 심함

5) **총체적 실어증**(global aphasia)
- 좌측 반구 전체에 손상이 있을 때 언어기능 전체가 상실됨

6) **명칭 실어증**(anomia)
(1) 물건의 이름을 말하지 못하는 것
(2) 읽고 쓰는 능력에는 장애가 있음
- 말하기, 듣기에는 장애가 없음

05

다음 보기의 사례에 필요한 집중력은?

- 빨강-파랑-노랑 순으로 구슬 목걸이 만들기
- '123123123123123' 쓰기

1) 이동 집중력(shift attention)
2) 선택 집중력(select attention)
3) 지속 집중력(sustain attention)
4) 분리 집중력(divided attention)
5) 탐색 집중력(detect/react attention)

문제해설

05 해설내용 참조

답 1)

집중력의 종류

Explanation

1. 탐색 / 반응적 집중력(detect/react attention)

1) 주위 환경에 반응하는 능력
2) 특정 자극을 찾는 능력
   - 다양한 소리들 속에 특정 소리 찾기, 여러 색 중 특정 색 찾기

2. 선택적 집중력(select attention)

1) 다양한 환경적 자극 중 특정 자극에만 집중할 수 있는 능력
   (1) 여러 색의 적목(block) 중 붉은색 적목만 골라내기
   (2) 문장 속에서 '가'라는 글자만 골라내기
   (3) 여러 모양 중 삼각형만 골라내기

3. 지속적 집중력(sustain attention)

1) 특정 활동을 지속할 수 있는 집중력
   (1) 종이접기하면서 50까지 숫자세기
   (2) 그림 속에 배열된 숫자 따라가기
   (3) 특정 활동을 하며 50에 2를 지속적으로 더해 나아가기

4. 이동적 집중력(shift attention)

1) 다른 자극과 서로 교대로 집중할 수 있는 집중력

(1) 색이 다른 두 가지 구슬을 교대로 끼우기
(2) 'AABBAABBAABB' 따라 쓰기

5. 분리된 집중력(divided attention)

1) 동시에 두 가지 이상의 자극을 유지하는 집중력
- 운전하며 라디오 듣기, 전화하며 주소 적기 등

06

전도성 실어증(conduction aphasia)의 증상을 바르게 정의한 것은?

1) 쓰기 능력이 현저히 손상된다
2) 말을 따라서 반복하는 능력에 문제가 있다
3) 말이 유창하지 못하고 전보식 문장을 사용한다
4) 문법을 규칙에 맞게 사용하지만 의미가 통하지 않는다
5) 문법에 맞지 않는 문장을 사용하나 청각적 이해 능력은 좋다

문제해설

06 해설내용 참조

답 2)

실어증

Explanation

전도성 실어증 (conduction aphasia)	• 청각적 이해가 좋음 • 표현이 유창하지만 말을 따라서 반복하는 능력에 문제가 있음
브로카 실어증 (Broca's aphasia)	• 운동성 실어증, 표현성 실어증 • 말이 유창하지 못하고 전보식 문장을 사용 • 따라 말하기가 어렵지만, 노래하기는 가능함 • 문법에 맞지 않는 문장을 사용하나 청각적 이해 능력은 좋은 편임 • 쓰기 능력이 손상되는 경우가 많음 • 우세반구(주로 좌반구)의 전두엽 아래쪽 뒷부분(브로카 영역)의 손상
베르니케 실어증 (Wernike's aphasia)	• '지각성 실어증', '수용성 실어증'이라고도 함 • 발음과 억양이 좋음(조음 장애는 거의 없음) • 문법도 규칙에 맞게 사용하지만 의미가 통하지 않음 • 청각적인 말(말소리)을 이해하지 못함 • 우세반구 측두엽의 위쪽 뒷부분(베르니케 영역)이 손상
명칭 실어증 (anomic aphasia)	• 실어증 중 가장 증세가 경미한 유형임 • 비교적 유창하고 청각적인 언어의 이해에도 거의 문제가 없음 • 따라 말하기는 가능하나 이름 말하기 능력이 현저하게 감소됨

07

관념(ideational) 실행증의 사례로 가장 타당한 것은?

1) 동작을 모방하지 못한다
2) 칫솔로 머리 빗기를 한다
3) 라면을 끓이는 순서를 바꿔 수행한다
4) 어제 만난 의료진을 기억하지 못한다
5) 숫자와 알파벳을 순서대로 교차적으로 말하지 못한다

문제해설

07 해설내용 참조

답 2)

실행증(Apraxia)의 종류

Explanation

분류	• 개념적(ideational) 실행증 – 동작의 개념을 형성할 수 없음 – 실제 물건들을 적절히 사용할 수 없는 실행증임 – 최근 'conceptual apraxia'라고도 함 – 적절한 순서로 동작을 구성하기 어려움(예, 숟가락으로 글씨쓰기) – 지시 또는 자동적 실행능력이 없음 • 운동(ideomotor) 실행증 – 지시 또는 모방에 의한 실행은 수행 못하나 자동적으로는 가능함 – 실제 물건의 사용은 정확히 수행함 – 말로는 가능하지만 동작으로는 실행 할 수 없음(예, 양치질하기를 흉내(mime)낼 수는 없지만 실제 양치질을 정확히 수행할 수 있음) • 구성(constructional) 실행증 – 지시 또는 자동적 그리기, 구성하기 능력에 장애가 있음 – 전체를 조직하거나 조립하는데 문제가 있음 : 블록 쌓기, 그림 그리기, 성냥 쌓기 등의 문제 – 옷 입기, 장난감 조립, 그릇 쌓기 등이 어려움 – 2차원과 3차원으로 나뉘어짐 • 언어(verbal) 실행증 – 구강 또는 안면 부분의 수의적 움직임에 문제 – 경우에 따라 성대 또는 호흡기에도 문제를 일으킬 수 있음 – 전두엽 기능과 관련 있음 – 지시에 따라 혀, 볼, 입술, 턱 등의 움직임이 어려울 수 있음 • 옷 입기(dressing) 실행증 – 신체도식(body scheme)과 관련이 있음 – 오른쪽과 왼쪽을 구분 못함 – 단추와 지퍼를 제대로 조작할 수 없음

08

치료사는 CVA 환자인 60세 남성에게 다양한 색의 구슬이 들어 있는 상자를 주고 붉은 구술만을 찾아 통에 넣으라고 요구했다. 이 남성에게 가장 필요한 능력은?

1) 이동 집중력(shift attention)
2) 선택 집중력(select attention)
3) 탐색 집중력(detect attention)
4) 지속 집중력(sustain attention)
5) 분리 집중력(divided attention)

문제해설

08 해설내용 참조

답 3)

집중력(Attention)의 종류

Explanation

종류 및 사례	• 탐색/반응적 집중력(detect/react attention) – 주위 환경에 반응하는 능력 – 특정 자극을 찾는 능력 ◦ 다양한 소리들 속에 특정 소리 찾기, 여러 색 중 특정 색 찾기 • 선택적 집중력(select attention) – 다양한 환경적 자극 중 특정 자극에만 집중할 수 있는 능력 ◦ 여러 색의 적목(block) 중 붉은색 적목만 골라내기 ◦ 문장 속에서 '가'라는 글자만 골라내기 ◦ 여러 모양 중 삼각형만 골라내기 • 지속적 집중력(sustain attention) – 특정 활동을 지속할 수 있는 집중력 ◦ 종이접기하면서 50까지 숫자세기 ◦ 그림 속에 배열된 숫자 따라가기 ◦ 특정 활동을 하며 50에 2를 지속적으로 더해 나아가기 • 이동적 집중력(shift attention) – 다른 자극과 서로 교대로 집중할 수 있는 집중력 ◦ 색이 다른 두 가지 구슬을 교대로 끼우기 ◦ 'AABBAABBAABB' 따라 쓰기 • 분리된 집중력(divided attention) – 동시에 두 가지 이상의 자극을 유지하는 집중력 예) 운전하며 라디오 듣기, 전화하며 주소 적기 등

09

뇌졸중 환자인 40대 여성은 일반 상식, 사회적 규범 등에 대한 기억을 잘 회상시키지 못한다. 이 여성의 손상된 기억력은?

1) 명백 기억력(explicit memory)
2) 삽화적 기억(episodic memory)
3) 의미적 기억(semantic memory)
4) 함축적 기억력(implicit memory)
5) 일상적 기억력(everyday memory)

문제해설

09 해설내용 참조

답 3)

기억력의 종류

Explanation

서술적 기억력 (declarative memory)	• 암기나 정보의 재생산 능력, 회상 능력을 말함 • 종류 – 삽화적 기억(episodic memory) : 개인의 과거 및 경험에 대한 기억 – 의미적 기억(semantic memory) : 일반인의 기본상식, 언어, 사회적 규범 등
함축적 기억력 (implicit memory)	• 그 정보의 근본에 대한 기억 – 언제, 어디서, 누구에게 배웠는지를 아는 기억
명백 기억력 (explicit memory)	• 함축적 기억력(implicit memory)의 반대 개념 • 그 근본 정보를 알고 있지만 표현하지는 못함 – 사례 : 정해진 치료 시간이 치료사의 개인 사정으로 취소됨을 통보받은 환자 ◦ 그 시간 다른 곳에서 다른 활동을 하고 있을 때 "왜 치료를 받지 않고 이곳에 있냐?"는 질문에 답하지 못함 ◦ 환자는 근본 정보를 가지고 적합한 행동을 했음에도 불구하고 설명하지 못함
순차적 기억력 (procedure memory)	• 순차적으로 특정 활동을 할 수 있는 기억력 – 샌드위치 만들기, 커피 만들기 등을 적절한 순서를 따라 수행함
일상적 기억력 (everyday memory)	• 일상생활과 관련된 정보들을 기억하는 능력 – 진료 스케줄, 치료사의 이름 등을 기억함
예측 기억력 (prospective memory)	• 가까운 미래의 사건을 기억하는 기억력 – 오후의 약속 스케줄을 기억하는 것

10

다음 중 관념(ideational) 실행증의 사례로 타당한 것은?

1) 칫솔로 머리 빗기를 함
2) 칫솔질 후 치약 올리기를 함
3) 자신의 칫솔의 색을 기억하지 못함
4) 칫솔로 이를 닦는 동작을 흉내 내지 못함
5) 칫솔질을 시작할 수 있지만 멈출 수 없음

11

뇌졸중이 발병한 62세 남성은 판단력이 매우 저하되어 있으며, 전반적인 지적기능의 손상이 특징이다. 또한 상지보다는 하지의 운동기능 및 감각기능이 현저히 저하되었으며, 요실금이 특징이다. 예상되는 손상 부위(lesion)는?

1) CAS(cerebellar artery system)
2) MCA(middle cerebral arteries)
3) ACA(anterior cerebral arteries)
4) PCA(posterior cerebral arteries)
5) VAS(Vertebrobasilar artery system)

12

빠른 눈의 움직임(saccades) 검사에 대한 설명은?

1) 점점 희미해지는 단어카드를 1장씩 보여준다
2) 빨강 점과 초록 점을 번갈아 가면서 쳐다본다
3) 목표물을 시계 방향과 반시계 방향으로 회전시킨다
4) 불빛을 쳐다보게 하고, 불빛이 두 개로 보일 때 말하게 한다
5) 환자에게 검사자의 눈을 쳐다보게 하고 목표물을 다양한 각도로 움직인다

문제해설

10 개념적(ideational) 실행증

- 동작의 개념을 형성할 수 없음
- 실제 물건들을 적절히 사용할 수 없는 실행증임
- 최근 'conceptual aprixia'라고도 함
- 적절한 순서로 동작을 구성하기 어려움(예, 숟가락으로 글씨쓰기)
- 지시 또는 자동적 실행능력이 없음

답 1)

11 전대뇌동맥(ACA : Anterior Cerebral Arteries)

- 증상(symptom)
  - 반대쪽(contralateral) 하지(L/E)의 약화(weakness)가 특징임
  - 일반적으로 상지보다 하지의 손상이 더 큰 것이 특징임
  - 실행증, 정신적 변화, 원시 반사(primitive reflexes), 요실금 등이 나타남
  - 지적 기능의 손상
    - 혼동(confusion), 의지 상실(abulia), 느려짐(slowness), 산만함(distractibility), 판단력 손상, 통찰력 손상, 보속증(perseveration), 기억 상실(amnesia), 지남력 상실(disorientation) 등이 나타남
    - 전두엽에 혈액을 공급하기 때문에 지적기능의 손상이 발생함
  - 하지의 감각 손상이 나타남
  - 요실금이 나타남
  - 보행장애가 나타남 → 'ataxia'가 특징임
  - 주 손상 부위는 전두엽 및 두정엽이 됨

답 3)

12
- 대비 민감도 검사
- 눈의 추적 검사
- 눈 모으기 검사
- 시야 검사

답 2)

신경계작업치료 I

13

다음 중 일반적 상식이나 정보의 재생산을 의미하는 기억력은?

1) 함축적 기억력(implicit memory)
2) 명백한 기억력(explicit memory)
3) 순차적 기억력(procedure memory)
4) 일상적 기억력(everyday memory)
5) 서술적 기억력(declarative memory)

14

뇌졸중 과거력을 지닌 40세 여성은 그릇을 정돈하기 어려우며, 2·3차원 면에서의 퍼즐 맞추기가 어렵다. 이 여성이 가지고 있는 문제점은?

1) 언어(verbal) 실행증
2) 옷입기(dressing) 실행증
3) 관념(identional) 실행증
4) 구성(constructional) 실행증
5) 관념운동(ideomotor) 실행증

15

평가 중인 치료사는 뇌졸중 환자에게 '손가락으로 코 닿기'와 '테이블 위의 물체 닿기'를 요구하였다. 평가 목적이 움직임의 거리 및 범위의 판단이었다면 평가하고자 하는 내용은?

1) dystonia
2) dysmetria
3) dysphagia
4) dysarthria
5) dysreflexia

16

34세 남성은 그림 속의 적목(cube) 조립을 보고 실제로 만들기가 불가능하다. 이 남성의 문제점은?

1) 관념 실행증
2) 구성 실행증
3) 착의 실행증
4) 언어 싱행증
5) 관념운동 실행증

문제해설

13 서술적 기억력(declarative memory)

- 암기나 정보의 재생산 능력 및 회상 능력
- 일반상식을 아는 것
- 종류
  - 삽화적 기억
  - 의미적 기억

답 5)

14 구성(constructional) 실행증

- 지시 또는 자동적 그리기, 구성하기 능력에 장애가 있음
- 전체를 조직하거나 조립하는데 문제가 있음 : 블록 쌓기, 그림 그리기, 성냥 쌓기 등의 문제
- 옷 입기, 장난감 조립, 그릇 쌓기 등이 어려움
- 2차원과 3차원으로 나눠짐

답 4)

15 겨냥이상(dysmetria)

- 측정 방법
  - 손가락으로 코 접촉하기(touching the finger to the nose)
  - 테이블 위의 물체 닿기
- 능동적으로 움직일 때 목표점 도달에 필요한 'ROM 판단 능력'을 평가함
  - 움직임의 거리, 범위 판단을 평가함
- 소뇌 손상과 관련이 있음

답 2)

16 구성(constructional) 실행증

- 구성하기 능력에 장애가 있는 실행증
- 퍼즐, 적목 쌓기, 그림그리기 등에 문제가 발생됨

답 2)

17

뇌졸중 환자의 Brunnstrom 단계 중 '손 회복 3단계'에 나타나는 쥐기는?

1) hook grasp
2) lateral grasp
3) spherical grasp
4) cylindrical grasp
5) palmar prehension

문제해설

17 해설내용 참조

답 1)

뇌졸중 후 손의 회복단계

Explanation

1. 뇌졸중(CVA) 이후 손의 운동회복 단계(Brunnstrom stage)

단계(stage)	손(hand)
1	• 손 기능 없음
2	• 큰 잡기(gross grasp) : 가능한 최소의 손가락 굽힘 이용
3	• 큰 잡기, 후크(hook) 잡기가 가능 – 놓기는 불가능
4	• 큰 잡기가 존재, 측면 쥐기(lateral prehension) 발달, 그리고 약간의 손가락 폄 및 엄지의 움직임이 가능함
5	• 손바닥 쥐기(palmar prehension), 구형 쥐기(spherical grasp), 원통형 쥐기(cylindrical grasp), 그리고 놓기(release)가 가능함
6	• 모든 종류의 쥐기가 가능함 • 각각의 손가락 움직임이 가능함 • 전범위의 수의적 폄이 가능함

2. 뇌졸중(CVA) 이후 팔의 운동회복 단계(Brunnstrom stage)

단계(stage)	팔(arm)
1	• 이완(flaccidity) • 어떤 움직임도 수행 못함
2	• 시너지 발달이 시작됨 – 연합반응(associated reaction)으로 시너지 또는 시너지의 일부분
3	• 경직(spasticity)의 증가 • 시너지 패턴 및 관련 요소들이 수의적으로 수행됨
4	• 경직(spasticity)의 감소 • 시너지로부터 벗어난 움직임의 조합(combination)이 가능함
5	• 시너지가 더 이상 우세하지 않음 • 시너지로부터 벗어난 움직임의 조합(combination)이 보다 쉽게 수행됨
6	• 빠른 움직임을 제외하고는 경직(spasticity)이 사라짐 • 독립된(isolated) 관절의 움직임이 쉽게 수행됨

18

편마비 환자의 보행 시 발뒤꿈치 닿기가 어렵다. 무슨 현상인가?

1) flexor synergy
2) extensor thrust
3) extensor synergy
4) flexor withdrawal
5) crossed extension

문제해설

18 해설내용 참조

답 3)

시너지(Synergies)

Explanation

1. 사지의 시너지(limb synergies)

1) **편마비**

(1) 굽힘이나 폄 시너지가 나타남

① 원시적(primitive)이며 고정적인(stereotypical) 형태

② 한 묶음의 근육의 움직임 패턴을 의미함

③ 근육들이 신경생리학적으로 연합되어 단독적인 움직임의 어려움

(2) 상지와 하지의 시너지

① 상지 : 굽힘 시너지가 더 우세

② 하지 : 폄 시너지가 더 우세

2) **시너지의 종류**

(1) 상지의 굽힘 시너지(flexion synergy)

① 어깨뼈 : 모음+올림

② 어깨관절 : 벌림+바깥돌림

③ 팔꿉관절 : 굽힘

④ 위팔 : 뒤침

⑤ 손목 : 굽힘

⑥ 손가락 : 굽힘

(2) 상지의 폄 시너지(extension synergy)

① 어깨뼈 : 벌림+내림

② 어깨관절 : 모음+안쪽돌림

③ 팔꿉관절 : 폄

④ 위팔 : 엎침

⑤ 손목 및 손가락 : 굽힘 또는 폄

(3) 하지의 굽힘 시너지(flexion synergy)
① 엉덩관절 : 굽힘+벌림+바깥돌림
② 무릎관절 : 굽힘
③ 발목 : 발등굽힘+안쪽번짐
④ 발가락 : 폄

(4) 하지의 폄 시너지(extension synergy)
① 엉덩관절 : 모음+폄+안쪽돌림
② 무릎관절 : 폄
③ 발목관절 : 발바닥쪽굽힘+안쪽번짐
④ 발가락 : 굽힘

19

뇌졸중으로 인해 초기에 혼수상태였던 60세 남성은 의식이 회복되었지만 상대방의 말을 전혀 이해하지 못한다. 또한 말을 하지만 무슨 말을 하는지 도무지 알아들을 수 없다. 이 남성이 가지고 있는 문제는?

1) Broca's 실어증
2) Wernike's 실어증
3) 전반(global) 실어증
4) 명칭(anomic) 실어증
5) 전도성(conduction) 실어증

문제해설

19 실어증의 종류
- 브로카 실어증(Broca's aphasia)
  - 운동성 실어증, 표현성 실어증
  - 말이 유창하지 못하고 전보식 문장을 사용
  - 따라 말하기가 어렵지만, 노래하기는 가능함
  - 문법에 맞지 않는 문장을 사용하나 청각적 이해 능력은 좋은 편임
  - 쓰기 능력이 손상되는 경우가 많음
  - 우세반구(주로 좌반구)의 전두엽 아래쪽 뒷부분(브로카 영역)의 손상
- 베르니케 실어증(Wernike's aphasia)
  - '지각성 실어증', '수용성 실어증'이라고도 함
  - 발음과 억양이 좋음(조음 장애는 거의 없음)
  - 문법도 규칙에 맞게 사용하지만 의미가 통하지 않음
  - 청각적인 말(말소리)을 이해하지 못함
  - 우세반구 측두엽의 위쪽 뒷부분(베르니케 영역)이 손상
- 전도성 실어증(conduction aphasia)
  - 말을 따라서 반복하는 능력에 문제
- 명칭 실어증(anomic aphasia)
  - 실어증 중 가장 증세가 경미한 유형
  - 비교적 유창하고 청각적인 언어의 이해에도 거의 문제가 없음
  - 따라 말하기는 가능하나 이름 말하기 능력은 현저하게 감소됨
- 전반 실어증(global aphasia)
  - 언어의 표현과 이해 모두에서 손상이 있는 경우

답 3)

20

평소 빗으로 머리를 빗을 수 있는 뇌졸중 환자에게 빗질을 해보라고 요구하자 수행하지 못하였다. 무슨 증상인가?

1) akinesia
2) visual agnosia
3) ideational apraxia
4) ideomotor apraxia
5) hemi-neglect syndrome

문제해설

20 해설내용 참조

답 4)

실행증과 실인증

Explanation

1. 실행증(apraxia)의 정의 및 종류

1) 정의

(1) 목적 있는 운동을 계획하고 수행하는 능력의 손실

① 운동(motor), 감각(sensory), 협응력(coordination) 등의 손상이 없음

② 정상적인 이해력을 가짐

2) 종류

(1) 개념적(ideational) 실행증

① 동작의 개념을 형성할 수 없음

② 지시 또는 자동적 실행 능력이 없음

(2) 운동(ideomotor) 실행증

① 지시에 의한 실행은 수행 못하나 자동적으로는 가능함

② 말로는 가능하지만 동작으로는 실행 할 수 없음

(3) 구성(constructional) 실행증

① 지시 또는 자동적 그리기, 구성하기 능력에 장애가 있음

② 전체를 조직하거나, 조립하는데 문제가 있음

- 블록 쌓기, 그림 그리기, 성냥 쌓기 등의 문제

③ 옷 입기, 장난감 조립, 그릇 쌓기 등이 어려움

④ 2차원과 3차원으로 나눠짐

(4) 언어(verbal) 실행증

① 구강 또는 안면 부분의 수의적 움직임에 문제

② 경우에 따라 성대 또는 호흡기에도 문제를 일으킬 수 있음

③ 전두엽 기능과 관계가 있음

④ 지시에 따라 혀, 볼, 입술, 턱의 움직임이 어려움

(5) 옷 입기(dressing) 실행증
   ① 신체 도식(body scheme)과 관련이 있음
   ② 오른쪽과 왼쪽을 구분 못함
   ③ 단추와 지퍼를 제대로 조작할 수 없음

2. 실인증(agnosia)

1) 두정엽과 관련
2) 시각, 촉각, 청각을 재인식하는 능력의 손상
3) 평가는 일상의 실제 물건들을 제시하고 질문함
   • 이 물건을 어떻게/어디에 사용하는지에 대해 질문함

21

손상된 손으로 사과를 잡고 놓기는 가능하지만 건포도를 손끝으로 집기는 실패하였다. 브론스트롬의 손 회복 단계는?

1) 2단계
2) 3단계
3) 4단계
4) 5단계
5) 6단계

문제해설

21 해설내용 참조

답 4)

손 회복 단계

Explanation

1. 뇌졸중(CVA) 이후 손의 운동 회복 단계(brunnstrom stage)

단계(stage)	손(hand)
1	• 손 기능 없음
2	• 큰 잡기(gross grasp) : 가능한 최소의 손가락 굽힘 이용
3	• 큰 잡기, 후크(hook) 잡기가 가능함 – 놓기는 불가능함
4	• 큰 잡기가 존재함 • 측면 쥐기(lateral prehension)가 발달함 • 약간의 손가락 폄 및 엄지의 움직임이 가능함
5	• 손바닥 쥐기(palmar prehension), 구형 쥐기(spherical grasp), 원통형 쥐기(cylindrical grasp), 놓기(release) 등이 가능함
6	• 모든 종류의 쥐기가 가능함 • 각각의 손가락 움직임이 가능함 • 전범위의 수의적 폄이 가능함

22

좌측 편마비 환자의 정중앙에 티셔츠를 놓고 삼각형 모양으로 바느질을 하게 하였다. 어떤 문제를 훈련하기 위한 것인가?

1) 개념형성
2) 편측무시
3) 촉각불인식
4) 눈/손 협응력
5) 상지 운동계획

문제해설

22 해설내용 참조

답 2)

무시 증후군

Explanation

1. 좌·우 편마비 비교

좌측 편마비(우반구 : right hemisphere)	우측 편마비(좌반구 : left hemisphere)
• 언어(verbal skill)가 좋음 • 신체 도식 장애 • 공간 지각 장애 • 왼쪽 무시(left neglect) • 좌측 시야(visual field) 결손 • 공간을 분석하는 과제의 어려움 • 공간 지남력 어려움 • 옷 입기 실행증(dressing apraxia) • 시각 기억력(visual memory) 손실 • 통찰력과 판단력 부족 • 충동적 행동 • 작화증	• 실어증 • 좌·우 혼동 • 복잡한 자발적인 운동 손상 • 우울증 - 이해력은 좋으나 말을 못하므로 - 자신의 상태를 인지하므로 • self-care가 상대적으로 좋음 • 언어적 의사소통의 어려움(verbal communication) • 실독증(alexia) • 행동이 느리고 자신감이 결여됨

2. 무시 증후군(neglect syndrome)

1) 신체 구조 인식의 장애
2) 재활(rehabilitation)적 접근
   (1) 모든 ADL에서 무시되는 사지의 사용을 촉진시킴
   (2) 방의 재배치를 통해 무시되는 부위를 자극
      예 TV를 손상된 쪽으로 놓음
3) 보상(compensatory)적 접근
   (1) 무시되는 쪽에 색(color) 제공
      예 식판의 한 쪽에 색 테이프를 붙여주므로 손상된 쪽을 인식시킴
      책의 왼쪽에 색 테두리(border)를 제공하므로 책읽기를 촉진
   (2) 안전을 보상하기 위해 가구의 재배치
      부딪칠 수 있는 사물들을 정상 쪽(non neglect side)으로 배치

23

뇌졸중 환자가 침대에 누워 휴식을 취하려고 한다. 올바른 자세는?

1) 환측으로 누울 경우 아래팔은 엎침된다
2) 환측으로 누울 경우 팔꿈치는 폄을 유지한다
3) 환측으로 누울 경우 환측 어깨를 돌출시킨다
4) 3시간에 한 번 이상 자세변화를 주어야 한다
5) 환측으로 누울 경우 아래쪽 하지 아래에 베개를 넣는다

문제해설

23 해설내용 참조

답 3)

마비 환자의 침대 자세

Explanation

1. 침대 자세(bed positioning)

1) 적절한 방법의 자세 취하기의 장점
   (1) 체중지지는 긴장을 정상화시키며 경직(spasticity)을 억제함
   (2) 체중지지는 환측의 인식(awareness)과 감각 입력(input)을 증진시킴
   (3) 환측의 체중지지는 환자의 두려움을 줄여주는 데 도움이 됨
   (4) 환측의 신장(lengthening)은 경직(spasticity)을 억제함
2) 환자는 약 2시간에 1회 이상 자세의 변화(repositioning)를 주어야 함

2. 환측으로 눕기(lying on the hemiplegic side)

1) 머리 : 베개 위에서 대칭적으로(symmetrical)
2) 어깨 : 돌출(protraction)＋최소 90° 굽힘(90° 미만은 굽힘 시너지 촉진)
3) 아래팔 : 뒤침
4) 팔꿈치 : 굽힘
5) 손 : 베개 아래에 위치

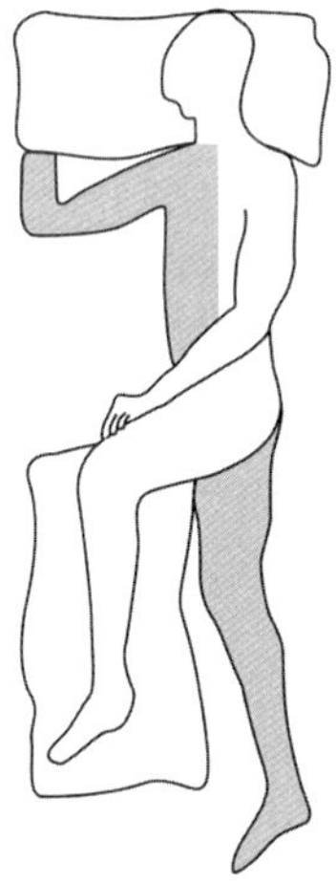

환측으로 눕기

24

45세 좌측 편마비 환자가 저하된 운동능력, 감각, 신체지각, 좌우 구별능력의 기능을 향상시키고자 한다. 가장 적합한 수공예는?

1) 손가락 인형 만들기
2) 면실로 식탁보 짜기
3) 목공예로 의자 만들기
4) 찰흙으로 그릇 만들기
5) 염색공예로 스카프 만들기

25

심혈관 장애의 병력을 지닌 편마비 환자에게 마비측으로 얼음 자극을 적용할 때 피해야 할 부위는?

1) 팔꿈치
2) 손바닥
3) 발바닥
4) 뺨 내벽
5) 겨드랑이

26

뇌졸중 환자에게 다음과 같은 증상이 주로 나타나는 뇌혈관은?

- 양측 운동 실행(motor apraxia)
- Broca's 실어증
- 좌절(frustration)

1) 양쪽 MCA 전체
2) 우측 MCA 위쪽(upper trunk)
3) 좌측 MCA 위쪽(upper trunk)
4) 우측 MCA 아래쪽(lower trunk)
5) 좌측 MCA 아래쪽(lower trunk)

문제해설

24 손가락 인형 만들기

- 좌절감의 배출구를 제공
- 자기표현을 고무시킴
- 감각 수용을 향상
- 양측의 균형적 통합과 기술을 향상
- 운동조절 능력 눈과 손의 협응력 향상
- 신체 도식 향상

답 1)

25 심혈관 장애의 얼음자극 시 피해야할 부위

- 목
  - 동맥이 피부 가까이 지나감
- 겨드랑이
  - 와동맥이 피부 가까이 지나감
- 가슴
  - 대동맥궁 및 심장이 있는 부위

답 5)

26 MCA upper trunk

- 우뇌(Rt. hemisphere) 손상
  - 좌측 신제 무시(body neglect)
  - 좌측 시각 무시(visual neglect)
  - 질병 인식 불능(anosognosia)
  - 시공간(visuospatial) 손상
  - 좌측 운동 실행(motor apraxia)
- 좌뇌(Lt, hemisphere) 손상
  - 양측 운동 실행(motor apraxia)
  - Broca's 실어증
  - 좌절(frustration)

MCA lower trunk

- 양 반구(either hemesphrere) 손상 시 공통점
  - 반대쪽 시야 손상(contralateral visual field defect)
  - 행동 이상(behavioral abnormality)
- 우뇌(Rt. hemisphere) 손상 : 시공간(visuospatial) 손상
- 좌뇌(Lt, hemisphere) 손상 : 베르니케(Wernicke) 실어증

답 3)

27

뇌손상 환자가 뜨개질을 10코 이상 수행하지 못한다. 커피 끓이기 등의 다른 행동에서도 지속적으로 수행하기의 어려움이 발생한다. 무엇이 문제인가?

1) 실행증(apraxia)
2) 주의집중(attention)
3) 미세운동(fine motor)
4) 단기기억(short term memory)
5) 양손협응(bilateral coordination)

문제해설

27 지속적 집중력(sustain attention)

- 특정 활동을 지속할 수 있는 집중력
  - 종이접기하면서 50까지 숫자세기
  - 그림 속에 배열된 숫자 따라가기
  - 특정 작업과 함께 50부터 2씩 더해가기

답 2)

집중력(Attention)

Explanation

1. 반응적 집중력(detect/react attention)

1) 주위 환경에 반응하는 능력
2) 특정 자극을 찾는 능력
   - 다양한 소리들 속에 특정 소리 찾기, 여러 색 중 특정 색 찾기

2. 선택적 집중력(select attention)

1) 다양한 환경적 자극 중 특정 자극에만 집중할 수 있는 능력
   (1) 여러 색의 적목 중 붉은 색 적목만 골라내기
   (2) 문장 속에서 '가'라는 글자만 골라내기
   (3) 여러 모양 중 삼각형만 골라내기

3. 지속적 집중력(sustain attention)

1) 특정 활동을 지속할 수 있는 집중력
   (1) 종이접기하면서 50까지 숫자세기
   (2) 그림 속에 배열된 숫자 따라가기
   (3) 특정 작업과 함께 50부터 2씩 더해가기

4. 이동적 집중력(shift attention)

1) 다른 자극과 서로 교대로 집중할 수 있는 집중력
   (1) 색이 다른 두 가지 구슬을 교대로 끼우기
   (2) 'AABBAABBAABB' 따라 쓰기

28

요리를 하면서 동시에 텔레비전을 보는 것과 가장 관계 깊은 집중력은?

1) 변화적 집중력(shift attention)
2) 지속적 집중력(sustain attention)
3) 동시적 집중력(divided attention)
4) 초점적 집중력(focused attention)
5) 선택적 집중력(selective attention)

문제해설

28 동시적 집중력은 최상의 과제 수행을 위해 필요한 모든 정보에 나누어서 주의하는 능력으로 운전을 하며 내비게이션을 보는 것도 이와 같은 집중력이다.

답 3)

29

다음 설명의 증상에 해당하는 실어증은?

- 언어를 복창하도록 하였을 때 복창을 하지 못하는 모습을 보였다.
- 치료사의 질문에 이해하는 모습을 보였다.
- MBI 평가시 인터뷰를 진행할 때 더듬거리는 모습을 보였다.

1) 전도성 실어증
2) 브로카 실어증
3) 베르니케 실어증
4) 겉질경유운동실어증
5) 겉질경유감각실어증

29 해설내용 참조

답 2)

실어증(aphagia)

Explanation

1. 브로카 실어증(Broca's aphasia)

1) 동의어 : 운동성 실어증, 표현성 실어증
2) 말이 유창하지 못하고 전보식 문장을 사용함
3) 따라 말하기가 어렵지만, 노래하기는 가능함
4) 문법에 맞지 않는 문장을 사용하나 청각적 이해 능력은 좋은 편임
5) 쓰기 능력이 손상되는 경우가 많음
6) 우세반구(주로 좌반구)의 전두엽 아래쪽 뒷부분(브로카 영역)의 손상

2. 베르니케 실어증(Wernike's aphasia)

1) '지각성 실어증', '수용성 실어증'이라고도 함
2) 발음과 억양이 좋음(조음 장애는 거의 없음)
3) 문법도 규칙에 맞게 사용하지만 의미가 통하지 않음
4) 청각적인 말(말소리)을 이해하지 못함
5) 우세반구 측두엽의 위쪽 뒷부분(베르니케 영역)이 손상

3. 전도성 실어증(conduction aphasia)

1) 청각적 이해가 좋음
2) 표현이 유창하지만 말을 따라서 반복하는 능력에 문제가 있음

4. 명칭 실어증(anomic aphasia)

1) 실어증 중 가징 증세가 경미한 유형임
2) 비교적 유창하고 청각적인 언어의 이해에도 거의 문제기 없음
3) 따라 말하기는 가능하나 이름 말하기 능력이 현저하게 감소됨

5. 전반 실어증(global aphasia)

1) 언어의 표현과 이해 모두에서 손상이 있는 경우
2) 브로카 영역과 베르니케 영역이 모두 손상됨

6. 기타

1) 겉질경유 감각 실어증(transcortical sensory aphasia)
   ① 베르니케영역의 뒤쪽
   ② 청각적 이해력 떨어짐
   ③ 발음이 좋고 유창하게 말함
   ④ 말을 정확하게 따라 할 수 있음
2) 겉질경유 운동 실어증(transcortical motor aphasia)
   ① 브로카영역의 앞 또는 뒤
   ② 청각적 이해력 좋음
   ③ 언어표현 떨어짐 : 자발적 대화 감소, 이름대기 어려움
   ④ 말을 정확하게 따라 할 수 있음
3) 혼합 겉질경유 실어증(transcortical mixed aphasia)
   ① 청각적 이해력 떨어짐
   ② 언어표현이 유창하지 못함
   ③ 말을 정확하게 따라 할 수 있음

30

다음 설명에 부합하는 병변은?

> • 뇌실막 밑에 위치하는 출혈이다.
> • 혈압이 상승하거나 혈류가 증가하는 상황에서 출혈이 나타난다.
> • 출혈 후 정맥혈의 울혈에 의한 경색, 뇌수종 등으로 뇌성마비가 유발된다.

1) 빌리루빈 뇌증 2) 시상주위 대뇌손상
3) 선택적 신경원 괴사 4) 뇌실주의 백질연화증
5) 배아기질–뇌실내출혈

31

전향적 기억을 검사하기 위해 질문으로 옳은 것은?

1) 환자의 집 주소 2) 카레를 만드는 순서
3) 어제 점심식사 메뉴 4) 한글을 만든 왕의 이름
5) 내일 친구를 만나기 위한 약속 장소

32

50대 남성은 뇌졸중 후 종아리 통증(calf pain)과 부종이 나타난다. 정맥 내에 생긴 혈액의 응고물이 원인이 되는 이 증상은?

1) DVT 2) CRPS 타입 1
3) CRPS 타입 2 4) 기립성 저혈압
5) 자율신경반사부전

문제해설

30 배아기질–뇌실내출혈
- 원인
  - 발생기전은 확실하지 않음
  - 산통, 태아가사, 소생술 시행, 기흉, 인공호흡기 치료력 등 위험요소를 지닌 환아의 뇌 미세혈관 및 주위 조직이 치밀하지 않은 특성을 지닌 배아기질(germinal matrix)의 혈관들에 대한 혈류조절이 잘 이루어지지 않아서 발생하는 것으로 추정함
- 증상
  - 출혈의 정도에 따라 뇌실내 출혈이 일어난 환아는 무증상을 보일 수도 있고, 보챔, 기면, 무호흡, 경련 등의 증상을 보임
  - 예후는 정상에서부터 중요한 신경학적 결손을 보일 수 있으며 심한 경우 사망까지 초래됨
- 양상
  - 뇌실내 출혈의 발현시기 : 생후 1일째 50%가 발생, 생후 2일째 25%가 발생, 생후 3일째 15%가 발생, 생후 4일 이후에 나머지 10%가 발생
  - 발생 후 3~5일 동안 대략 20~40%에서 진행함
  - 수일에서 수주 내 출혈 부위 내에 낭성 변화의 과정을 겪게 됨

답 5)

31 전향적 기억은 사고 이후의 기억에 대해 손상을 입었기 때문에 미래에 대한 질문을 해서 검사한다.

답 5)

32 DVT(deep vein thrombosis)
- 정맥 내에 생긴 혈액의 응고물이 원인이 됨
- 혈액 응고물이 부분적(또는 전체적)으로 혈류 흐름을 막거나, 응고물이 떨어져 나와 폐, 심장 등의 부위로 이동함
- 환자가 고정(부동)되어 있는 동안 폐혈전과 DVT는 잠재적인 합병증이 됨
- 보통 종아리 통증(calf pain), 민감함(tenderness), 부종(swelling) 등이 나타남

답 1)

33

다음 내용에 해당하는 브론스트롬 팔의 단계는?

- 시너지가 더 이상 우세하지 않다.
- 시너지로부터 벗어난 움직임의 조합(combination)이 보다 쉽게 수행된다. 팔을 앞으로 뻗어 머리 위로 들어 올릴 수 있다.

1) 2단계
2) 3단계
3) 4단계
4) 5단계
5) 6단계

문제해설

33 해설내용 참조

답 4)

브론스트롬 팔의 단계

Explanation

1. 2단계

1) 시너지 발달이 시작되는 시기임
2) 연합반응(associated reaction)으로 시너지 또는 시너지 일부가 나타남

2. 3단계

1) 경직(spasticity)의 증가가 특징임
2) 시너지 패턴 및 관련 요소들이 수의적으로 나타나기 시작함

3. 4단계

1) 경직의 감소가 나타나기 시작함
2) 시너지로부터 벗어나는 움직임의 조합(combination)이 가능해짐
   ① 손을 등 뒤로 가져갈 수 있음
   ② 팔을 앞으로 90° 들어 어깨 높이(forward horizontal)까지 들 수 있음(flexion)
   ③ 팔꿉 관절을 90° 굽힘 시킨 상태로 엎침과 뒤침이 가능함

4. 5단계

1) 시너지가 더 이상 우세하지 않음
2) 시너지로부터 벗어난 움직임의 조합(combination)이 보다 쉽게 수행됨
   ① 팔을 앞으로 90° 들어 어깨 높이(forward horizontal)까지 들 수 있음(flexion)
   ② 팔을 앞으로 뻗어 머리 위로 들어 올릴 수 있음
   ③ 팔꿉 관절의 완전 폄 상태에서 엎침과 뒤침이 가능함

34

관념(ideational) 실행증의 사례로 옳은 것은?

1) 연필로 이를 닦는다
2) 퍼즐을 맞추지 못한다
3) 화장실을 찾아가지 못한다
4) 옷의 앞뒤를 구분하지 못한다
5) 사람의 이름을 기억하지 못한다

문제해설

34 해설내용 참조

답 1)

실행증 분류

Explanation

1. 관념(ideational) 실행증

1) 동작의 개념을 형성할 수 없음
2) 실제 물건들을 적절히 사용할 수 없는 실행증임
3) 최근 'conceptual aprixia'라고도 함
4) 적절한 순서로 동작을 구성하기 어려움(예 : 숟가락으로 글씨쓰기)
5) 지시 또는 자동적 실행능력이 없음

2. 관념운동(ideomotor) 실행증

1) 지시 또는 모방에 의한 실행은 수행 못하나 자동적으로는 가능함
2) 실제 물건의 사용은 정확히 수행함
3) 말로는 가능하지만 동작으로는 실행할 수 없음(예 : 양치질하기를 흉내 낼 수는 없지만 실제 양치질을 정확히 수행할 수 있음)

3. 구성(constructional) 실행증

1) 지시 또는 자동적 그리기, 구성하기 능력에 장애가 있음
2) 전체를 조직하거나 조립하는데 문제가 있음 : 블록 쌓기, 그림 그리기, 성냥 쌓기 등의 문제
3) 옷 입기, 장난감 조립, 그릇 쌓기 등이 어려움
4) 2차원과 3차원으로 나뉘어짐

4. 언어(verbal) 실행증

1) 구강 또는 안면 부분의 수의적 움직임에 문제
2) 경우에 따라 성대 또는 호흡기에도 문제를 일으킬 수 있음
3) 전두엽(이마엽) 기능과 관련 있음
4) 지시에 따라 혀, 볼, 입술, 턱 등의 움직임이 어려울 수 있음

5. 옷 입기(dressing) 실행증

1) 신체도식(body scheme)과 관련이 있음
2) 오른쪽과 왼쪽을 구분 못함
3) 단추와 지퍼를 제대로 조작할 수 없음

6. 구강(aral) 실행증

1) 구강과 관련된 과제의 수행이 어려움
2) 혀로 입술을 핥으라는 지시는 수행할 수 없지만 꿀을 입술에 바르면 자동으로 핥기가 가능함
3) 지시에 의한 수행은 어렵지만 자동적 수행이 가능한 실행증

35

다음 사례는 브룬스트롬 접근법을 이용한 손 재활이다. 해당하는 단계는?

- 치료 목표
  - 반사를 기초로 한 '근 긴장도 및 시너지 패턴들의 생산'
- 치료 내용
  - 연합반응(associated reaction) 및 긴장성 반사(tonic reflex)를 이용함

1) 브룬스트롬 1~2단계
2) 브룬스트롬 2~3단계
3) 브룬스트롬 3~4단계
4) 브룬스트롬 4~5단계
5) 브룬스트롬 5~6단계

36

기질적 뇌장애로 인해 감각자극의 의미를 해석하지 못하는 문제 중 신체실인증(anosognosia)이란?

1) 얼굴을 인식하지 못하는 것
2) 사물을 보고도 몰라보는 것
3) 자신의 병을 인정하지 않는 것
4) 자신의 신체부분을 인정하지 않는 것
5) 촉각으로 사물을 인식하지 못하는 것

문제해설

35 1~2단계(stage 1~2)

- 회복 상태 : 팔은 이완 상태이거나 약간의 시너지 형태를 보임
- 치료 목표 : 반사를 기초로 한 '근 긴장도 및 시너지 패턴들의 생산'
- 치료 내용
  - 연합반응(associated reaction) 및 긴장성 반사(tonic reflex)를 이용함 : 긴장도에 영향을 미침, 반사적(reflexive) 움직임을 만들어냄
  - 몸쪽 견인(proximal traction) : 굽힘 시너지를 활성화시킴
  - 탭핑(tapping)
    - 등세모근(trapezius), 마름근(rhom-boid), 두갈래근(biceps)을 태핑(tapping)함 : 상지의 굽힘 시너지를 유발시킴
    - 위팔세갈래근(triceps), 앞톱니근(serratus anterior) 등을 태핑함 : 폄 시너지를 유발시킴
  - 빠른 신장(quick stretch) 및 표피 스트로킹(surface stroking)
    - 근육의 활성도를 촉진함

답 1)

36 실인증

- 신체실인증(anosognosia) : 자신의 병을 인정하지 않는 것
- 자가국소실인증(somatopagnosia) : 자신의 신체부분을 인정하지 않는 것
- 입체감각실인증(astereognosia) : 촉각으로 사물을 인식하지 못하는 것
- 시각실인증(visual agnosia) : 사물이나 보고도 몰라보는 것
- 상모실인증(prosopagnosia) : 얼굴을 인식하지 못하는 것

답 3)

37

치료사는 외상성뇌손상 환자에게 종이접기를 실시하면서 "1부터 30까지 숫자를 세보세요."라는 요구를 하였다. 어떤 능력을 평가하고자 하는 것인가?

1) 탐색 집중력(detect attention)
2) 분리된 집중력(divided attention)
3) 선택적 집중력(selective attention)
4) 지속적 집중력(sustained attention)
5) 이동적 집중력(alternating attention)

문제해설

37 해설내용 참조

답 4)

집중력

Explanation

1. 탐색/반응적 집중력(detect/react attention)

1) 주위 환경에 반응하는 능력
2) 특정 자극을 찾는 능력 : 다양한 소리들 속에 특정 소리 찾기, 여러 색 중 특정 색 찾기

2. 선택적 집중력(select attention)

1) 다양한 환경적 자극 중 특정 자극에만 집중할 수 있는 능력
2) 여러 색의 적목(block) 중 붉은색 적목만 골라내기
3) 문장 속에서 '가'라는 글자만 골라내기
4) 여러 모양 중 삼각형만 골라내기

3. 지속적 집중력(sustain attention) : 특정 활동을 지속할 수 있는 집중력

1) 종이접기하면서 50까지 숫자세기
2) 그림 속에 배열된 숫자 따라가기
3) 특정 활동을 하며 50에 2를 지속적으로 더해 나아가기

4. 이동적 집중력(shift attention) : 다른 자극과 서로 교대로 집중할 수 있는 집중력

1) 색이 다른 두 가지 구슬을 교대로 끼우기
2) 'AABBAABBAABB'따라 쓰기

5. 분리된 집중력(divided attention) : 동시에 두 가지 이상의 자극을 유지하는 집중력(예 : 운전하며 라디오 듣기, 전화하며 주소 적기 등)

38

뇌졸중 환자인 홍씨는 큰(gross) 잡기와 갈고리(hook) 잡기로 물건을 잡을 수 있지만 놓기는 불가능하다. 손의 브론스트롬 단계는?

1) 1단계
2) 2단계
3) 3단계
4) 4단계
5) 5단계

39

치료사는 척수손상 환자인 20대 남성의 시각을 차단하고 면봉을 이용하여 피부를 자극하고 있다. 이 남성은 면봉이 닿았을 때 그 부위를 구분할 수 있고 얼굴에 닿는 느낌과 동일한 느낌을 느낀다. 예상되는 평가 결과는?

1) −
2) +
3) 0
4) 1
5) 2

40

뇌졸중 환자인 60대 여성에게 치료사는 양손을 테이블 위에 올려놓고 엎침과 뒤침(pronation/supination)을 반복적으로 수행하도록 하였다. 무엇을 평가하는 것인가?

1) 운동실조(ataxia)
2) 겨냥이상(dysmetria)
3) 근육긴장이상(dystonia)
4) 빠른 교차운동(diadochokinesia)
5) 무정위성 운동(athetoid movement)

문제해설

38 브론스트롬 단계

- 1단계 : 손의 기능이 전혀 없음
- 2단계 : 큰 잡기(gross grasp)가 시작됨 –최소의 손가락 굽힘을 이용한 잡기
- 3단계 : 큰 잡기 및 갈고리(hook) 잡기가 가능해짐–놓기는 불가능함
- 4단계 : 큰 잡기가 존재함, 측면 쥐기(lateral prehension)의 발달이 이루어짐, 약간의 손가락 폄 및 엄지의 움직임이 가능함
- 5단계 : 삼점 쥐기(palmar prehension), 구형 쥐기(spherical grasp), 원통형 쥐기(cylindrical grasp), 그리고 놓기(release)가 가능함
- 6단계 : 모든 종류의 쥐기가 가능함, 각각의 손가락 움직임이 가능함, 수의적 폄 시 완전한 ROM이 가능함

답 3)

39 Light Touch

- 측정 도구 : 면봉이나 손가락 끝, 휴지조각 등을 사용함
- 측정 자세 : 눈을 감거나 시각이 차단된 상태에서 실시함
- 적용 : 검사에 대해 간단하게 설명 후 도구를 이용하여 신체를 자극함 그리고 환자에게 신체 어느 곳을 긁었는지 질문함
- 점수
  - 0점 : 면봉이 닿았는지, 닿지 않았는지를 구분하지 못함
  - 1점 : 닿았는지 여부를 정확히 구분할 수는 있지만 얼굴에 닿을 때와는 다르게 느낌
  - 2점 : 닿았는지 여부를 일관되게 구분할 수 있으며 얼굴에 닿았을 때와 동일하게 느낌

답 5)

40 빠른 교차운동(rapid alternating movement : diadochokinesia)

- 빠른 반복 운동을 의미함
- 평가 : 바로 앉은 자세에서 양손 올려놓고 엎침 / 뒤침(pronation / supination)을 반복시킴
- 15초 동안 횟수를 측정 : 정상 23~25회
- 소뇌(cerebellum) 손상과 관련이 있음

답 4)

41

뇌졸중 환자인 60대 남성은 상지보다 하지의 약화가 특징이며, 지적 기능의 손상으로 산만함, 판단력 손상, 지남력 상실 등이 나타나고 있다. 예상되는 CVA 혈관은?

1) ACA
2) PCA
3) MCA lower
4) MCA upper
5) MCA middle

42

뇌졸중 환자인 남성은 상대방이 말을 하면 잘 이해하고 자신이 원하는 표현도 가능하다. 하지만 단어를 따라 말하기는 불가능하다. 이 남성의 문제는?

1) 명칭실어증
2) 전반실어증
3) 브로카실어증
4) 전도성실어증
5) 베르니케실어증

43

브론스트롬 3단계에 나타나는 쥐기는?

1) 측면 쥐기
2) 삼점 쥐기
3) 구형 쥐기
4) 두점 쥐기
5) 갈고리 쥐기

문제해설

41 앞대뇌동맥(ACA : Anterior Cerebral Arteries) 증상(symptom)

- 반대쪽 하지(L/E)의 약화가 특징임
- 일반적으로 상지보다 하지의 손상이 더 큰 것이 특징임
- 실행증, 정신적 변화, 원시 반사(primitive reflexes), 요실금 등이 나타남
- 지적 기능의 손상이 나타남
  - 혼동(confusion), 의지 상실(abulia), 느려짐(slowness), 산만함(distractibility), 판단력 손상, 통찰력 손상, 보속증(perseveration), 기억 상실(amnesia), 지남력 상실(disorientation) 등이 나타남
    - 이마엽에 혈액을 공급하기 때문에 지적기능의 손상이 발생함
- 하지의 감각 손상이 나타남
- 요실금이 나타남
- 보행장애가 나타남 : 운동실조(ataxia)가 특징임
- 주 손상 부위는 이마엽 및 마루엽이 됨

답 1)

42

- 전도성 실어증(conduction aphasia) : 청각적 이해가 좋음, 표현이 유창하지만 말을 따라서 반복하는 능력에 문제가 있음
- 명칭 실어증(anomic aphasia) : 실어증 중 가장 증세가 경미한 유형임, 비교적 유창하고 청각적인 언어의 이해에도 거의 문제가 없음, 따라 말하기는 가능하나 이름 말하기 능력이 현저하게 감소됨
- 전반 실어증(global aphasia) : 언어의 표현과 이해 모두에서 손상이 있는 경우, 브로카 영역과 베르니케 영역이 모두 손상됨

답 4)

43 브론스트롬 3~5단계에 나타나는 손의 쥐기

- 3단계 : 큰 잡기 및 갈고리(hook) 잡기가 가능해짐－놓기는 불가능함
- 4단계 : 큰 잡기가 존재함, 측면 쥐기(lateral prehension)의 발달이 이루어짐, 약간의 손가락 폄 및 엄지의 움직임이 가능함
- 5단계 : 삼점 쥐기(palmar prehension), 구형 쥐기(spherical grasp), 원통형 쥐기(cylindrical grasp), 그리고 놓기(release)가 가능함

답 5)

44

뇌졸중 환자인 홍씨는 자신이 결혼한 장소를 기억하지 못한다. 의심되는 기억손상은?

1) 삽화적 기억(episodic memory) 손상
2) 명백한 기억력(explicit memory) 손상
3) 함축적 기억력(implicit memory) 손상
4) 일상적 기억력(everyday memory) 손상
5) 순차적 기억력(procedure memory) 손상

문제해설

44 해설내용 참조

답 1)

기억력

Explanation

1. 서술적 기억력(declarative memory)

1) 암기나 정보의 재생산 능력, 회상 능력
2) 종류
   (1) 삽화적 기억(episodic memory) : 개인의 과거 및 경험에 대한 기억
   (2) 의미적 기억(semantic memory) : 일반인의 기본상식, 언어 또는 사회적 규범 등

2. 명백한 기억력(explicit memory)

- 그 정보의 근본에 대한 기억 → 언제, 어디서, 누구에게 배웠는지를 아는 것

3. 함축적 기억력(implicit memory)

1) 함축적 기억력(implicit memory)의 반대 개념
2) 그 근본 정보를 알고는 있지만 표현하지 못함
   (1) 사례 : 정해진 치료 시간이 치료사의 개인 사정으로 취소됨을 통보받은 환자
   → 그 시간 다른 곳에서 다른 활동을 하고 있을 때 "왜 치료를 받지 않고 이곳에 있냐?"는 질문에 답하지 못함
   → 환자는 근본 정보에 가지고 적합한 행동을 했음에도 불구하고 설명하지 못함

4. 순차적 기억력(procedure memory)

- 순서적으로 특정 활동을 할 수 있는 기억력 → 샌드위치 만들기, 커피 만들기 등

5. 일상적 기억력(everyday memory)

- 일상생활과 관련된 정보들을 기억하는 능력 → 진료 약속 스케줄, 치료사의 이름 등

45

뇌졸중 환자인 50대 여성은 칫솔을 보여주고 어떻게 사용하는지에 대한 질문에 말과 행동으로 정확이 답을 하였지만 칫솔 3개로 'A' 모양을 만들어 보라는 요구에는 실패하였다. 실행증의 종류는?

1) 관념실행증
2) 언어실행증
3) 구성실행증
4) 옷입기실행증
5) 관념운동실행증

46

다음 중재 사례에 해당하는 브론스트롬 단계는?

1. 회복 상태
   - 복잡한 움직임의 조합과 독립적(isolated) 움직임이 모두 가능해 짐
2. 치료목표
   - 움직임의 조합 및 독립적 움직임 성취하기
   - 운동 속도를 증진시키기

1) 브론스트롬 1~2단계
2) 브론스트롬 2~3단계
3) 브론스트롬 3~4단계
4) 브론스트롬 4~5단계
5) 브론스트롬 5~6단계

47

다음과 같은 증상이 특징인 뇌혈관은?

- 양측 운동 실행(motor apraxia)
- Broca's 실어증
- 좌절(frustration)

1) Rt. ACA
2) Lt. ACA
3) Rt. MCA
4) Lt. MCA
5) Rt. PCA

문제해설

45 구성(constructional) 실행증
- 지시 또는 자동적 그리기, 구성하기 능력에 장애가 있음
- 전체를 조직하거나 조립하는데 문제가 있음 : 블록 쌓기, 그림 그리기, 성냥 쌓기 등의 문제
- 옷 입기, 장난감 조립, 그릇 쌓기 등이 어려움
- 2차원과 3차원으로 나뉘어짐

답 3)

46 브론스트롬 접근법 : 5~6단계(stage 5~6)
- 회복 상태 : 복잡한 움직임의 조합(combination) 및 독립적(isolated) 움직임 모두가 가능해 짐
- 치료목표 : 움직임의 조합 및 독립적 움직임의 성취, 운동 속도의 증진
- 치료 내용 : 상지의 완전한 회복이 없더라도 양측 활동(bilateral activity)들이 폭넓게 이루어짐, 건측(sound side)으로 상지를 보조하는 훈련을 포함함

답 5)

47 MCA upper trunk
- 우뇌(Rt. hemisphere) 손상 : 좌측 신체 무시(body neglect), 좌측 시각 무시(visual neglect), 질병 인식 불능(anosognosia), 시공각(visuospatial) 손상, 좌측 운동 실행(motor apraxia)
- 좌뇌(Lt, hemisphere) 손상 : 양측 운동 실행(motor apraxia), Broca's 실어증, 좌절(frustration)

답 4)

48

길항운동반복불능증(dysdiadochokinesia)의 사례에 해당하는 것은?

1) 한 손으로 코를 만지라는 지시를 수행하지 못한다
2) 카드 맞추기를 하는 동시에 1부터 100까지 숫자 말하기가 할 수 없다
3) 팔 흔들기를 멈추지 못하고 지속적으로 하며 다른 동작으로 전환이 안 된다
4) 아래팔 엎침과 뒤침을 빠르게 반복했더니 운동이 불규칙하고 리듬도 상실하였다
5) 휴식을 하고 있을 때 반복적 손 떨림이 증가하지만 움직임 시에는 떨림이 감소한다

49

좌뇌 손상 시 발생하는 일반적 증상은?

1) 보속증
2) 편측무시
3) 시지각장애
4) 계산불능증
5) 시공간장애

50

다음 사례의 환자에 대한 설명으로 옳은 것은?

- 원인 : 교통사고
- 진단 : Brown-Sequard syndrome

1) 앞척수동맥의 문제로 발생한다.
2) 무반사성 방광 및 배변이 나타난다.
3) 하지보다 상지의 운동마비가 더 심하다.
4) 손상된 쪽의 고유수용성감각 기능은 잔존한다.
5) 손상된 쪽의 반대쪽 통각과 온도감각 상실이 나타난다.

문제해설

48 길항운동반복불능증은 빠른교대운동을 수행하는 능력의 장애이다.
1) 한 손으로 코를 만지라는 지시를 수행하지 못한다 : 운동실행증
2) 카드 맞추기를 하는 동시에 1부터 100까지 숫자 말하기가 할 수 없다 : 분리집중
3) 팔 흔들기를 멈추지 못하고 지속적으로 하며 다른 동작으로 전환이 안 된다 : 보속증
5) 휴식을 하고 있을 때 반복적 손 떨림이 증가하지만 움직임 시에는 떨림이 감소한다 : 안정시 진전

답 4)

49
- 우뇌 손상 : 시지각장애, 편측무시, 보속증, 시공간장애
- 좌뇌 손상 : 실어증, 실서증, 계산불능증

답 4)

50 Brown-Sequard 증후군

척수의 한쪽만 손상된 경우이며, 임상증상은 손상부위 아래로 손상된 쪽 운동마비와 고유수용성감각의 상실, 손상된 쪽 반대쪽에는 통각, 온도감각, 촉각의 상실을 보인다.

답 5)

51

뇌졸중 환자의 회복을 촉진하기 위해 느리고 조절된 움직임 제공하였다. 기대 효과 및 올바른 적용은?

1) 근 긴장을 증가시키기 위한 목적이다
2) 낮은 근 긴장도를 지닌 환자에게는 유익하다
3) 정상 수준의 근 긴장을 만들기 위해 사용한다
4) 상지의 굽힘 시너지(flexor synergy)를 유도한다
5) 빠른 움직임을 목표로 하는 환자에게는 바람직하지 않다

52

뇌졸중 후 환자의 마비된 팔 관리가 올바른 사례는?

1) 팔을 가슴보다 높게 자주 들어 올린다
2) 팔 들어올리기와 좌우로 돌려주기를 자주 한다
3) 손상되지 않은 팔을 이용하여 손상된 팔을 아래로 잡아당긴다
4) 팔을 들 때는 손목 인대(carpal ligament)를 최대로 활용하여 들어올린다
5) 양손으로 깍지를 끼고(clasping hands) 하루 한 번 이상 머리 위로 들어올린다

53

뇌졸중 환자에게 다음과 같은 평가도구를 사용하였다면 의심되는 문제는?

- Berg balance test
- Get up and go test
- Tinetti test

1) 부종
2) 균형
3) 청각
4) 인지
5) ADL

문제해설

51 느리고 조절된 움직임의 효과 : NDT

- 높은 근 긴장도를 지닌 환자에게는 유익함
- 빠른 움직임을 만들려는 환자에게 느린 움직임을 제공하는 것이 유익함
- 빠른 움직임의 결과
  - 근 긴장을 증가시킴
  - 결과적으로 상지의 굽힘 시너지(flexor synergy)를 유발시킴
- 정상 수준의 근 긴장을 만들기 위해 가장 효과적인 방법이 됨
  - 치료사는 보다 느리고 조절된 움직임을 환자에게 교육시켜야 함
  - 환자의 반응에 맞춰 적절한 되먹임(feedback)을 제공해야 함

답 3)

52 편마비 환자의 팔 관리

- 추천되는 자세
  - 손상되지 않은 팔을 이용해 손상된 팔을 감싸줌, 팔을 가슴 수준까지만 들어 올림, 부드럽게 들어올리기와 내리기 및 좌우로 돌려주기를 실시함
- 주의해야 할 자세
  - 깍지를 낀(clasping hands) 후 머리 위로 들어올리기는 통증을 유발함
    - 충돌 증후군(impingement syndrome)이 발생할 수 있음
    - 손목 인대(carpal ligament)가 손상될 수 있음 : 스트레스가 발생됨

답 2)

53 뇌졸중 환자의 균형 평가

- 앉기 균형(sitting balance) 평가
  - 일정 자세를 유지하는 능력을 평가함(upright position)
  - 환자를 살짝 밀었을 때도 자세를 유지하는지를 관찰함
  - 무게 이동 시에도 자세를 유지할 수 있는지를 평가함
  - 안전을 위해 마비가 있는 쪽(affected side)에 서서 평가함
- Berg balance test를 이용할 수 있음
- 기타 평가도구
  - Trunk control test
  - Tinetti test
  - Trunk impairment scale
  - Get up and go test
  - Postural assessment scale for strote

답 2)

54

다음에서 설명하고 있는 평가도구는?

- 대상
  - 뇌졸중
- 실행 및 구성
  - 대상에게 움직임을 지시하고 반응을 평가함
  - 50개의 평가 항목으로 구성됨
- 점수
  - 항목별 점수
    - 0점 : 전혀 수행 못함
    - 1점 : 부분적 수행
    - 2점 : 완전한 수행
  - 최고 점수
    - 50항목 × 2점 = 100점
  - 최하 점수
    - 50항목 × 0점 = 0점

1) PULSES profile
2) House Tree Person Test
3) Fugl Meyer Assessment of Motor Function
4) Minnesota Multiphasic Personality Inventory
5) Model of Human Occupation Screening Test

55

다음과 같은 증상이 특징인 뇌혈관은?

• 반맹증	• 기억상실
• 시각실인증	• 손가락실인증
• 읽기언어상실증	• 쓰기언어상실증

1) 전대뇌동맥
2) 중간대뇌동맥 상부
3) 중간대뇌동맥 하부
4) 뒤대뇌동맥 좌반구
5) 뒤대뇌동맥 우반구

문제해설

54 Fugl Meyer assessment of motor function

목적	• 브론스트롬 회복 단계에 부합하는 운동 기능을 평가하기 위해
대상	• 뇌졸중 중 중추신경계 손상 환자
평가 및 구성 방법	• 대상에게 움직임을 지시하고 반응을 평가함 • 50개의 평가 항목으로 구성됨
점수	• 항목별 점수 – 0점 : 전혀 수행 못함 – 1점 : 부분적 수행 – 2점 : 완전한 수행 • 최고 점수 – 50항목 × 2점 = 100점 • 최하 점수 – 50항목 × 0점 = 0점

답 3)

55 뒤대뇌동맥 손상 시 같은 쪽 반맹증, 시각인식불능증, 기억장애가 나타난다. 그리고 좌반구의 뒤대뇌동맥 손상 시 읽기언어상실증, 쓰기언어상실증, 손가락실인증이 나타난다.

답 4)

56

다음에서 설명하는 실인증은?

- 자신의 신체에 대한 감각의 장애이다
- 병변이 대뇌 우세반구에 있는 경우 양측성으로, 비우세 반구인 경우는 편측성으로 나타난다
- 자신의 신체부분을 인식하지 못하는 것이 주요 증상이다

1) 신체실인증(anosognosia)
2) 시각실인증(visual agnosia)
3) 상모실인증(prosopagnosia)
4) 입체감각실인증(astereognosia)
5) 자가국소실인증(somatopagnosia)

문제해설

56 해설내용 참조

답 5)

실인증(agnosia)의 종류

Explanation

신체실인증 (asomatognosia)	• 자기 자신의 신체에 대한 감각 또는 인식에 관해 장애가 있는 것임 • 신체상의 장애라고 할 수 있음 • 병소는 대개 대뇌 우세반구에 있는 경우 양측성 신체실인이, 비우세반구의 병소인 경우는 반대쪽의 신체편측무시가 나타남 • Autotopagnosia는 자세를 인식하지 못하는 것임 • somatopagnosia는 자신의 신체부분을 인식하지 못하는 것임 • Anosognosia는 자신의 병을 인정하지 않는 것임
촉각실인증 (tactlle agnosia)	• 촉각으로 물체의 재질과 형태에 대한 인지를 하지 못하는 것으로 입체감각실인증으로도 불림
시각실인증 (visual agnosia)	• 시력장애가 없는데도 대상 사물을 인식할 수 없는 상태를 의미함 • 두정엽과 후두엽의 손상 때문에 나타남 • 시각실인은 대상에 따라 물체(대상)실인증, 얼굴실인증, 색체실인증, 시공간실인증, 반측공간실인증, 동시실인증 등으로 구분됨
청각실인증 (auditory agnosia)	• 음향에 대한 장애로, 소리는 들리는데 음의 크기, 음의 성질, 어떤 음인지 등을 구별하기 어려움 • 음악의 템포나 멜로디를 이해하지 못함

57

다음 사례의 환자가 가지고 있는 주요 증상은?

- 이 름 : 홍○○
- 나이/성별 : 62 / M
- 진 단 : Lt. MCA inf.
- 주요 증상 : 언어가 비교적 유창하고 청각적 언어의 이해도 좋은 편이며, 단어 따라 말하기도 가능하지만 사물의 이름을 호명하는 능력은 현저히 감소되었다

1) 명칭성 실어증(Anomia)
2) 전반적 실어증(Global aphasia)
3) 브로카 실어증(Broca's aphasia)
4) 전도성 실어증(Conduction aphasia)
5) 베르니케 실어증(Wernike's aphasia)

58

다음과 같은 순서의 중재가 필요한 기법은?

- 순서
  ① 숨을 깊게 들이마시고 아주 단단히 참는다
  ② 숨을 참은 상태에서 삼키기를 시도한다
  ③ 기침을 하며 숨을 내쉰다
- 중재 방법
  1~3단계를 반복한다

1) 쉐이커 운동
2) 성문위 삼킴
3) 마사코 메뉴버
4) 멘델슨 메뉴버
5) 기도 폐쇄 운동

문제해설

57

전도성 실어증 (conduction aphasia)	• 청각적 이해가 좋음 • 표현이 유창하지만 말을 따라서 반복하는 능력에 문제가 있음
명칭 실어증 (anomic aphasia)	• 실어증 중 가장 증세가 경미한 유형임 • 비교적 유창하고 청각적인 언어의 이해에도 거의 문제가 없음 • 따라 말하기는 가능하나 이름 말하기 능력이 현저하게 감소됨
전반 실어증 (global aphasia)	• 언어의 표현과 이해 모두에서 손상이 있는 경우 • 브로카 영역과 베르니케 영역이 모두 손상됨

답 1)

58 성문위 삼킴

적용	
음식/액체 섭취 없이 시행하기	① 숨을 깊게 들이마시고 아주 단단히 참음(기관절개술을 한 사람인 경우 숨을 참은 상태에서 기관절개관을 가볍게 막음) ② 숨을 참은 상태에서 삼킴 ③ 기침을 하며 숨을 내쉼 ※ 매번 삼킬 때 1에서 3단계를 반복함
음식/액체 섭취를 통해 시행하기	① 숨을 깊게 들이마시고 아주 단단히 참음 ② 소량의 음식이나 한 모금의 음료를 입에 넣음 ③ 숨을 참은 상태에서 삼키기를 함 ④ 기침을 함 ⑤ 숨을 들이쉬기 전에 다시 한 번 삼키기를 함 ⑥ 숨을 내쉼 ※ 매번 삼킬 때 1에서 6단계를 반복함

답 2)

59

중간대뇌동맥(MCA) 좌측반구 아래쪽분지 손상 시 주로 발생하는 증상은?

1) 요실금
2) 기억소실
3) 무의지증
4) 베르니케실어증
5) 브로카실어증

60

자신의 병을 인식하지 못하는 증상을 의미하는 용어는?

1) anosognosia
2) autopagnosia
3) tactile agnosia
4) asomatognosia
5) somatopagnosia

문제해설

59 1), 3) 요실금, 무의지증 : 앞대뇌동맥 손상시
2) 기억소실 : 뒤대뇌동맥 손상 시 해마 관련 손상으로 인해 나타남
4) 베르니케실어증 : 중간대뇌동맥 좌측반구 아래쪽분지 손상시
5) 브로카실어증 : 중간대뇌동맥 좌측반구 위쪽분지 손상시

답 4)

60 해설내용 참조

답 1)

실인증(agnosia)의 종류

Explanation

구분	내용
신체실인증 (asomatognosia)	• 자기 자신의 신체에 대한 감각 또는 인식에 관해 장애가 있는 것임 • 신체상의 장애라고 할 수 있음 • 병소는 대개 대뇌 우세반구에 있는 경우 양측성 신체실인이, 비우세반구의 병소인 경우는 반대쪽의 신체편측무시가 나타남 • Autotopagnosia는 자세를 인식하지 못하는 것임 • somatopagnosia는 자신의 신체부분을 인식하지 못하는 것임 • Anosognosia는 자신의 병을 인정하지 않는 것임
촉각실인증 (tactile agnosia)	• 촉각으로 물체의 재질과 형태에 대한 인지를 하지 못하는 것으로 입체감각실인증으로도 불림
시각실인증 (visual agnosia)	• 시력장애가 없는데도 대상 사물을 인식할 수 없는 상태를 의미함 • 두정엽과 후두엽의 손상 때문에 나타남 • 시각실인은 대상에 따라 물체(대상)실인증, 얼굴실인증, 색체실인증, 시공간실인증, 반측공간실인증, 동시실인증 등으로 구분됨
청각실인증 (auditory agnosia)	• 음향에 대한 장애로, 소리는 들리는데 음의 크기, 음의 성질, 어떤 음인지 등을 구별하기 어려움 • 음악의 템포나 멜로디를 이해하지 못함

61

다음 평가와 관련 있는 기억의 유형은?

5년 전에 발생했던 사건과 상황을 질문한다

1) 최초기억(recent memory)
2) 먼기억(remote memory)
3) 의미기억(sematic memory)
4) 예전기억(prospective memory)
5) 외상후 기억(post-traumatic memory)

62

뇌졸중 환자의 근긴장 정상화를 위한 전방 골반 자세의 효과로 옳은 것은?

1) 시너지가 억제된다
2) 근긴장이 증가된다
3) 목 굽힘을 촉진한다
4) 하지의 폄 시너지가 증가된다
5) 앞으로 나아가려는 두려움을 증가시킨다

63

편마비 환자가 전방으로 팔 뻗기 시 전형적인 움직임 패턴은?

1) 어깨뼈 내밈
2) 어깨뼈 뒤당김
3) 어깨뼈 위쪽돌림
4) 몸통을 환측 방향으로 굽힘
5) 체중을 환측 방향으로 이동함

문제해설

61 Remote Memory : 5년 이전의 기억

답 2)

62 뇌졸중 환자를 위한 NDT

전방 골반자세 취하기 (positioning pelvic forward)	• 골반의 중립은 편마비 환자의 올바른 앉기 자세가 됨 • 전방 골반자세의 효과 – 하지(L/E)의 폄 시너지 (extension synergy)를 억제할 수 있음 – 양측 하지에 균등한 체중지지를 촉진함 – 양측 어깨뼈의 전방돌출 (protraction)을 통해 중력에 대한 저항을 유도함 – 앉은 자세에서 앞쪽으로 넘어지려는 경향을 지닌 환자의 목을 폄(extension)시킬 수 있음 – 앞으로 나아가기(coming forward)를 두려워하는 환자의 공포를 감소시킬 수 있음

답 1)

63 어깨뼈 뒤당김, 몸통을 건측 방향으로 굽힘, 체중을 건측 방향으로 이동함

답 2)

64

비 우세 뇌 장애(Non-dominant hemisphere disorder)에 해당하는 것은?

1) 실인증(Agnosia)
2) 실서증(Dyslexia)
3) 계산곤란증(Dyscalculia)
4) 실명칭성 실어증(Anomia)
5) 착의실행증(Dressing Apraxia)

65

뇌졸중 환자의 자발적 놓기를 훈련하고자 한다. 능동적인 손가락 폄을 촉진하기 위한 방법으로 가장 타당한 것은?

1) 에어 스플린트 적용하기
2) 콘 모양의 공을 손에 적용하기
3) 마비된 손에 테니스 공 제공하기
4) 고무 밴드가 달린 장갑 적용하기
5) 마비된 손에 고정 스플린트 적용하기

66

빗질 모방이 어렵고, 세수하기를 말로는 설명할 수는 있으나 활동의 시작이 어렵다. 이 증상을 보이는 환자에게 의심되는 것은?

1) ideational apraxia
2) dressing apraxia
3) ideomotor apraxia
4) constructional apraxia
5) limb-kinetic apraxia

문제해설

64 Non-dominant hemisphere disorder

Geographical agnosia, Dressing apraxia, Constructional apraxia

답 5)

65 1) 에어 스플린트 적용하기 : 근긴장 조절 또는 부종조절이 목적
2) 콘 모양의 공을 손에 적용하기 : 초기 기능적 자세 유지 및 시너지 예방이 목적
3) 마비된 손에 테니스 공 제공하기 : 초기 기능적 자세 유지 및 시너지 예방이 목적
5) 마비된 손에 고정 스플린트 적용하기 : 기능적 자세 유지가 목적

답 4)

66 1) ideational apraxia : 활동을 위한 적절한 움직임 순서 계획의 문제를 보이는 실행증으로 일상에서 비정상적 도구 사용이 특징이다. 일상적인 도구도 사용이 어렵다.
2) dressing apraxia : 옷 입기의 복잡한 지각과제 시 효과적인 운동계획 형성이 어려움 실행증
3) ideomotor apraxia : 언어 지시에 따른 행동이나 시각적 모방행동의 손상이 특징이다. 의식적인 운동계획의 이행에 문제로 익숙한 일상의 도구 사용을 정확히 수행할 수 있는 실행증
4) constructional apraxia : 2차원 또는 3차원 공간 내 구조화 능력에 문제를 보이는 실행증
5) limb-kinetic apraxia : 피아노치기, 키보드 치기와 같은 상지를 이용한 복잡한 기술수행 시 타이밍과 순서 조직화에 어려움을 보이는 실행증

답 3)

67

뇌졸중 환자인 50대 여성은 상지로 원하는 움직임을 만들려고 하면 굽힘 시너지가 나타난다. 예상되는 여성의 시너지 패턴 형태는?

1) 어깨뼈의 벌림
2) 아래팔의 엎침
3) 팔꿉관절의 폄
4) 어깨관절의 벌림
5) 어깨관절의 안쪽돌림

68

치료사는 뇌졸중 환자인 K씨에게 스케이트보드를 제공하고, 호(arc)운동을 통해 어깨관절의 벌림과 모음을 팔꿉 관절의 폄과 굽힘 동작과 함께 제공하였다. 예상되는 K씨의 브룬스트롬 단계는?

1) 1~2단계
2) 2~3단계
3) 4~5단계
4) 5~6단계
5) 6~7단계

69

뇌졸중으로 인해 Broca's aphasia와 상지 및 얼굴에 마비 증상이 심하게 나타나고 있다. 어떤 혈관의 손상인가?

1) ACA
2) MCA
3) PCA
4) Basilar artery
5) Vertebral artery

문제해설

67 상지의 굽힘 시너지 (flexion synergy)

- 어깨뼈 : 모음(adduction)+올림(elevation)
- 어깨관절(shoulder) : 벌림(abduction) +바깥돌림(external rotation)
- 팔꿉관절(elbow) : 굽힘(flexion)
- 아래팔(forearm) : 뒤침(supination)

※ 뇌졸중 환자의 전형적 자세와 굽힘 시너지는 혼동해서는 안 된다.

답 1)

68 Brunnstrom stage : 4~5단계

팔의 회복	• 시너지로부터 벗어나 수의적 움직임이 나타나기 시작함
치료 목표	• 새롭고 보다 복잡한 움직임 패턴 수행하기 • 시너지로부터 벗어나기
치료 내용	• 팔꿉관절의 호(arc) 운동 – 팔꿈치 굽힘(flexion)을 만들기 위해 호(arc)를 그리는 운동을 실시함 – 스케이트보드(skate board), 파우더 보드(powder board) 등을 이용함 – 두 가지 형태의 움직임이 교차적으로 반복됨 ◦ 어깨관절 수평모음(horizontal adduction)+아래팔 엎침(forearm pronation)+팔꿉관절 굽힘(elbow flexion) ◦ 어깨관절 수평벌림(horizontal abduction)+아래팔 엎침(forearm pronation)+팔꿉관절 폄(elbow extension)

답 3)

69 MCA infarction

브로카영역의 손상으로 인한 운동실어증, 조음장애, 편측무시 증상 등이 나타날 수 있다. 이 증상은 좌측 또는 우측 MCA 손상 여부에 따라 달라질 수 있다. 또한 homunculus에서 상대적으로 대뇌피질의 tempolar lobe에 가까이 위치하는 상지와 안면에 마비가 심하게 나타난다.

답 2)

70

뇌졸중 환자인 60대 남성은 손과 팔의 회복 단계가 같다. 이 남성이 팔을 앞으로 90도 올릴 수 있고, 팔꿉관절을 90도 굽혀 엎침과 뒤침을 할 수 있다면 예상되는 브론스트롬 단계의 손동작은?

1) 이동(shift)
2) 대립(opposition)
3) 손끝 집기(tip prehension)
4) 3점 쥐기(palmar prehension)
5) 측면 집기(lateral prehension)

문제해설

70 브론스트롬 4단계의 팔 동작

단계	손
1	• 손 기능 없음
2	• 큰 잡기(gross grasp) : 가능한 최소의 손가락 굽힘 이용
3	• 큰 잡기(gross grasp), 후크(hook) 잡기가 가능함 : 놓기는 불가능함
4	• 큰 잡기(gross grasp)가 존재함 • 측면 쥐기(lateral prehension)가 발달함 • 약간의 손가락 폄 및 엄지의 움직임이 가능함
5	• 3점 쥐기(palmar prehension), 구형 쥐기(spherical grasp), 원통형 쥐기(cylindrical grasp), 놓기(release) 등이 가능함
6	• 모든 종류의 쥐기가 가능함 • 각각의 손가락 움직임이 가능함 • 전범위의 수의적 폄이 가능함

답 5)

71

다음은 기억력의 종류에 대한 설명이다. 옳은 것은?

가. retrograde amnesia는 사고 이전의 사건들을 기억하지 못하는 경우이다
나. anterograde amnesia는 사고 이후의 사건들을 기억하지 못하는 경우이다
다. declarative memory에는 의미적(semantic) 기억과 삽화적(episodic) 기억이 있다
라. metamemory는 자신의 기억 능력과 그로 인해 발생될 문제들을 인식하는 능력이다

1) 가, 나, 다 2) 가, 다 3) 나, 라
4) 라 5) 가, 나, 다, 라

71 기억력의 종류

- retrograde amnesia는 사고 이전의 사건들을 기억하지 못하는 경우이다.
- anterograde amnesia는 사고 이후의 사건들을 기억하지 못하는 경우이다.
- declarative memory에는 의미적(semantic) 기억과 삽화적(episodic) 기억이 있다.
  - 의미적 기억은 일반적 상식과 사실을 기억하는 것이다.
  - 삽화적 기억은 지난 시간의 사건들을 기억하는 것이다.
- metamemory는 자신의 기억 능력과 그로 인해 발생될 문제들을 인식하는 능력이다.

답 5)

72

뇌졸중 환자인 60대 남성은 흰 종이 위에 있는 신용카드를 잘 인식하지만 환경과 위치가 바뀌면 인식하지 못한다. 어떤 기능의 문제인가?

1) 시각폐쇄
2) 전경배경
3) 공간지각
4) 형태 항상성
5) 공간에서의 위치

문제해설

72 해설내용 참조

답 4)

지각 기능

Explanation

시각 폐쇄	• 불완전하게 보이는 사물이나 형태를 인식함 • 이전에 저장된 기억에 있는 정보에 불완전한 부분을 매치함 • 지능적으로 이미지를 완성시킴 • 사물, 모양, 형태를 재인식할 수 있게 함 • 완벽하게 제시되지 않은 사물을 추측함
전경 배경	• 전경 또는 배경 형태와 사물 사이에서 구별함 • 데이터를 구분하기 위한 능력과 나머지 영역과 관련된 것을 지각함 • 시각 영역의 한 특징에 집중하기 위한 능력임 • 무엇이 중요한지 시각적으로 집중하는 능력임
공간지각	• 공간과 관련된 위치 지각을 의미함 – 분류적 공간 관계 : 위쪽–아래쪽, 오른쪽–왼쪽, 유무 – 동등한 공간 관계 : 정확한 움직임을 위해 사용되는 위치 파악
형태 항상성	• 다양한 환경, 위치, 크기에서 형태와 사물을 같은 것으로 재인식 함 • 시각 세계에서 안정성과 항상성을 발전시키는 것을 도움 • 지남력 또는 세부사항이 다른데도 사물을 재인식할 수 있음 • 시각 자극이 다른 상황 안에서 변할 수 있다하더라도 사물 크기를 추측할 수 있음
공간에서의 위치	• 다른 형태와 사물 또는 그 특색과 사물의 공간적 관계에 대한 결정을 함 • 관찰자의 위치에서 사물의 위치를 지각하는 것 – 안, 밖, 위, 아래, 앞, 뒤, 중간, 왼쪽, 오른쪽과 같은 방향 개념의 이해 – 글자, 단어, 문장의 글자 순서를 구별

73

좌측 편마비 환자인 60대 여성은 외래로 작업치료를 받고 있다. 이 환자는 병원의 치료실을 찾아오는 것을 특히 어려워하며, 길을 자주 잃어 버렸다. 이 환자의 문제점으로 가장 타당한 것은?

1) 주의력 손상(attention deficit)
2) 좌우 구별손상(Rt-Lt discrimination impairment)
3) 문제해결능력 손상(problem solving impairment
4) 시각적 기억력 손상(visual memory impairment)
5) 지리적 지남력 손상(topographical orientation impairment)

74

다음은 기억력 장애 유형에 대한 내용이다. 무엇인가?

- 외상 후 기억장애는 이 증상의 하나이다
- 정보를 받아들이고 처리하는 과정의 문제로 기억의 장애를 가지고 온다
- 기억의 문제가 질병이나 소상이 발생한 후에 일어난 사건을 기억하는데 장애가 있다

1) 외현적 기억장애
2) 암묵적 기억장애
3) 순행적 기억장애
4) 역행적 기억장애
5) Metamemory장애

75

뇌손상 환자인 60대 여성은 구두 주걱으로 머리를 빗고 있다. 어떤 문제인가?

1) 언어(verbal) 실행증
2) 개념(ideational) 실행증
3) 옷 입기(dressing) 실행증
4) 개념운동(ideomotor) 실행증
5) 구성(constructional) 실행증

문제해설

73 이 환자는 특정 대상의 장소를 찾아내는 것에 어려움을 갖는다. 이것은 지리적 지남력(topographical orientation)의 문제이다.

답 5)

74 이 설명은 순행적 기억장애를 설명한 것이다.
- 외현적 기억은 의도적인 노력 없이는 인출되지 않는 기억이다.
- 암묵적 기억은 의도적인 회상 노력 없이도 자연적으로 떠오르는 기억을 말한다.
- 역행적 기억은 기억문제가 발생 이전의 사건에 대해 기억하는 것으로, 일시적으로 발생하는 경우가 많고 시간의 흐름에 따라 점진적으로 기억의 돌아와 발병전까지의 사건들을 기억할 수 있게 된다.
- Metamemory장애는 자신의 기억 능력이나 어려움의 정도, 그로 나타날 수 있는 결과를 파악하고 인식 할 수 있는 능력을 Metamemory라고 한다. 이러한 기능의 문제로 인하여 자신의 기억장애 문제들을 제대로 인식하지 못한다면, 기억문제를 보상하거나 감소시키기 위한 치료나 훈련에 적극적으로 참여하지 않을 수 있다.

답 3)

75 개념 실행증은 동작의 개념을 형성할 수 없으며, 지시에 반응하거나 자동적 실행에 문제를 가진다.

답 2)

76

다음 중재방법의 적용대상은?

> 언어적 힌트와 치료사의 질문을 통해 시각적으로 친숙한 상황(가정, 집, 쇼핑센터 등)을 인식하고, 그 상황에서 보여지는 의미를 인식할 수 있다

1) 변형시증
2) 동시실인증
3) 인식불능증
4) 색깔인식불능증
5) 얼굴인식불능증

77

다음 환자의 증상은?

> 하늘색 카드와 초록색 카드를 구분할 수 있지만, "하늘색" 또는 "초록색"을 말로 표현하지 못한다

1) 변시증(Metamorphopsia)
2) 색깔실인증(Coloar agnosia)
3) 동시실인증(Simulatnognosia)
4) 색깔명칭실어증(Color anomia)
5) 전경과배경 장애(Figure-ground disorder)

78

소뇌 손상환자에서 떨림(Tremor)의 특성은?

1) 불규칙적이다
2) 움직이면 떨림이 감소한다
3) 주로 먼쪽(distal)에만 나타난다
4) 주로 몸쪽(proximal)에만 나타난다
5) 한 방향(one plane)으로만 나타난다

문제해설

76 동시실인증

시각적인 배열의 상황을 전반적으로 해석하거나 인지하는 것이 불가능한 상태

답 2)

77
- 색깔실인증 : 색낄을 구분하기 어렵다.
- 색깔명칭실인층 : 색깔을 구분할 수 있지만, 말로 표현하기 어렵다.

답 4)

78 소뇌손상환자의 떨림

불규칙, 움직이면 떨림 증가, 먼쪽과 몸쪽 모두 나타난다. 여러 방향으로 나타난다.

답 1)

79

뇌졸중 환자인 60대 남성은 다양한 색의 적목 중 붉은 색의 적목을 골라내라는 치료사의 지시를 수행하지 못하고 있다. 무엇이 문제인가?

1) 단기 기억
2) 선택적 집중력
3) 지리적 지남력
4) 분리된 집중력
5) 시각집중 및 시야 손상

80

환자의 시각을 차단하지 않고, 불투명한 용기와 커피, 아몬드, 초콜릿과 같은 재료를 준비했다면 무엇을 평가하고자 하는 것인가?

1) 시각
2) 인지
3) 후각
4) 기억력
5) 지남력

81

뇌졸중 환자인 A씨는 테니스공을 손 전체로 쥐는 것이 가능하며, 후크(hook) 쥐기가 가능하다. 하지만 테니스공을 놓기는 불가능하다. 같은 질환을 지닌 B씨는 테니스 공 놓기가 가능한 상태이다. 각각의 Brunnstrom 단계는?

1) A씨는 1단계이며, B씨는 2단계이다
2) A씨는 2단계이며, B씨도 2단계이다
3) A씨는 3단계이며, B씨도 3단계이다
4) A씨는 3단계이며, B씨는 5단계이다
5) A씨는 4단계이며, B씨는 6단계이다

문제해설

79 선택적 집중력(select attention)은 다양한 환경적 자극 중 특정 자극에만 집중할 수 있는 능력이다. 예로는 여러 색의 적목 중 특정 색의 적목만 골라내는 것, 문장 속에서 특정 글자만 골라내는 것 등이 있다.

답 2)

80 후각(olfactory) 측정은 불투명하거나 어두운 색깔의 병 속에 커피, 아몬드, 초콜릿 등을 담아서 평가하게 된다. 각 병 속에 면봉을 넣어 적신 후 환자의 콧구멍 아래에 살짝 갖다 댄다. 정확한 냄새를 지각한 경우 +, 냄새를 감지했으나 그것이 무엇인지 모를 경우 −, 전혀 냄새를 감지할 수 없을 경우는 0이다.

답 3)

81 3단계에는 전체로 쥐기와 후크(hook) 쥐기가 가능하지만 놓기는 불가능하다. 4단계의 경우는 큰 잡기(gross grasp)가 존재하며 동시에 측면 쥐기(lateral prehension)의 발달이 일어난다. 또한 약간의 손가락 신전과 엄지의 움직임이 가능해진다. 놓기는 5단계의 기능이다.

답 4)

82

뇌졸중 환자인 60대 남성은 정기적 치료 시간을 기억하지 못해 참석하지 못했다. 어떤 기억의 손상인가?

1) 함축 기억력(implicit memory)
2) 일상 기억력(everyday memory)
3) 순차 기억력(procedure memory)
4) 서술 기억력(declarative memory)
5) 예측 기억력(prospective memory)

83

뇌졸중(CVA) 환자인 50대 남성은 전대뇌동맥(ACA)의 출혈이 원인이다. 이 남성에게 예상되는 문제로 가장 거리가 먼 것은?

1) 실행증이 예상된다
2) 감정의 문제가 예상된다
3) 지적기능의 손상이 예상된다
4) 편측 감각의 문제가 예상된다
5) 하지보다는 상지의 손상이 예상된다

84

발병 후 6개월 된 뇌졸중 환자의 상지 근력 측정에 대한 설명이다. 틀린 것은?

1) MMT 측정법을 이용할 수 있다
2) 'dynamometer'를 이용할 수 있다
3) 근 긴장(muscle tone)이 높을 경우 측정이 무의미할 수 있다
4) 근 긴장이 낮을 경우 'Modified Ashworth Scale'를 이용할 수 있다
5) 브론스트롬 단계가 6단계인 경우는 'pinch meter'를 사용할 수 있다

문제해설

82 일상 기억력(everyday memory)은 일상 생활과 관련된 정보들을 기억하는 능력이다. 예로는 진료 스케줄, 치료사의 이름 등을 기억하는 것이다.

답 2)

83 ACA의 경우 상지의 손상보다는 하지의 손상이 더 특징적이다. 전두엽으로 혈류를 보내기 때문에 지적기능 손상, 감정의 문제 등이 나타나는 것이 특징이다.

답 5)

84 Modified Ashworth Scale은 근긴장을 측정하는 방법이다.

답 4)

85

현○○ 환자는 뇌졸중이 발병 된지 2달이 된 70세 남성이다. 현재 환측 팔꿈치는 움직일 때 저항이 명확히 느껴지고 관절가동범위 대부분에서 근긴장도의 증가를 보이지만 수동적인 움직임이 가능하다. 손목은 약간의 저항이 느껴지지만 가동범위 반 이하에서 근긴장도의 증가를 보인다. 이 환자의 MAS 등급은?

1) 팔꿈치 : 1, 손목 : 2
2) 팔꿈치 : 2, 손목 : 1
3) 팔꿈치 : 2, 손목 : 3
4) 팔꿈치 : 2, 손목 : 1+
5) 팔꿈치 : 1+, 손목 : 2

86

다음의 환자의 행동을 보고 치료사가 의심할 수 있는 문제는?

> 치료사는 환자에게 Dynavision에 mode A로 불이 들어온 버튼을 누르면서 정면 화면에 나타나는 숫자를 말하도록 지시하였으나 화면에 숫자를 말하지 못하였다

1) 지속적 주의력(sustained attention)
2) 초점 주의력(focused attention)
3) 선택적 주의력(selective attention)
4) 분리 주의력(divided attention)
5) 교차 주의력(alternating attention)

87

우측 편마비 뇌졸중 진단을 받은 환자가 오른쪽에 있는 사람을 보지 못하고 사물과 자주 부딪히는 증상을 호소한다. 의심할 수 있는 증상은?

1) 편측무시(neglect)
2) 공간인식 불능
3) 반맹증(hemianopsia)
4) 실인증
5) 지남력 저하

문제해설

85 MAS 등급
- 1+ : 전체 관절가동범위의 반 이하에서 저항을 느낀다.
- 2 : 관절가동범위 대부분에서 현저한 근긴장, 수동적으로 움직일 수 있다.

답 4)

86
- 분리 주의력 : 동시에 여러 가지 과제에 집중한다.
- 불끄기와 화면에 숫자말하기 두 가지 과제를 동시에 수행하기 위해 분리 주의력이 필요하다.

답 4)

87 우측편마비 뇌졸중 환자에게 주로 보이는 증상으로 좌측 시각피질 손상으로 인해 우측 시야가 결손되어 보이지 않을 수 있다. 편측무시는 주로 좌측의 지각 저하 증상으로 나타난다.

답 3)

88

뇌졸중 후 회복단계에 대한 설명이다. 제시된 내용과 같은 단계에 해당하는 것은?

앉았을 때 바닥에 발이 뒤로 미끄러지면서 무릎관절 굽힘이 90° 이상 나타난다

1) 모든 형태의 집기가 가능하다
2) Palmar prehension이 가능하다
3) 약간의 손가락 폄과 엄지의 움직임이 가능하다
4) Hook grasp이 가능하지만, 놓기는 불가능하다
5) 빠른 움직임을 수행할 경우를 제외하고는 경직이 나타나지 않는다

89

다음 증상의 원인이 되는 혈관은?

• 반대측 시야결손	• 베르니케의 언어상실증

1) 앞대뇌동맥
2) 몸쪽 뇌바닥동맥
3) 먼쪽 뇌바닥동맥
4) 상부 중간대뇌동맥
5) 하부 중간대뇌동맥

90

뇌졸중 환자인 60대 남성은 'Metamemory' 기능이 손상되었다. 예상되는 문제로 가장 타당한 것은?

1) 집안의 화장실을 찾아가기 어렵다
2) 사고 이전의 사건들을 기억하지 못한다
3) 우리나라의 대통령 이름을 기억하지 못한다
4) 지난 추석의 중요한 사건을 기억하지 못한다
5) 자신의 기억능력 손상 정도를 파악하기 어렵다

문제해설

88 브론스트롬 회복단계에서 4단계에 해당하는 설명이다.
1) 6단계
2) 5단계
3) 4단계
4) 3단계
5) 6단계

답 3)

89 하부 중간대뇌동맥은 관자엽과 뒤통수엽 가쪽 부위를 담당하므로, 시야결손과 베르니케의 언어상실증을 유발한다.

답 5)

90 Metamemory 손상의 결과
- 자신의 기억 능력이나 어려움을 파악하지 못함
- 자신의 기억력 소상으로 인한 어려움을 인식하지 못함
- 기억 문제를 보상하거나 감소하기 위한 치료에 적극적으로 참여하지 않음

답 5)

91

뇌졸중 환자가 다음의 증상을 호소한다. 적절한 증상은?

> • 물이든 컵을 앞에 두고 치료사가 환자에게 물을 마시라고 지시했으나 수행하지 못함
> • 환자가 갈증이 나서 앞에 있는 컵에 든 물을 마셨다

1) 관념 실행증(ideational apraxia)
2) 운동 실행증(motor apraxia)
3) 관념 운동 실행증(ideomotor apraxia)
4) 구성 실행증(construtional apraxia)
5) 언어 실행증(verbal apraxia)

92

뇌졸중 환자가 다음의 증상을 보인다. 이 증상으로 적절한 것은?

> 치료사 : 안녕하세요
> 환　자 : 안.녕.하.세.요(부정확한 발음으로 끊어서 천천히)
> 치료사 : 성함이 어떻게 되세요?
> 환　자 : …(입모양만 취해 말을 시도함)
> 보호자 : 전…
> 환　자 : 전○○입니다
> 치료사 : (의심되는 증상이 있어 시계를 가리키며 되묻는다) 저거는 이름이 머죠?
> 환　자 : …(역시 입모양은 취하지만 말하지 못한다)
> [치료가 끝나고]
> 치료사 : 안녕히 가세요
> 환　자 : 감.사.합.니.다(천천히 끊어서 이야기한다)

1) 발성장애
2) 전도 실어증
3) 명칭 실어증
4) 브로카 실어증
5) 베르니케 실어증

문제해설

91 • 관념 실행증 : 행동의 개념을 이해하지 못해서 수행을 하지 못함, 물건을 사용하는 데 필요한 지식과 순서개념의 부족, 물건을 인식할 수 있다 하더라도 필요한 지식과 사용하는 데 문제
• 관념 운동 실행증 : 생산체계(production system)의 문제, 과제의 목적과 개념을 이해하더라도 운동감각과 기억의 손상으로 목적 있는 움직임을 수행할 수 없다. 지시, 명령을 했을 때 수행하지 못하지만 자신의 의지에 의한 자동적 행동은 가능하다.

답 3)

92 초성 힌트에 단어를 말하고, 간단한 인사말은 사용할 수 있는 것으로 보아 명칭 실어증으로 판단된다.

답 3)

93

뇌졸중 환자의 성생활의 심리사회적 원인으로 옳지 않은 것은?

1) 의사소통능력 손상
2) 일상생활동작의 의존
3) 우울증
4) 역할의 변화
5) 뇌졸중 재발의 두려움

94

30대 여성은 방에서 문서 작성을 하고 있는 도중 친구가 들어와 다른 주제에 대해 서로 대화를 한 후 대화가 끝났을 때 다시 하고 있던 문서 작성을 하였다. 이 여성에게 가장 필요한 능력은 무엇인가?

1) 이동적 집중력(alternating attention)
2) 지속적 집중력(sustained attention)
3) 분리된 집중력(divided attention)
4) 선택적 집중력(selective attention)
5) 탐색 집중력(detect attention)

95

뇌졸중 환자인 이 남성은 가족들과 보드 게임을 하는 동안 게임의 규칙을 기억하고 사용할 수가 없었다. 단기기억과 연관되어 있는 이 남성의 손상된 기억력은 무엇인가?

1) 함축적 기억력(implicit memory)
2) 의미적 기억력(semantic memory)
3) 순차적 기억력(procedural memory)
4) 서술적 기억력(declarative memory)
5) 작업기억력(working memory)

문제해설

93 2)는 생물학적 원인이다.

생물학적 원인	심리사회적 원인
• 운동, 감각, 또는 인지기능의 감소 • 일상생활동작의 의존 • 지구력 감소 • 실금 • 공존하는 질병 • 약물의 부작용	• 좋지 않은 자기-이미지 • 우울증 • 역할 변화 • 의사소통능력 손상 • 무기력의 두려움 • 뇌졸중 재발의 두려움

답 2)

94 이동적 집중력(shift attention)

다른 자극과 서로 교대로 집중할 수 있는 집중력

답 1)

95 게임의 규칙을 기억하고 사용하는 것은 제한된 시간 동안 제한된 정보의 저장인 작업 기억력이다.

답 5)

신경계작업치료 I

96

단어의 출력(retrieval)에 어려움으로 발생하는 실어증은?

1) 구음장애(dysarthria)
2) 전도 실어증(global aphasia)
3) 명명 실어증(anomic aphasia)
4) 브로카 실어증(Broca's aphasia)
5) 베르니케 실어증(Wernicke's aphasia)

97

뇌손상 환자인 K씨가 수의적 움직임을 시도하려고 하자 진전(tremor)이 나타났다. 이 종류의 진전에 대한 설명으로 옳은 것은?

1) 소뇌 손상 시 나타난다
2) 휴식 시에도 진전이 나타난다
3) 파킨슨씨병에서 가장 많이 나타난다
4) 손의 큰 움직임보다는 정교한 움직임이 더 좋다
5) 수의적 움직임(voluntary movement) 시 진전이 사라진다

98

작업치료사는 일화기억(episodic memory)을 확인하고자 한다. 가장 적절한 질문은?

1) 지금은 몇 시인가요?
2) 내일은 무슨 치료를 받나요?
3) 이 사람의 이름은 무엇인가요? (유명인 사진으로)
4) 아침식사는 어디에서 하셨나요?
5) 여기가 어디인가요?

문제해설

96 명명 실어증(anomic aphasia)

단어의 출력의 어려움으로 발생하는 실어증의 형태

답 3)

97 'intention tremor'는 휴식 시 진전이 없지만 수의적 움직임(voluntary movement) 시 진전이 발생된다. 소뇌 손상과 관련이 깊다.

답 1)

98 일화기억

개인의 경험으로 이미 일어난 사건에 대한 시간, 장소, 생활 등을 기억하는 것이다.

1) 지금은 몇 시인가요? → 시간에 대한 지남력
2) 내일은 무슨 치료를 받나요? → 예견기억
3) 이 사람의 이름은 무엇인가요? (유명인 사진으로) → 사람에 대한 지남력
4) 아침식사는 어디에서 하셨나요? → 일화기억(일어난 사건의 장소)
5) 여기가 어디인가요? → 장소에 대한 지남력

답 4)

99

작업치료사는 클라이언트에게 재활치료시간표를 기억하도록 훈련하였다. 다음 중 어떤 기억을 훈련하기 위함인가?

1) 의미기억
2) 일화기억
3) 서술기억
4) 예견기억
5) 매일기억

100

다음 사례로 볼 때 추정 가능한 기능장애는?

검사자 : 자전거 bicycle
환 자 : 자전거 bicycle
검사자 : 하마 hippopoatamus
환 자 : 하마 hippopoatamus
검사자 : 브라잉 blaynge
환 자 : 잘 모르겠어요. I didn't get it
검사자 : 네, 이건 실제 사용되는 단어가 아닙니다. 그냥 소리나는 대로 따라 해보세요. 브라잉 Okay, some of these won't be real words, they'll just be sounds. Balynge
환 자 : 못하겠어요.. I'm not...
검사자 : 표백 blanch
환 자 : 표백 blanch
검사자 : 북쪽 north
환 자 : 북쪽 north
검사자 : 릴드 rilld
환 자 : 뭐요? 몰라요. Nope. I can't say

1) 명칭성 실어증(Anomia)
2) 전반적 실어증(Global aphasia)
3) 브로카 실어증(Broca's aphasia)
4) 전도성 실어증(Conduction aphasia)
5) 베르니케 실어증(Wernike's aphasia)

문제해설

99 매일기억

일상생활과 관련된 기억으로 매일 반복되는 일과에 대한 기억

답 5)

100 전도성 실어증

단어를 반복하라고 했을 때, 같은 의미를 지닌 다른 단어나 관련성 있는 단어로 말한다.

답 4)

101

내현기억(implicit memory)에 해당하는 것은?

1) 두 발 자전거를 탈 수 있다
2) 가족의 얼굴을 인식할 수 있다
3) 개미의 다리는 여섯 개임을 알 수 있다
4) 가위가 어디에 보관되었는지 알 수 있다
5) 환자가 병원이 위치한 도시를 알 수 있다

102

다음의 치료적 적용을 뇌졸중을 지닌 환자의 상지에 적용하고자 한다. 성격이 다른 하나는 무엇인가?

1) A icing의 적용
2) C icing의 적용
3) 진동기(vibrator)의 적용
4) 전동 브러시(brush)의 적용
5) 가벼운 접촉(light touch)의 적용

103

작업치료사는 뇌졸중 환자인 55세 여성의 마비된 팔에 태핑(tapping)을 실시하고 있다. 대상이 되는 근육이 등세모근(trapezius), 마름근(rhomboid), 위팔두갈래근(biceps)이었다면 치료 목적으로 가장 타당한 것은?

1) 탈골 방지
2) 통증의 예방
3) 시너지의 생산
4) 상지의 근력 강화
5) 기능적 동작의 향상

104

요리를 하면서 전화통화를 할 수 있는 집중력은?

1) 지속적 집중력
2) 이동적 집중력
3) 선택적 집중력
4) 반응적 집중력
5) 분리된 집중력

문제해설

101 1) 내현기억은 정보의 자동적 회상이다. 자동차타기, 요리, 운동기능 등으로 비선언적 기억으로 언급된다.
2) 사람에 대한 지남력
3) 의미 기억
4) 일화 기억
5) 장소에 대한 지남력

답 1)

102 모두 Rood의 촉진 테크닉이다. 진동기의 적용은 고유수용성 자극을 통한 촉진 테크닉이며, 나머지 사례들은 촉각을 이용한 촉진 테크닉이다.

답 3)

103 초기 이완기 뇌졸중 환자에게 사용하는 태핑이다. 굽힘 시너지 생산이 목적이다.

답 3)

104 분리된 집중력은 동시에 2가지 이상의 자극을 유지하는 집중력을 말한다.

답 5)

105

다음 중 오른손으로 공을 잡아 올려 옆에 있는 바구니로 공을 옮겨 담을 수 있는 환자는?

1) ALS 말기 환자
2) SCI C_6 완전손상 환자
3) 오른손이 Brunstrom 5단계인 환자
4) 오른쪽 절단 수준이 손목이단인 환자
5) 노신경(radial nerve) 손상(rupture) 환자

106

입원 중인 60세 뇌졸중 환자는 다음과 같은 문제를 보였다. 무엇인가?

> 침대 흰 시트 위에 놓인 하얀 색의 환자복을 찾지 못한다

1) 실인증
2) 실행증
3) 변시증
4) 입체인식불능증
5) 전경배경 구별장애

107

50대 뇌졸중 환자가 다음과 같은 문제가 있다면 이것은 어떤 문제인가?

> 전화기의 뒷면과 옆면을 보고 그것이 전화기인지 잘 모른다

1) 깊이지각
2) 공간관계
3) 전경배경
4) 형태항상성
5) 입체실인증

문제해설

105 손의 회복단계가 Brunnstrom 5단계이다. 이 단계에는 공 잡기와 놓기가 가능하다.

답 3)

106 전경배경장애는 배경에서 전경을 지각하지 못하는 것이다. 즉 배경에서 목표물체를 구별하는 것이 불가능하다. 예를 들어 흰색 시트에 놓인 흰색 속셔츠 등을 구별하는 데 어려움이 있다.

답 5)

107 형태항상성은 형태나 물건의 장소, 위치, 크기에 구별 없이 사물을 인식하는 것이다. 예를 들어 다양한 크기와 여러 위치에 있는 모든 연필을 연필로 지각하는 능력이다. 따라서 전화기의 뒷면과 옆면 앞면을 보고도 그것이 전화기인줄 아는 능력은 형태항상성이다.

답 4)

108

초기 뇌졸중 환자의 재활에서 두 손을 모아 종이에 도장 찍기를 실시했다면 치료 목적으로 가장 타당한 것은?

1) 시너지 촉진
2) 고긴장의 억제
3) 섬세한 운동의 촉진
4) 마비된 손의 기능적 사용
5) 느리고 조절된 움직임의 촉진

109

뇌졸중 환자인 50세 여성은 요리 활동으로 부침개를 만들기를 하고 있다. 이 여성이 먼저 식용유를 두르지 않고 바로 부침개 믹스를 프라이팬에 올렸다면 어떤 문제인가?

1) 관념실행증
2) 언어 실행증
3) 구성실행증
4) 옷입기 실행증
5) 관념운동실행증

110

일반적으로 상지보다 하지의 약화가 특징인 경우는?

1) RA
2) ACA 경색
3) MCA 경색
4) Erb's palsy
5) Klumpke's palsy

문제해설

108 NDT 1단계이며, 중재의 종류는 NDT 테크닉이다. 치료 목적은 양측통합, 손의 기능적 사용, 신체정렬 촉진, 근긴장의 정상화, 감각입력 등이다. 시너지의 촉진은 Brunnstrom 치료의 개념이며, 고긴장은 Rood 치료법의 개념이다.

답 4)

109 관념실행증의 문제는 동작의 개념을 형성하지 못해 도구 사용의 어려움이 나타날 수 있고 운동의 순서에 혼란이 일어난다. 따라서 이 여성은 부침개를 부치는 순서의 혼란이 발생했기 때문에 관념실행증의 문제라고 볼 수 있다.

답 1)

110 전대뇌동맥(ACA : Anterior Cerebral Arteries)

- 증상(symptom)
  - 반대측(contralateral) 하지(L/E)의 약화(weakness)
    - 상지보다 더 심한 손상
- 실행증, 정신적 변화(mental change), 원시적 반사(primitive reflexes), 요실금 등
- 지적 기능의 손상
  - 혼동(confusion), 의지 상실(abulia), 느려짐(slowness), 산만함(distractibility), 보속증(perseveration), 기억 상실(amnesia), 지남력 상실(disorientation) 등
  - 전두엽에 혈액을 공급
- 하지의 감각 손상

답 2)

111

입체지각(stereognosis)을 통해 물건의 이름을 맞추려고 한다. 이 기능에 필요한 요소로 거리가 먼 것은?

1) 압박감
2) 위치감각
3) 물체의 색감
4) 물체의 무게
5) 물체의 질감

112

허혈성 뇌졸중의 원인과 가장 관계 깊은 것은?

1) 동맥류
2) 고혈압
3) 동정맥 기형
4) 자발적 출혈
5) 뇌 혈류량 감소

113

편마비 환자가 침상에서 구르기를 하고자 한다. 이때 마비된 어깨 관절의 자세로 타당한 것은?

1) 15° 굽힘
2) 45° 굽힘
3) 90° 굽힘
4) 120° 굽힘
5) 180° 굽힘

문제해설

111 입체 지각(stereognosis)

시각적 도움 없이 촉각의 느낌으로 물건들을 알아내는 것이다. 이때 접촉 압박감, 위치감각, 질감, 무게감 등을 이용하게 된다.

답 3)

112 뇌 출혈의 보편화된 원인

- 고혈압성 뇌내출혈
- 동맥류의 파열
- 동적맥의 기형으로 인한 출혈
- 자발적인 출혈

답 5)

113 해설내용 참조

답 3)

Explanation 편마비 환자의 구르기

방법	• 건측 손을 이용해 환측 손을 잡아 머리 위로 들어 올림 • 어깨관절은 80~90° 굽힘을 유지함 • 얼굴을 수직으로 들어 올려 구르기(rolling)를 수행함 • 환측 무릎관절(knee)과 엉덩관절(hip)은 부분적으로 굽힘시킴 • 팔을 던지며 구르기를 마무리함

114

설거지한 냄비를 올바른 위치에 정리하지 못하고 다른 냄비 뚜껑을 씌우려고 시도하는 대상자에게 행동으로 유추할 수 있는 증상은?

1) 편측무시(neglect)
2) 관념실행증(ideational apraxia)
3) 옷입기실행증(dressing apraxia)
4) 관념운동실행증(ideomotor apraxia)
5) 구성실행증(constructional apraxia)

115

다음은 어떤 종류의 기억 손상인가?

> 뇌손상 환자에게 5개의 그림을 30초간 보여준 후 몇 개를 기억할 수 있는지 물었다
> • 5개를 다 기억할 수 있다고 말함
> • 검사 결과 2개의 그림만 기억함

1) 초기억
2) 일화기억
3) 예측기억
4) 일상적 기억
5) 절차적 기억

116

브로카 실어증(Broca's Aphasia)의 특징으로 옳은 것은?

1) 문법착오증이 특징이다
2) 독해와 쓰기는 손상되지 않는다
3) 노래를 하지 못하지만 좋은 청각 이해력을 보인다
4) 청각적 이해와 피드백에 장애를 보이는 특징을 갖는다
5) 문장 구조가 복잡화되어 전보 발성이라고 불리기도 한다

문제해설

114 구성실행증은 환측에 모든 감각을 인지할 수 있음에도, 적절한 순서 및 자세에서 하나 또는 그 이상의 물체를 조립할 수 없는 증상을 말한다.

답 5)

115 2) 일화기억 : 생의 특별한날의 기억(예, 결혼기념일 생일 등)
3) 예측기억 : 스케줄 기억(예, 점심 약속 뒤 미팅 등)
4) 일상적 기억 : 친구 이름 및 가게 이름 등의 기억력
5) 절차적 기억 : 실행 순서를 기억

답 1)

116 브로카 언어상실증(Broca's Aphasia)
- 빈약한 발성과 문법 착오증이 나타나고 문법 착오증으로 문장 구조가 단순화되어 전보 발성이라고 함
- 빠르게 말하거나 문법적으로 복잡하거나 길게 말하는 것을 제외한 경우 좋은 청각 이해력을 보임
- 독해와 쓰기에 심각하게 영향을 받을 수 있으며 추가적으로 화폐 개념과 계산 능력에 문제를 가짐
- 노래 부르기는 가능함

답 2)

117

바닥핵 손상으로 인한 증상으로 가장 타당한 것은?

1) 안구진탕(nystagmus) 2) 조음장애(dysarthria)
3) 운동실조(ataxia) 4) 근긴장이상(dystonia)
5) 홈즈반동현상(holmes rebound phenomenon)

문제해설

117 해설내용 참조

답 4)

소뇌 손상의 대표적 증상들

Explanation

- 근긴장이상(dystonia), 무정위성 움직임, 무도증 등이 대표적 증상들이다.

운동 실조증 (Ataxia)	• 원인 : 소뇌병변 • 증상 - 비틀거리며 넓게 다리를 벌려 걷고, 팔의 흔들림(swing)이 없거나 감소되어 있음 - 폭의 길이가 일정치 않고, 병변이 있는 쪽으로 쓰러지려는 경향을 보임 - 안정이 결여된 자신의 자세를 교정하려는 경향을 보임 - 움직임의 시작이 잘 되지 않고, 운동범위와 힘에 문제가 있으며, 움직임 속도의 정확성에 오류가 있는 것처럼 보임
반복 불능증 (Adiadochokinesis)	• 정의 : '엎침과 뒤침' 또는 '팔꿈치 굽힘과 폄'과 같은 빠른 동작을 수행할 수 없는 상태를 의미함 • 평가 : 틀 안에서 10초 동안 얼마나 많은 원을 만들 수 있는지를 평가함 - 원은 뒤침과 엎침의 최대 반복으로 만들어짐 - 손상되지 않은(또는 덜 손상된) 쪽을 먼저 시행하는 것이 바람직함
운동측정 장애 (Dysmetria)	• 정의 : 움직임의 목표에 도달하기 위해 필요한 관절가동범위(ROM)를 판단하기 어려운 상태 • 두 종류의 측정 장애 - 측정과대증 : 목표에 지나치는 것 - 측정과소증 : 목표에 도달하지 못하는 것
협동운동이상 (근실조, Dyssynergia)	• 정의 : 문자 그대로 협동운동이 어려운 상태를 의미함 • 증상 - 수의적인 움직임이 부분적으로 해체되어 갑작스런 움직임으로 나타남 - 조음과 발성에 나타나기도 함 • 원인 : 소뇌병변의 결과임
홈즈의 반동현상 (Rebound phenomenon of Homes)	• 부딪히는 것을 피하기 위해 동작을 재빠르게 멈추거나 취하지 못함 예) 치료사가 잡고 있던 손을 갑자기 놓게 될 경우 자신의 손으로 자신의 얼굴을 때리는 경우
안구 진탕증 (Nystagmus)	• 정의 : 안구가 상하전후 또는 돌림 방향으로 불수의적 움직임이 나타나는 증상 • 원인 : 안뜰계(정전계), 뇌줄기나 소뇌병변의 결과로 나타남
조음장애 (눌어증, Dysarthria)	• 정의 : 소뇌성 병변으로 인한 언어영역의 부조화로 파열음이나 불분명한 발음을 구사함 • 증상 : 말소리가 고음이거나 비음에 가까우며 떨림이 있음

118

다음 보기 중 밀기증후군(Pusher syndrome)의 임상적 징후 설명으로 옳은 것은?

1) 얼굴 표현력이 정상이다
2) 건측 방향으로 옮겨 앉기는 정상이다
3) 호흡이 강해 음이 단조롭지 않고 목소리가 크다
4) 손상측으로부터의 자극을 지각하는 능력이 감소한다
5) 체중을 건측으로 옮기는 것에 대해 어려워하지 않는다

119

베르니케 언어상실증(Wernicke's Aphasia)의 특징으로 옳은 것은?

1) 수학적 능력에 제한이 없다
2) 발성은 과도한 속도와 유창함을 보인다
3) 발성에 대한 특징을 전보 발성이라 한다
4) 읽기와 쓰기에서의 이해능력에 제한이 없다
5) 복잡하거나 길게 말하는 것을 제외한 경우 좋은 청각 이해력을 보인다

120

일과성 허혈증(Transient Ischemic Attacks(TIA))에 대한 설명으로 옳은 것은?

1) 뇌졸중의 신호로 여겨지지 않는다
2) 일과성 허혈증은 24시간을 넘기지 않고 완전히 회복된다
3) 일과성 허혈증은 갑작스럽게 진행되어 1주일 이내로 지속된다
4) 일과성 허혈증은 느린 속도로 진행되며 수 분에서 수 시간 이내로 지속된다
5) 일과성 허혈증에 의하여 혈관성 질환이 발생되었다면 재활적 방법을 환자에게 알려준다

문제해설

118 얼굴 표현력이 감소된다. 건측 방향으로 옮겨 앉기가 어렵다. 체중을 건측으로 옮기는 것에 대해 강하게 저항한다. 호흡이 약해 음이 단조롭고 목소리가 가 작다.

답 4)

119 베르니케 언어상실증 (Wernicke's Aphasia)

- 유창하고 좋은 발음의 착어적 발성을 가진 청각적 이해와 피드백에 장애를 보임
- 발성은 과도한 속도와 유창함을 보임
- 의미없는 단어를 이용하여 빠른 발성을 한다.
- 읽기와 쓰기에서의 이해능력, 수학적 능력에 장애가 발생된다.

답 2)

120 일과성 허혈증(Transient Ischemic Attacks(TIA))

- 경미하게 단절되거나 반복적인 신경계 이상증상으로 특성 지어짐
- 갑작스럽게 진행되어 수 분에서 수 시간 이내로 지속되며 24시간을 넘기지 않고 완전히 회복됨
- 임박한 뇌졸중의 신호로 여겨짐
- TIA에 의하여 혈관성 질환이 발생되었을 때는 혈류를 정상적으로 하기 위한 수술 중재가 필요함

답 2)

121

우세 뇌반구 손상 시 나타나는 일반적 증상으로 타당한 것은?

1) 계산 불능증이 나타난다
2) 주의력 결핍증이 나타난다
3) 지리적 기억상실이 발생한다
4) 질병인식 불능증이 나타난다
5) 시·지각기능 장애와 편측무시가 나타난다

122

다음은 부종에 따른 치료 방법 중 하나이다. 각 빈칸에 들어갈 말로 옳은 것은?

- 치료법 : ○○○
- 방법 : 20분 동안 각 1분씩, 찬물과 미지근한 물을 번갈아 실시
- 주의점 : 반드시 ○○에서 시작하여 ○○에서 끝내도록 함

1) 파라핀 – 찬물 – 찬물
2) 대조욕 – 찬물 – 찬물
3) 파라핀 – 찬물 – 미지근한 물
4) 대조욕 – 찬물 – 미지근한 물
5) 파라핀 – 미지근한 물 – 미지근한 물

123

상지의 완전한 회복이 없더라도 양측 활동이 폭 넓게 가능하도록 훈련을 제공하는 동시에 움직임의 속도를 증진시키는 활동을 환자에게 제공하였다. 예상되는 브론스트롬 단계는?

1) 1～2단계
2) 2～3단계
3) 3～4단계
4) 4～5단계
5) 5～6단계

문제해설

121 우세 반구(좌반구) 손상 시 나타날 수 있는 증상

- 말하기 및 언어표현에 관한 증상이 나타남
- 실어증, 필서증, 계산불능증, 좌우 혼돈, 손가락 실인증이 나타난다.
- 나머지 보기는 비우세 반구(우반구) 손상 시 나타난다.

답 1)

122 부종을 위한 치료방법은 올리기(elevation), 대조욕(contrast bath), 능동관절운동(AROM), 입박(compression)이 있다. 이 중 대조욕은 20분간 각 1분씩, 찬물과 미지근한 물을 번갈아 실시하는 방법으로, 반드시 찬물에서 시작하여 찬물에서 끝내도록 해야 한다. 가능한 욕조를 높이 위치시키며 능동 운동과 함께 실시한다.

답 2)

123 6단계에서는 길항반복운동 같은 속도를 증진하는 활동을 한다.

답 5)

124

프레스톤 스케일(Preston's hypertonicity scale)로 측정 가능한 뇌손상 유형은?

1) 척수 손상
2) 소뇌 손상
3) 바닥핵 손상
4) 관자엽 손상
5) 일차운동겉질 손상

125

뇌졸중의 부위 중 지적손상과 하지손상이 특징인 뇌혈관은?

1) PCA
2) ACA
3) Cerebellar artery
4) MCA upper trunk
5) MCA lower trunk

문제해설

124 프레스톤 스케일은 바닥핵 손상시 발생하는 rigidity 측정이 가능한 도구이며, 일차운동겉질 손상 시 나타나는 spasticity는 측정이 어렵다.

답 3)

125 해설내용 참조

답 2)

앞대뇌동맥(ACA : Anterior Cerebral Arteries)의 증상(symptom)

Explanation

1. 반대쪽(contralateral) 하지(L/E)의 약화(weakness)가 특징임
2. 일반적으로 상지보다 하지의 손상이 더 큰 것이 특징임
3. 실행증, 정신적 변화, 원시 반사(primitive reflexes), 요실금 등이 나타남
4. 지적 기능의 손상
   1) 혼동(confusion), 의지 상실(abulia), 느려짐(slowness), 산만함(distractibility), 판단력 손상, 통찰력 손상, 보속증(perseveration), 기억 상실(amnesia), 지남력 상실(disorientation) 등이 나타남
   2) 전두엽에 혈액을 공급하기 때문에 지적기능의 손상이 발생함
5. 하지의 감각 손상이 나타남
6. 요실금이 나타남
7. 보행장애가 나타남 : 'ataxia'가 특징임
8. 주 손상 부위는 전두엽 및 두정엽이 됨

126

다음 활동들 중 개념적(관념적, ideational) 실행증에 해당하는 사례는?

1) 연필로 머리를 빗는다
2) 라면을 먼저 넣고 물을 끓인다
3) 그림속의 블록을 실제로 쌓지 못한다
4) 양치질을 흉내낼 수 있지만 실제로는 못한다
5) 주머니 속의 열쇠를 만졌지만 무엇인지 알지 못한다

127

뇌졸중 환자인 60대 여성은 인지손상으로 인해 진화를 하는 동시에 메모하기에 어려움을 겪고 있다. 어떤 능력의 문제인가?

1) 이동적 집중력(shift attention)
2) 선택적 집중력(select attention)
3) 지속적 집중력(sustain attention)
4) 분리된 집중력(divided attention)
5) 반응적 집중력(detect/react attention)

128

'MCA infarction' 이 2개월 전에 생긴 오른쪽 편마비 환자는 현재 재활병동에 입원중이다. 이 환자의 증상으로 옳은 것은?

1) 실조증이 나타난다
2) 의도성 진전이 나타난다
3) 팔보다 다리에 많이 침범된다
4) 무도무정위 동작이 나타난다
5) 얼굴에서 마비증상이 나타난다

문제해설

126 개념적(ideational) 실행증

- 동작의 개념을 형성할 수 없음
- 실제 물건들을 적절히 사용할 수 없는 실행증임
- 최근 'conceptual aprixia'라고도 함
- 적절한 순서로 동작을 구성하기 어려움(예, 숟가락으로 글씨쓰기)
- 지시 또는 자동적 실행능력이 없음

답 1)

127 분리된 집중력(divided attention)

동시에 두 가지 이상의 자극을 유지하는 집중력

예) 운전하며 라디오 듣기, 전화하며 주소 적기 등

답 4)

128 Middle Cerebral Artery (MCA; 중간대뇌동맥)

- 뇌졸중의 가장 일반적인 원인
- 반대쪽 팔, 얼굴, 혀 등의 편측마비, 감각장애, 반대쪽 반맹증을 일으킨다.

우세대뇌반구 손상	비우세반구 손상
• 실어증 • 손상이 있는 쪽을 향해 머리와 목의 심한 편위가 있다.	• 질병인식불능증 (anosognosia) • 편측무시 (unilateral neglect) • 수직 지각 손상 (vertical perception) • 시공간 장애 (visual spatial) • 보속증(perseveration)

답 5)

신경계작업치료 I

129

뇌졸중 발생 후 회복을 기대할 수 있는 좋은 예후에 해당하는 것은?

1) 구축이 있는 경우
2) 근긴장이 없는 경우
3) 신체도식이 있는 경우
4) 뇌졸중 과거력이 있는 경우
5) 근긴장이 6개월 이내에 돌아오는 경우

130

좌측 편마비 환자인 50대 여성은 Lt. visual field deficit과 hemi-inattention을 동시에 지니고 있다. 이 환자의 문제로 가장 타당한 것은?

1) 복시
2) 실인증
3) 시각무시
4) 집중력 장애
5) 깊이 지각 손상

131

다음 검사의 목적은?

> 30초 동안 20, 19, 18, 17, 16, 15 …… 1까지 세게 한다

1) 단기기억 검사
2) 계산능력 검사
3) 지속집중력 검사
4) 교대집중력 검사
5) 의미적기억 검사

문제해설

129

나쁜 예후	• 발병 시 혼수상태일 경우 • 나쁜 인지 기능을 보일 경우 • 심한 편부전마비(hemiparesis)가 있는 경우 • 뇌졸중 과거력을 지닌 경우 • 심혈관 질환이 있는 경우
좋은 예후	• 근 긴장과 운동기능이 2주 내에 돌아온 경우 • 완전한 감각과 지각을 지닌 경우 • 좋은 인지기능을 가진 경우 • 완전한 신체도식(body scheme)이 있는 경우 • 낮은 경직(spasticity)이 있는 경우 • 구축(contracture)이 없는 경우 • 선택적 움직임이 가능한 경우

답 3)

130 Lt. visual field deficit + hemi-inattention = visual neglect

답 3)

131 웨슬러 기억검사에서 지속 집중력 항목이다.

답 3)

132

55세 남성이 다음과 같은 문제를 지니고 있다면 이 남성의 질환은?

- 회복은 점진적이다
- 인지장애가 나타난다
- 발병 초기에 편측에 이완이 나타났다

1) RA
2) SCI
3) CVA
4) post polio syndrome
5) Guillian barre syndrome

문제해설

132 해설내용 참조

답 3)

뇌졸중 환자의 전형적 문제들(Typical problems)

Explanation

1. 운동(motor problems)

1) **자세조절**(postural control)
   - 편마비 환자의 운동에서 가장 큰 문제점은 수의적 움직임(voluntary movement)에 영향을 미치는 자세조절(postural control)이 됨

2) **근 긴장**(tone)**의 변화**
   (1) 이완(flaccidity)은 뇌졸중(CVA) 초기의 대표적 증상이 됨
   (2) 혼합된 긴장(mixed tone)이 이완기 이후에 나타남
   이완(flaccidity)과 경직(spasticity)이 혼합된 형태임
   (3) 경직(spasticity)은 뇌졸중 이후 운동을 방해하는 가장 일반적인 문제가 됨
   ① 비정상적인 감각 되먹임(sensory feedback)을 제공함
   ② 길항근(antagonist muscle)을 약화시킴
   ③ '통증의 증가 → 통증은 두려움을 증가 → 두려움은 경직을 → 증가시킴'
   악순환의 고리가 반복됨
   - 감정, 온도, 신체적 노력, 수행 등이 영향을 미칠 수 있음

133

다음에서 설명하는 집중력은?

- 종이접기하면서 50까지 숫자세기
- 그림을 그리며 동시에 50에 2를 지속적으로 더해 나가기

1) 이동 집중력(shift attention)
2) 선택 집중력(select attention)
3) 지속 집중력(sustain attention)
4) 분리 집중력(divided attention)
5) 탐색 집중력(detect/react attention)

134

다음 사례의 중재가 적절한 뇌졸중 환자의 회복 단계는?

- 치료 내용 : 팔꿉관절에 호(arc) 운동 제공
  - 팔꿈치 굽힘을 만들기 위해 호를 그리는 운동을 실시함
  - 스케이트보드를 이용해 두 가지 형태의 상지 움직임을 교차적으로 반복함
    - ◦어깨관절 수평모음+아래팔 엎침+팔꿉관절 굽힘
    - ◦어깨관절 수평벌림+아래팔 엎침+팔꿉관절 폄

1) NDT 1단계
2) NDT 2b단계
3) 브론스트롬 1단계
4) 브론스트롬 2~3단계
5) 브론스트롬 4~5단계

문제해설

133 1) 이동적 집중력(shift attention)
- 다른 자극과 서로 교대로 집중할 수 있는 집중력
  - 색이 다른 두 가지 구슬을 교대로 끼우기
  - 'AABBAABBAABB' 따라 쓰기

2) 선택적 집중력(select attention)
- 다양한 환경적 자극 중 특정 자극에만 집중할 수 있는 능력
  - 여러 색의 적목(block) 중 붉은색 적목만 골라내기
  - 문장 속에서 '가'라는 글자만 골라내기
  - 여러 모양 중 삼각형만 골라내기

3) 지속적 집중력(sustain attention)
- 특정 활동을 지속할 수 있는 집중력

4) 분리된 집중력(divided attention)
- 동시에 두 가지 이상의 자극을 유지하는 집중력
  - 운전하며 라디오 듣기, 전화하며 주소 적기 등

5) 탐색/반응적 집중력(detect/react attention)
- 주위 환경에 반응하는 능력
- 특정 자극을 찾는 능력
  - 다양한 소리들 속에 특정 소리 찾기, 여러 색 중 특정 색 찾기

답 3)

134 NDT 2a 단계의 환자나 시너지로부터 벗어나는 움직임이 필요한 브론스트롬 4단계 이상의 환자에게 필요하다.

답 5)

135

다음과 같은 증상을 유발하는 뇌동맥 손상 유형은?

> 손가락 인식불능증, 이름못대기증, 쓰기언어불능증, 계산못함증, 읽기언어상실증

1) 척추동맥 손상
2) 앞대뇌동맥 손상
3) 뒤대뇌동맥 손상
4) 안쪽 뇌바닥동맥 손상
5) 상부 중간대뇌동맥 손상

136

다음에 설명된 뇌졸중 평가도구는?

> 15가지 항목으로 이루어진 뇌졸중 평가 양식 : 의식상태, 시력, 눈동자 외의 움직임, 안면 조절, 사지 힘, 운동실지, 감각, 말과 언어

1) Rankin Scale
2) NIH Stroke Scale
3) Frenchay Activities Index
4) Canadian Neurological Scale
5) Functional Test for the Hemiparetic Upper Extremity

137

뇌졸중 환자의 전형적인 비정상 앉기 자세로 옳지 않은 것은?

1) 손상측 어깨의 뒷당김(retraction)이 있다
2) 한쪽 외측몸통근육은 단축되어 있고, 반대쪽은 신장되어 있다
3) 척추를 후면 촬영으로 볼 때 굽힘 되어 있다
4) 엉덩관절은 모음/벌림과 안쪽/가쪽 돌림의 자세를 유지하고 있다
5) 골반은 후방골반경사를 하고 있다

문제해설

135 뒤대뇌동맥 손상시 반맹증, 시각인식불능, 겉질시각상실, 시공간장애, 좌우 식별 부전, 손가락 인식불능증, 이름못대기증, 쓰기언어불능증, 계산못함증, 읽기언어상실증 등의 증상이 발생할 수 있다.

답 3)

136
- Rankin Scale : 장애정도 6단계
- Frenchay Activities Index : IADL 평가
- Canadian Neurological Scale : 8가지 항목
- Functional Test for the Hemiparetic Upper Extremity : 17가지 팔과 손의 기능적 과제

답 2)

137 4)는 기능을 위해 편리한 정상 앉기 자세이다.
뇌졸중환자의 전형적인 비정상 앉기 자세는 엉덩관절이 모음 되어 무릎이 닿거나 손상측 엉덩관절이 가쪽돌림되어 무릎들이 벌어지는 자세를 하고 있다.

답 4)

138

뇌졸중 환자인 62세 남성은 컴퓨터로 엑셀 프로그램을 사용할 수 있다. 이 남성에게 어떤 질문을 했더니 "3년 전 종로에 위치한 A학원에서 이 프로그램을 배웠으며, 강사의 이름은 홍길동이다." 라고 정확히 답하였다면 이 남성이 사용한 기억력은?

1) 명백(explicit) 기억력
2) 함축(implicit) 기억력
3) 순차(procedure) 기억력
4) 일상(every day) 기억력
5) 예측(prospective) 기억력

문제해설

138 명백 기억력(explicit memory)

- 그 정보의 근본에 대한 기억
  - 언제, 어디서, 누구에게 배웠는지를 아는 기억

함축적 기억력(implicit memory)

- 그 근본 정보를 알고 있지만 표현하지는 못함
  - 사례 : 정해진 치료 시간이 치료사의 개인 사정으로 취소됨을 통보받은 환자
    - 그 시간 다른 곳에서 다른 활동을 하고 있을 때 "왜 치료를 받지 않고 이곳에 있냐?"는 질문에 답하지 못함
    - 환자는 근본 정보를 가지고 적합한 행동을 했음에도 불구하고 설명하지 못함

답 1)

139

뇌졸중 과거력이 있는 55세 여성은 그날 오후의 약속을 기억하지 못해 약속장소에 나가지 못하였다. 어떤 기억력 손상인가?

1) 명백(explicit) 기억력
2) 함축(implicit) 기억력
3) 순차(procedure) 기억력
4) 일상(everyday) 기억력
5) 예측(prospective) 기억력

139 해설내용 참조

답 5)

기억력의 종류

Explanation

1. 서술적 기억력(declarative memory)

1) 암기나 정보의 재생산 능력, 회상 능력을 말함
2) 종류
   (1) 삽화적 기억(episodic memory) : 개인의 과거 및 경험에 대한 기억
   (2) 의미적 기억(semantic memory) : 일반인의 기본상식, 언어 또는 사회적 규범 등

2. 명백 기억력(explicit memory)

그 정보의 근본에 대한 기억 : 언제, 어디서, 누구에게 배웠는지를 아는 기억

3. 함축적 기억력(implicit memory)

1) 함축적 기억력(implicit memory)의 반대 개념
2) 그 근본 정보를 알고는 있지만 표현하지 못함
3) 사례 : 정해진 치료 시간이 치료사의 개인 사정으로 취소됨을 통보받은 환자
   (1) 그 시간 다른 곳에서 다른 활동을 하고 있을 때 “왜 치료를 받지 않고 이곳에 있냐?”는 질문에 답하지 못함
   (2) 환자는 근본 정보를 가지고 적합한 행동을 했음에도 불구하고 설명하지 못함

4. 순차적 기억력(procedure memory)

순차적으로 특정 활동을 할 수 있는 기억력
→ 샌드위치 만들기, 커피 만들기 등을 적절한 순서를 따라 수행함

5. 일상적 기억력(everyday memory)

일상생활과 관련된 정보들을 기억하는 능력
→ 진료 약속 스케줄, 치료사의 이름 등을 기억함

6. 예측 기억력(prospective memory)

가까운 미래의 사건을 기억하는 기억력
→ 오후의 약속 스케줄을 기억하는 것

140

편마비 환자의 전형적 자세로 옳은 것은?

1) 아래팔 : 뒤침(supination)
2) 팔꿉관절 : 폄(extension)
3) 어깨뼈 : 내림(depression), 퇴거(retraction)
4) 손목 : 굽힘(flexion), 노뼈 편위(radid deviation)
5) 어깨관절 : 벌림(abduction), 바깥돌림(external rotaion)

문제해설

140 편마비 환자의 전형적인 자세

- 상지(U/E)
  - scapular : depression, retraction
  - shoulder : adduction, internal rotation
  - elbow : flexion
  - forearm : pronation
  - wrist : flexion, ulnar deviation
  - fingers : flexion
- 하지(L/E)
  - pelvis : posterior elevation, retraction
  - hip : internal rotation, adduction, extension
  - knee : extension
  - ankle : plantar flexion, supination, inversion
  - toe : flexion

답 3)

141

46세 여성은 'Rt. PCA infarction'이라는 진단을 받았다. 이 여성에게 예상되는 증상으로 가장 타당한 것은?

1) 감정장애
2) 시력손상
3) 베르니케 실어증
4) 브로카스 실어증
5) 상지보다 심한 하지 손상

142

작업치료사는 뇌졸중 환자인 60세 여성에게 고리(ring) 끼기 활동을 제공하고 있다. 마비된 쪽에 고리를 제공하면 반대쪽에 있는 막대에 고리를 넣는 과제이다. 치료사가 기대할 수 있는 효과로 가장 거리가 먼 것은?

1) 몸통돌림을 촉진할 수 있다
2) 체중이동을 촉진할 수 있다
3) 보상적 접근법을 통한 기능 훈련이다
4) 마비된 쪽에 감각입력을 제공할 수 있다
5) 마비된 상지를 활동에 참여시킬 수 있다

143

60대 홍○○씨는 'Rt MCA inf.'으로 진단 받았으며, 1년이 지난 지금은 뇌졸중 환자들이 가지고 있는 전형적인 자세를 취하고 있다. 예상되는 홍 씨의 자세는?

1) 손상된 쪽의 무릎 관절은 폄 자세를 유지하고 있다
2) 손상된 쪽의 팔꿉 관절은 폄 자세를 유지하고 있다
3) 손상된 쪽의 어깨 관절은 벌림 자세를 유지하고 있다
4) 손상된 쪽의 엉덩 관절은 바깥돌림 자세를 유지하고 있다
5) 손상된 쪽의 손목 관절은 약간 폄되어 있고 노쪽 편위 자세를 유지하고 있다

문제해설

141 후대뇌동맥 (PCA : Posterior Cerebral Artery)

- 증상(symptom)
  - 실독증(alexia), 수의적(voluntary) 운동의 장애, 입체 실인증(astereognosis) 기억력 손상, 시각적 실인증(agnosia), 감각 및 운동 소실 등
- 손상 부위
  - 후두엽과 측두엽의 하면 중간(medial and inferior aspect)
  - 뒤뇌량(posterior corpus callosum)
  - 중뇌(midbrain) 및 시상(thalamus)

답 2)

142 보상적 접근법이 아닌 치료적(remedial) 접근법이며, NDT 치료의 근긴장 정상화 기술의 사례이다. 마비된 상지를 체중지지에 이용하므로 활동에 참여시킬 수도 있다.

답 3)

143 해설내용 참조

답 1)

144

47세 남성은 뇌졸중 후 사지에 근 긴장도(muscle tone) 문제가 발생하였다. 치료사 K씨는 뇌졸중 이후 발생되는 전형적인 근 긴장도 형태를 지닌 환자라고 보고하고 있다. 예측되는 이 남성의 자세는?

1) 아래팔의 뒤침(supinetion)
2) 어깨뼈의 올림(elevation)
3) 엉덩 관절의 바깥돌림(external rotation)
4) 손목 관절의 자뼈 편위(ulnar deviation)
5) 어깨 관절의 바깥돌림(external rotation)

문제해설

144 해설내용 참조

답 4)

뇌졸중(CVA) 후 나타나는 전형적 자세

Explanation

1. 상지(U/E)

1) 어깨뼈(scapular) : 내림(depression), 퇴거(retraction)
2) 어깨관절 : 모음(adduction), 안쪽돌림(internal rotation)
3) 팔꿉관절(elbow) : 굽힘(flexion)
4) 아래팔(forearm) : 엎침(pronation)
5) 손목 : 굽힘, 자뼈 편위(ulnar deviation)
6) 손가락 : 굽힘(flexion)

2. 하지(L/E)

1) 골반(pelvis) : 후방 올림(posterior elevation), 퇴거(retraction)
2) 엉덩관절(hip) : 안쪽돌림, 모음, 폄(extension)
3) 무릎관절(knee) : 폄(extension)
4) 발목(ankle) : plantar flexion, 뒤침(supination), 내번(inversion)
5) 발가락(toe) : 굽힘(flexion)

145

뇌졸중을 지닌 60세 남성은 뇌졸중 이후 치료사의 도움으로 특정 활동을 하고 있다. 치료사는 마비된 쪽으로 과제물을 제공하고 있으며, 환자는 긴 의자에 앉아 치료사에 의해 마비된 팔꿈치를 지지받고 있다. 어떤 종류의 치료이며, 목적은 무엇인가?

1) NDT이며 감각입력이 목적이다
2) 감각통합치료이며 감각조절이 목적이다
3) 생역학적 접근법이며 ROM 증진이 목적이다
4) 브론스트롬 접근법이며 신체정렬이 목적이다
5) PNF이며 양손통합과 대운동 협응력 증진이 목적이다

문제해설

145 해설내용 참조

답 1)

NDT의 근긴장 정상화 기술

Explanation

1. 손상된 쪽으로 체중지지(weight bearing over affected side)하기

1) 근 긴장을 조절(regulate)하며, 정상범위로 근 긴장을 유도할 수 있는 가장 효과적인 방법이 됨
2) 저긴장(low tone)을 지닌 환자
   • 긴장을 촉진시킴
3) 고긴장(high tone)을 지닌 환자
   • 긴장을 억제함
4) 고유수용성(proprioceptive) 감각의 입력을 제공함
   (1) 측면에 대한 인식(awareness)을 제공하므로 편측 무시(neglect)를 감소시켜줌
   (2) 회복의 매 단계에 긍정적인 효과를 얻을 수 있음
5) 체중지지의 사례
   (1) 침대에서 손상된 쪽으로 누움(side lying position)
   (2) 보행 훈련 시 'stance phase' 시기의 체중지지
6) 상지(U/E)에 체중지지하기
   (1) 어깨뼈(scapular)의 자세
      • 전방돌출(forward protraction), 올림(elevation), 상방돌림(upward rotation)
   (2) 방법
      ① 어깨뼈의 자세를 만든 후 환자의 손이 매트(또는 긴 의자)에 놓이게 됨
      ② 손목의 과도한 폄을 예방하기 위해 엉덩관절(hip)에서 조금 떨어진 곳에 손을 위치시킴
         • 위팔뼈는 바깥돌림되며, 팔꿈치는 폄됨
      ③ 환자의 팔꿈치가 무너지지 않도록 적절히 보조해주어야 함
      ④ 손에 통증이 있거나 부종이 있는 경우에 사용할 수 없음(금기대상)

146

치료사는 환측에서 환자의 환측 상지를 도우며 테이블 닦기를 보조하였다. 기대할 수 있는 효과는?

1) 구축을 예방한다
2) 팔의 통증을 감소시킨다
3) 전방골반 자세를 촉진한다
4) 상호간 의사소통을 촉진한다
5) 환측 팔의 목적 있는 움직임을 유도한다

문제해설

146 해설내용 참조

답 5)

NDT 테크닉 : 상지를 활동에 통합하기(Incorporating the upper extremity into activity)

Explanation

1. 3가지 방법

- 체중지지(weight bearing), 양측 활동(bilateral activity), 가이딩(guiding)

2. 두 손 합쳐 잡기(clasped together)의 7가지 목적

1) 환측의 지각(awareness)을 증진
2) 환측의 감각 입력을 증진
3) 환측을 시야(visual field) 내로 가져옴
4) 환측 팔의 목적 있는 움직임을 시작
5) 굽힘 시너지를 억제
6) 손가락(finger)과 엄지의 벌림을 발달시킴
7) 도움 없이 수행 가능한 반사억제(reflex-inhibition) 패턴을 환자에게 교육

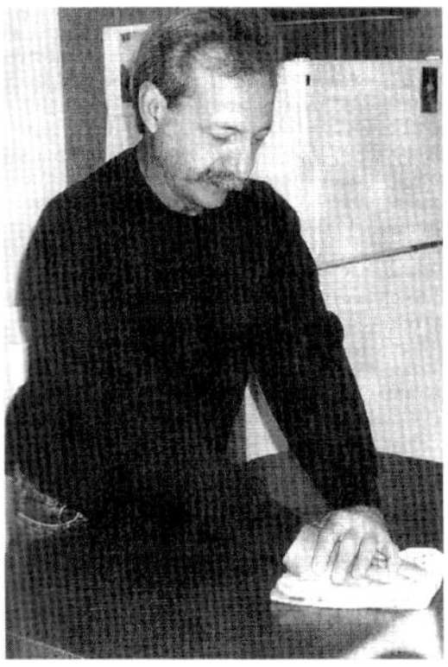

기능적 활동의 양손 사용

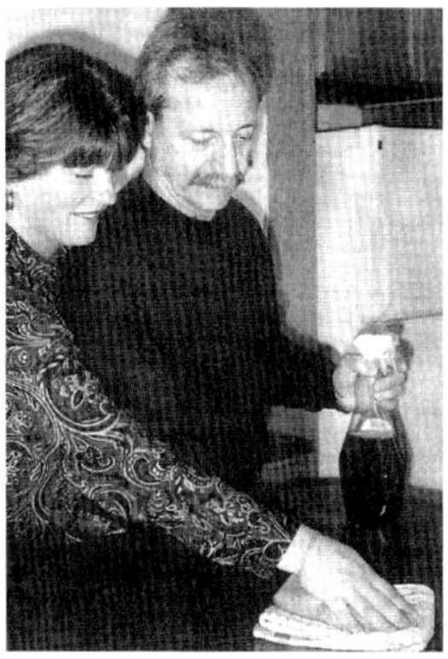

상지 가이딩(guiding)

147

빨간색, 노란색, 초록색, 파란색 적목 중에서 파란색 적목을 골라 쌓을 수 있을 때 가장 필요한 집중력은?

1) 변화적 집중력(shift attention)
2) 지속적 집중력(sustain attention)
3) 동시적 집중력(divided attention)
4) 초점적 집중력(focused attention)
5) 선택적 집중력(selective attention)

148

카레를 만들면서 친구와 대화를 나누는 것은 어떤 집중력과 관련된 것인가?

1) 전환 집중력(shift attention)
2) 분리 집중력(divided attention)
3) 초점적 집중력(focused atteneion)
4) 선택적 집중력(selective attention)
5) 지속적 집중력(sustained atteneion)

149

청각적 이해력이 좋고, 언어 표현이 유창하지만 말을 따라하지 못하는 실어증은?

1) 명칭 실어증
2) 브로카 실어증
3) 전도성 실어증
4) 베르니케 실어증
5) 겉질경유 운동 실어증

문제해설

147 환경에서 오는 여러 자극 중 원하는 자극에만 집중하는 능력은 선택적 집중력(selective attention)이다.

답 5)

148 두 가지 과제에 대해 동시에 주의를 주어야 하는 분리 주의(= 동시 집중, 분리 집중)를 필요로 하는 과제이다. 분리 주의는 적어도 두 과제 중 한 과제는 자동화된 것이어야 한다.

답 2)

149
- 명칭 실어증 : 아래 관자엽 뒤쪽 손상과 관련되며 유창학고 문법적으로 정확하나 적절한 단어를 찾지 못해 묘사적 문구를 사용함
- 브로카 실어증 : 청각적 이해력은 좋지만 발음이 느리고 불분명, 말을 따라하는 것은 어려움
- 베르니케 실어증 : 청각적 이해력이 떨어지지만 발음은 좋고 유창하나 대화를 이해하지 못하여 의미 없는 단어를 사용하거나 상황에 맞지 않는 대답을 함, 말을 따라하지 못함
- 겉질경유 운동 실어증 : 청각적 이해력은 좋음, 언어 표형이 유창하지 못함, 말을 정확하게 따라함

답 3)

150

Lt. MCA infarction 환자가 지팡이를 사용하여 계단을 오르고 내릴 때 순서가 옳은 조합은?

1) 오름 : 왼발 → 지팡이 → 오른발
   내림 : 지팡이 → 오른발 → 왼발
2) 오름 : 왼발 → 지팡이 → 오른발
   내림 : 지팡이 → 왼발 → 오른발
3) 오름 : 왼발 → 지팡이 → 오른발
   내림 : 왼발 → 지팡이 → 오른발
4) 오름 : 오른발 → 지팡이 → 왼발
   내림 : 지팡이 → 오른발 → 왼발
5) 오름 : 오른발 → 지팡이 → 왼발
   내림 : 지팡이 → 왼발 → 오른발

151

오른쪽 편마비 환자의 손에 부종을 감소시키는 방법으로 가장 적절한 것은?

1) 능동보조운동을 제공한다
2) 심장보다 낮은 곳에 손을 둔다
3) 팔걸이를 하여 손을 고정시킨다
4) 몸 쪽에서 먼 쪽으로 마사지 한다
5) 따듯한 물에 10분 정도 손을 넣어 둔다

152

내일 친구와 함께 미술관에 가는 것을 기억하는 기억력은?

1) 삽화기억(epsodic memory)
2) 작업기억(working memory)
3) 의미기억(semantic memory)
4) 장기기억(long term memory)
5) 예견기억(prospective memory)

문제해설

150 계단을 오를 때 건강한 발이 먼저 올라가야하고 내려올 때는 손상측이 먼저 내려오게 된다. 지팡이의 경우 손상측과 같이 이동하거나 손상측보다 먼저 내딛는다. Lt MCA infraction의 경우 손상측이 오른쪽 편마비이기 때문에 계단을 오를 때 '왼발 – 지팡이 – 오른발' 순서로 계단을 내려올 때 '지팡이 – 오른발 – 왼발' 순서로 내려온다.

답 1)

151 부종감소를 위해 심장보다 높게 위치시키고, 먼 쪽에서 몸 쪽으로 마사지, 찬물에서 시작하여 찬물로 대조욕을 하고, 관절가동범위를 유지(능동 또는 능동보조운동), 압박을 취해주어야 한다.

답 1)

152 예견기억(prospective memory)은 앞으로 일어날 일에 대한 질문으로 과거에 대한 기억이 아닌 미래에 대한 기억은 예견기억이다.

답 5)

153

다음 환자의 증상으로 타당한 것은?

> 뇌졸중 환자인 K씨는 빗등 쪽으로 빗질을 하고 있다

1) 실조증
2) 무도증
3) 구강실행증
4) 구성실행증
5) 관념운동실행증

154

다음 설명의 내용 중 L씨에게 가장 부합한 증상은?

> 뇌손상 환자인 K씨는 시각을 차단한 상태로 손으로 물체를 만지므로 농구공, 축구공, 야구공을 구별하였지만 같은 병실의 L씨는 불가능하였다

1) 변시증(metamorphosia)
2) 안면실인증(prosopagnosia)
3) 동시실인증(simultanognosis)
4) 입체인식불능증(astereognosis)
5) 형태항상성장애(form-constancy dysfunction)

155

다음 활동에 가장 필요한 능력은?

> • 운전을 하면서 옆 사람과 대화하기
> • 친구와 약속을 정하면서 만남 장소를 검색하기

1) 주의력 분배(divided attention)
2) 초점 주의력(focused attention)
3) 주의력 유지(sustained attention)
4) 주의력 전환(alternation attention)
5) 선택적 주의력(selective attention)

문제해설

153 빗을 용도에 맞게 사용은 하고 있으나 잘못된 방법으로 사용하는 것은 관념운동실행증이다. 사물에 대한 사용용도나 개념은 정확하나 동작이 부자연스러우며 도구 사용의 숙련도가 떨어지는 증상을 보인다.

답 5)

154 1) 변시증 : 크기와 무게의 물리적 속성에 대한 물체의 시각적 뒤틀림
2) 안면실인증 : 얼굴을 인지하고 구별하는 것
3) 동시실인증 : 시각적은 배열을 해석
4) 입체인식불능증 : 시각적 단서 없이 촉각적 지각에 의해 인식할 수 있는 기술
5) 형태항상성 : 장소, 위치, 크기에 구별 없이 여러 형식, 모양, 사물을 인식하는 능력

답 4)

155 운전을 하면서 옆 사람과 대화를 하거나, 친구와 약속을 정하며 만남장소를 검색하는 것은 동시에 두 가지 과제를 분리하여 집중하는 주의력 분배 능력을 요구하는 활동이다.

답 1)

156

다음에서 설명하는 인지지각 기술은?

- 일반적인 상식과 사회적 규범을 알고 있다
- 빨강, 녹색, 노랑 신호등불의 의미를 알고 있다

1) 명백 기억력(explicit memory)
2) 함축적 기억력(implicit memory)
3) 일상적 기억력(everyday memory)
4) 삽화적 기억력(episodic memory)
5) 의미적 기억력(semantic memory)

문제해설

156 해설내용 참조

답 5)

기억력 종류

Explanation

서술적 기억력 (declarative memory)	• 암기나 정보의 재생산 능력, 회상 능력을 말함 • 종류 – 삽화적 기억(episodic memory) : 개인의 과거 및 경험에 대한 기억(예, 결혼기념일, 특정장소 등) – 의미적 기억(semantic memory) : 일반인의 기본상식, 언어, 사회적 규범 등(예, 신호등색의 의미, 영단어의 뜻, 대통령 이름 등)
명백 기억력 (explicit memory)	• 그 정보의 근본에 대한 기억 – 언제, 어디서, 누구에게 배웠는지를 아는 기억
함축적 기억력 (implicit memory)	• 그 근본 정보를 알고 있는 기억력 – 사례 : 정해진 치료 시간이 치료사의 개인 사정으로 취소됨을 통보받은 환자 → 그 시간 다른 곳에서 다른 활동을 하고 있을 때 '왜 치료를 받지 않고 이곳에 있냐?'는 질문에 답하지 못하지만 근본 정보를 가지고 적합한 행동함
절차적 기억력 (procedure memory)	• 순차적으로 특정 활동을 할 수 있는 기억력 – 샌드위치 만들기, 커피 만들기 등을 적절한 순서를 따라 수행함
일상적 기억력 (everyday memory)	• 일상생활과 관련된 정보들을 기억하는 기억력 – 진료 스케줄, 치료사의 이름 등을 기억함
예측 기억력 (prospective memory)	• 가까운 미래의 사건을 기억하는 기억력 – 오후의 약속 스케줄을 기억하는 것

157

뇌손상으로 인해 언어의 문제가 발생한 30대 여성은 '전도성 실어증(conduction aphasia)'이라는 진단을 받았다. 이 여성에게 예상되는 문제의 사례로 가장 타당한 것은?

1) 말을 따라 반복하기가 어렵다
2) 말 이해하기와 말하기 모두 어렵다
3) 단어를 정확히 말하지만 질문을 이해하지 못한다
4) 노래방에서 노래를 할 수 있지만 말하기는 어렵다
5) 말을 따라할 수는 있지만 사물의 이름을 말하기가 어렵다

문제해설

157 해설내용 참조

답 1)

158

42세 K씨는 청각적 언어에 대한 이해도가 좋으며 말을 잘 따라 한다. 하지만 사물의 이름을 말하는 능력이 현저히 감소되어 있다. 어떤 종류의 실어증인가?

1) Broca's 실어증
2) Wernike's 실어증
3) 전반(global) 실어증
4) 명칭(anomic) 실어증
5) 전도성(conduction) 실어증

158 해설내용 참조

답 4)

159

따라서 말하기는 가능하나 이름을 말하기가 어려운 실어증은?

1) 전반 실어증(global aphasia)
2) 명칭 실어증(anomic aphasia)
3) 브로카 실어증(Broca's aphasia)
4) 전도성 실어증(conduction aphasia)
5) 베르니케 실어증(Wernike's aphasia)

159 해설내용 참조

답 2)

실어증(Aphagia)

Explanation

• 신경학적 손상으로 인한 언어 장애(language disorder)

1. 브로카 실어증(Broca's aphasia)

1) 운동성 실어증, 표현성 실어증
2) 말이 유창하지 못하고 전보식 문장을 사용함
3) 따라 말하기가 어렵지만, 노래하기는 가능함
4) 문법에 맞지 않는 문장을 사용하나 청각적 이해 능력은 좋은 편임
5) 쓰기 능력이 손상되는 경우가 많음
6) 우세반구(주로 좌반구)의 전두엽 아래쪽 뒷부분(브로카 영역)의 손상

2. 베르니케 실어증(Wernike's aphasia)

1) 지각성 실어증, 수용성 실어증
2) 발음과 억양이 좋음, 조음 장애가 거의 없음
3) 문법도 규칙에 맞게 사용하지만 의미가 통하지 않음
4) 청각적인 말(말소리)을 이해하지 못함
5) 우세반구 측두엽의 위쪽 뒷부분(베르니케 영역)이 손상

3. 전도성 실어증(conduction aphasia)

• 말을 따라서 반복하는 능력에 문제가 있음

4. 명칭 실어증(anomic aphasia)

1) 실어증 중 가장 증세가 경미한 유형
2) 비교적 유창하고 청각적인 언어 이해도 거의 문제가 없음
3) 따라 말하기는 가능하나 이름 대기에서 능력이 많이 떨어짐

5. 전반 실어증(global aphasia)

• 언어의 표현과 이해 모두에 손상이 있는 실어증

160

62세의 뇌졸중 환자에게 다음과 같은 증상이 나타난다면 예상되는 문제는?

> 종아리에 통증이 생기고 부종이 발생되었다. 원인은 정맥 내의 혈액 응고물이었다

1) DVT(Deep Vein Thrombosis)
2) 기립성 저혈압(Orthostatic Hypotension)
3) 무용성 골다공증(Osteoporosis Of Disuse)
4) 자율 신경 반사 부전(Autonomic Dysreflexia)
5) 이소성 골화증(HO : Heterotopic Ossification, Ectopic Bone)

161

뇌졸중 환자의 운동회복 과정에 대한 설명으로 타당한 것은?

1) 보통 하지의 보행 손실이 가장 크다
2) 일반적으로 운동회복은 먼쪽에서 몸쪽으로 진행된다
3) 반사적 움직임이 먼저 나타나고 이후 수의적 움직임이 나타난다
4) 회복은 감각, 인지 요소에 의해서는 영향을 받지 않는다
5) 작은 움직임이 먼저 나타나고 이후 큰 움직임이 나타난다

162

뇌졸중(CVA) 환자의 반사억제 패턴 유발 자세로 옳은 것은?

1) 손목 굽힘
2) 팔꿉관절 굽힘
3) 아래팔 엎침
4) 어깨뼈 올림
5) 어깨관절 안쪽돌림

문제해설

160 DVT(Deep Vein Thrombosis)

- 정맥 내에 생기는 혈액 응고물
- 혈액 응고물이 부분적 또는 전체적으로 혈류의 흐름을 막거나 떨어져나가 폐 등의 부위로 이동함
- 환자가 고정되어 있는 동안 폐혈전과 DVT가 잠재적인 합병증으로 일으킴
- 보통 종아리 통증(calf pain), 민감(tenderness), 부종(swelling) 등이 나타남

답 1)

161 뇌졸중 후 일반적 증상

상지의 기능 손실이 가장 크다.

답 3)

162 해설내용 참조

답 4)

뇌졸중 환자의 자세

Explanation

1. 전형적인 CVA 환자의 자세

1) **상지**(U/E)
   (1) 어깨뼈(scapular) : depression, retraction
   (2) 어깨관절 : 모음(adduction), 안쪽돌림(internal rotation)
   (3) 팔꿉관절(elbow) : 굽힘(flexion)
   (4) 아래팔(forearm) : 엎침(pronation)
   (5) 손목 : 굽힘, 자뼈 편위(ulnar deviation)
   (6) 손가락 : 굽힘

2) **하지**(L/E)
   (1) 골반(pelvis) : posterior elevation, retraction
   (2) 엉덩관절(hip) : 안쪽돌림, 모음, 폄(extension)
   (3) 무릎관절(knee) : 폄(extension)
   (4) 발목(ankle) : plantar flexion, supination, inversion
   (5) 발가락(toe) : 굽힘(flexion)

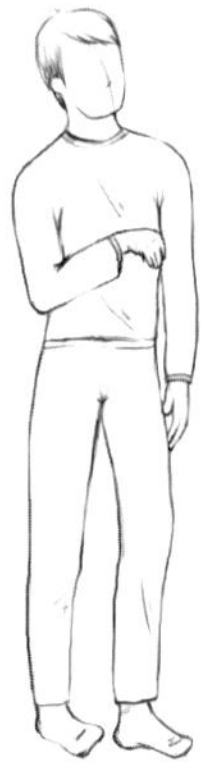
전형적인 자세

2. 사지의 시너지(limb synergies)

1) **편마비**
   (1) 굽힘이나 폄 시너지가 나타남
      ① 원시적(primitive)이며 고정적인(stereotypical) 형태
      ② 한 묶음의 근육 움직임 패턴을 의미함
      ③ 근육들이 신경생리학적으로 연합되어 단독적인 움직임의 어려움

2) **상지의 굽힘 시너지**(flexion synergy)
   (1) 어깨뼈 : 모음+올림
   (2) 어깨관절 : 벌림+바깥돌림
   (3) 팔꿉관절 : 굽힘
   (4) 위팔 : 뒤침
   (5) 손목 : 굽힘
   (6) 손가락 : 굽힘

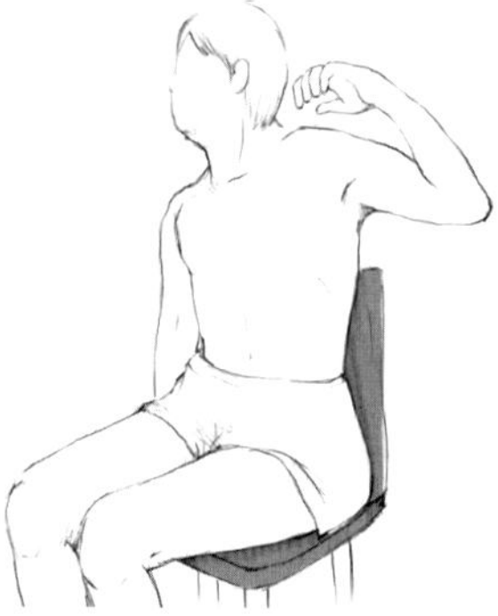
상지의 굽힘 시너지

3) **상지의 폄 시너지**(extension synergy)
   (1) 어깨뼈 : 벌림+내림
   (2) 어깨관절 : 모음+안쪽돌림
   (3) 팔꿉관절 : 폄
   (4) 위팔 : 엎침
   (5) 손목 및 손가락 : 굽힘 또는 폄

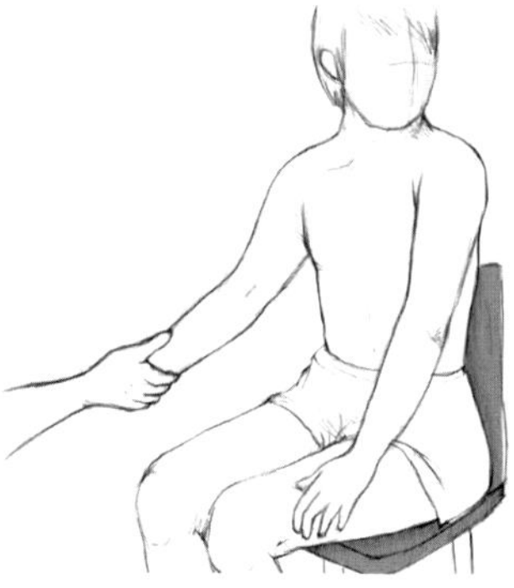
상지의 폄 시너지

신경계작업치료 I

163

다음 그림은 교대로 숫자와 문자를 찾는 평가이다. 어떤 요소를 평가하는 것인가?

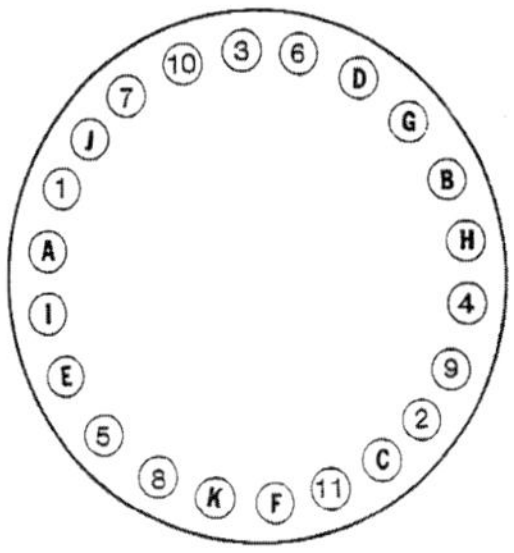

1) 반응적 집중력
2) 선택적 집중력
3) 지속적 집중력
4) 이동적 집중력
5) 분리된 집중력

문제해설

163 해설내용 참조

답 4)

집중력(Attention)

Explanation

- 정해진 시간 내 특정 업무에 집중할 수 있는 것

1. 반응적 집중력(detect/react attention)

1) 주위 환경에 반응하는 능력
2) 특정 자극을 찾는 능력
   - 다양한 소리들 속에 특정 소리 찾기, 여러 색 중 특정 색 찾기

2. 선택적 집중력(select attention)

1) 다양한 환경적 자극 중 특정 자극에만 집중할 수 있는 능력
   (1) 여러 색의 적목 중 붉은 색 적목만 골라내기
   (2) 문장 속에서 '가'라는 글자만 골라내기
   (3) 여러 모양 중 삼각형만 골라내기

3. 지속적 집중력(sustain attention)

1) 특정 활동을 지속할 수 있는 집중력
   (1) 종이접기하면서 50까지 숫자세기
   (2) 그림 속에 배열된 숫자 따라가기
   (3) 특정 작업과 함께 50부터 2씩 더해가기

4. 이동적 집중력(shift attention)

1) 다른 자극과 서로 교대로 집중할 수 있는 집중력
   (1) 색이 다른 두 가지 구슬을 교대로 끼우기
   (2) 'AABBAABBAABB' 따라 쓰기

5. 분리된 집중력(divided attention)

1) 동시에 두 가지 이상의 자극을 유지하는 집중력
2) 운전하며 라디오 듣기, 전화하며 주소 적기 등

164

상의를 입기 위해 한 손은 반대쪽 어깨에 있고, 다른 한 손은 아래에 내려져 있다. 고개를 숙이고 옷을 입고 있는 편마비 환자의 치료적 효과로 가장 타당한 것은?

1) 몸통 고정
2) 아탈골 예방
3) 어깨뼈 퇴거
4) 후방 골반자세 만들기
5) 상지를 활동에 통합시키기

문제해설

164 해설내용 참조

답 5)

뇌졸중 환자의 옷입기(Dressing activity)

Explanation

- 무릎 사이에 소매를 가지고 와 팔 구멍이 보이도록 위치시킴
- 환측 손을 먼저 소매에 넣음
- 바로 앉은 후 건측(sound side) 손을 넣음
- 단추를 아래에서 위로 잠금

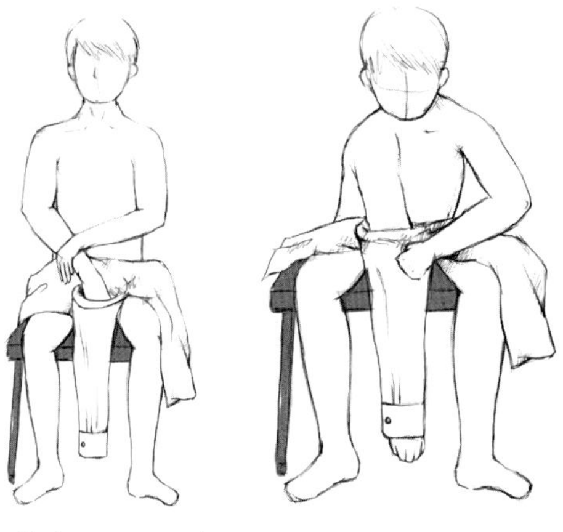

1. 손상된 쪽에 체중지지(weight bearing over affected side)
2. 몸통 돌림(trunk rotation)
3. 어깨뼈 돌출(scapular protraction)
4. 전방 골반자세 취하기(positioning pelvic forward)
5. 느리고 조절된 움직임 촉진(facilitation of slow, controlled movement)
6. 적절한 자세 취하기(proper positioning)
7. 상지를 활동에 통합하기(incorporating the upper extremity into activity)

165

편마비 환자의 긴장(tone)의 변화에 대한 설명으로 옳은 것은?

1) 혼합된 긴장(mixed tone)이 초기에 나타난다
2) 경직(spasticity)은 뇌졸중(CVA) 초기의 대표적 증상이다
3) 감정, 온도, 신체적 노력, 수행 등이 영향을 미칠 수 있다
4) 경직(spasticity)은 뇌졸중 이후 자발적 운동을 돕는 가장 일반적 요소이다
5) 경직(spasticity)은 정상적인 감각 되먹임(sensory feedback)을 제공하므로 유익하다

166

다음 그림에 대한 설명으로 옳은 것은?

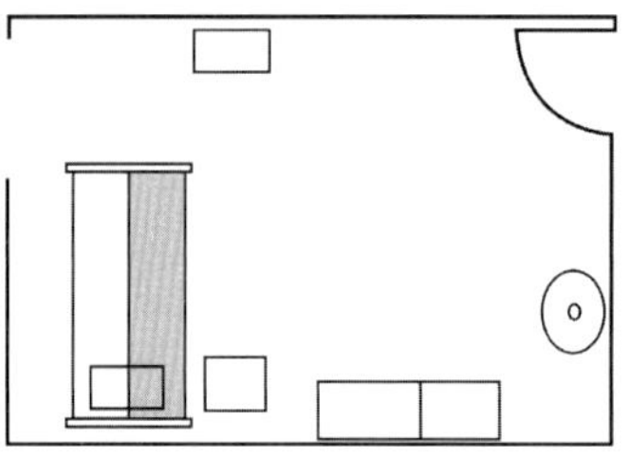

1) 감각통합에 도움이 된다
2) 정서적으로 안정감을 느낀다
3) 정신지체 환자의 방 배치이다
4) 신체의 양측 통합(integration)이 증가된다
5) 환자의 건측이 자극이 들어오는 방향을 향해야 한다

167

뇌졸중 환자의 시너지에 대한 내용으로 옳은 것은?

1) 상지에서 폄 시너지가 더 우세하다
2) 상지에서 굽힘 시너지가 더 우세하다
3) 하지에서 굽힘 시너지가 더 우세하다
4) 하지에서 폄과 굽힘 시너지가 비슷하게 일어난다
5) 상지에서 폄과 굽힘 시너지가 비슷하게 일어난다

문제해설

165 편마비 환자의 긴장(tone)의 변화

- 이완(flaccidity)은 뇌졸중(CVA) 초기의 대표적 증상
- 혼합된 긴장(mixed tone)이 이완기 이후에 나타남
  - 이완(flaccidity)과 경직(spasticity)의 혼합
- 경직(spasticity)은 뇌졸중 이후 운동을 방해하는 가장 일반적인 문제
  - 비정상적인 감각 되먹임(sensory feed-back)을 제공
  - 길항근(antagonist muscle)을 약화시킴
  - '통증의 증가 → 통증은 두려움을 증가 → 두려움은 경직을 증가'시키는 악순환이 반복
  - 감정, 온도, 신체적 노력, 수행 등이 영향을 미칠 수 있음

답 3)

166 뇌졸중 환자의 방 배치 (room arrangement)

- 환자의 환측이 자극이 들어오는 방향으로 향해야 함
  - 문, TV, 야간 스탠드, 전화기 등
  - 환자가 자극이 들어오는 쪽을 향하므로 신체의 양측 통합(integration)이 증가됨

답 4)

167 뇌졸중 환자의 시너지 움직임의 특징 (characteristics of synergic movement)

- 상지와 하지의 시너지
  - 상지 : 굽힘 시너지가 더 우세
  - 하지 : 폄 시너지가 더 우세

답 2)

168

뇌졸중 환자의 '느리고 조절된 움직임'에 대한 설명으로 옳은 것은?

1) 낮은 긴장도를 지닌 환자에게 유익하다
2) 느린 움직임은 긴장(tone)을 증가시킨다
3) 너무 빠른 움직임을 보이는 환자에게 제공한다
4) 빠른 움직임은 결과적으로 상지의 폄 시너지를 만든다
5) 환자의 반응에 맞춰 되먹임(feedback)을 제공하는 것을 피한다

문제해설

168 뇌졸중 환자의 느리고 조절된 움직임
- 높은 긴장도를 지닌 환자에게 유익함
- 너무 빠른 움직임을 보이는 환자는 느리게
- 빠른 움직임은 긴장(tone)을 증가시킴
  - 결과적으로 상지의 굽힘 시너지(flexor synergy)를 만듦
- 정상적 수준의 근육 긴장(tone)을 만들기 위해 가장 효과적인 방법
  - 치료사는 보다 느리고 조절된 움직임을 환자에게 교육시킴
  - 환자의 반응에 맞춰 적절한 되먹임(feedback)을 제공해야 함

답 3)

뇌졸중 환자의 적절한 자세

Explanation

1. 옆으로 누운 자세(side lying), 엎드린 자세(prone), 앉은 자세(sitting), 기립 자세(standing)에서 적절한 자세 취하기

1) 회복기 동안 보다 정상적인 움직임을 촉진함
2) 특히 급성기(acute stage)에 더 중요하지만 매 단계에도 중요함

2. 피해야 할 자세

1) 과도한 후방 골반 자세(posterior pelvic tilt)
2) 하지(L/E)의 바깥돌림(external rotation)
3) 몸통과 머리의 비대칭(asymmetry)
4) 어깨뼈의 후퇴(retraction)

3. 좋은 자세

1) 발 : 바닥과 수평(flat)
2) 엉덩관절 : 90° 가까운 굽힘
3) 무릎과 발목 : 90° 미만의 굽힘
4) 몸통 : 폄(흉수 부위의 굽힘은 억제)
5) 머리 : 정중선(midline)에 위치
6) 체중지지 : 양 하지에 균등하게 위치

169

다음 두 그림에 대한 설명으로 옳은 것은?

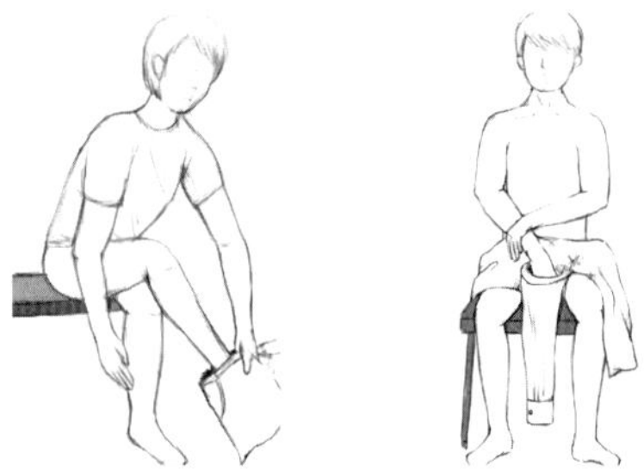

1) 건측 손을 먼저 입는다
2) 단추를 위에서 아래로 잠근다
3) 건측 다리를 환측 다리 위로 올린다
4) 두 손으로 꼬인 다리를 풀어 놓는다
5) 건측 다리의 바지를 환측 보다 먼저 넣는다

문제해설

169 해설내용 참조

답 4)

뇌졸중 환자의 옷입기(Dressing activity)

Explanation

1. 셔츠 입기 순서

1) 무릎 사이에 소매를 가지고 온 후 팔 구멍이 보이도록 위치시킴
2) 환측 손을 먼저 소매에 넣음
3) 바로 앉은 후 건측(sound side) 손을 넣음
4) 단추를 아래에서 위로 잠금

2. 바지 입기 순서

1) 두 손을 마주잡음
2) 환측 다리를 건측 다리 위로 올림
3) 손을 풀고 환측 상지를 허벅지에 끼이지 않도록 밖으로 늘어뜨림(dangle)
4) 환측의 다리에 바지를 넣음
5) 두 손을 마주잡고 꼬인 다리를 풀어 놓음
6) 건측 다리를 바지에 넣음
7) 무릎까지 바지를 당김
8) 일어남(치료사 도움 제공)
9) 지퍼 및 스냅을 잠금
10) 다시 제자리에 앉음

170

뇌졸중 환자의 '하지 폄 시너지(extension synergy)'의 내용으로 옳은 것은?

1) 발가락 : 폄
2) 무릎관절 : 굽힘
3) 발목관절 : 내번
4) 엉덩관절 : 벌림 + 폄 + 안쪽돌림
5) 발목관절 : 발등쪽 굽힘(dorsi flexion)

171

뇌졸중 환자의 '상지 굽힘 시너지(flexion synergy)'의 내용으로 옳은 것은?

1) 손목 : 굽힘(flexion)
2) 손가락 : 폄(extension)
3) 위팔 : 엎침(pronation)
4) 어깨뼈 : 벌림(abduction) + 올림(elevation)
5) 어깨관절 : 모음(adduction) + 바깥돌림(external rotation)

172

위치 및 운동 감각(motion sense)에 대한 평가의 내용으로 옳은 것은?

1) 시각폐쇄는 필요하지 않다
2) 0점은 정확한 반응을 나타낸다
3) '−' 점수는 움직임의 방향을 정확히 인식함을 말한다
4) 손가락(finger), 팔꿈치(elbow), 어깨(shoulder)를 평가한다
5) '+' 점수는 지체된 반응 또는 거의 정확한 반응을 나타낸다

문제해설

170 뇌졸중 환자의 하지의 폄 시너지(extension synergy)

- 엉덩관절 : 모음 + 폄 + 안쪽돌림
- 무릎관절 : 폄
- 발목관절 : 발바닥쪽굽힘(plantar flexion) + 내번
- 발가락 : 굽힘

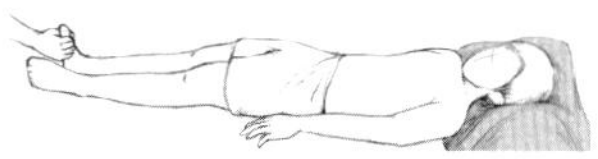

답 3)

171 뇌졸중 환자의 상지의 굽힘 시너지(flexion synergy)

- 어깨뼈
  모음(adduction) + 올림(elevation)
- 어깨관절(shoulder) : 벌림(abduction) + 바깥돌림(external rotation)
- 팔꿉관절(elbow) : 굽힘(flexion)
- 위팔(forearm) : 뒤침(supination)
- 손목(wrist) : 굽힘(flexion)
- 손가락(finger) : 굽힘(flexion)

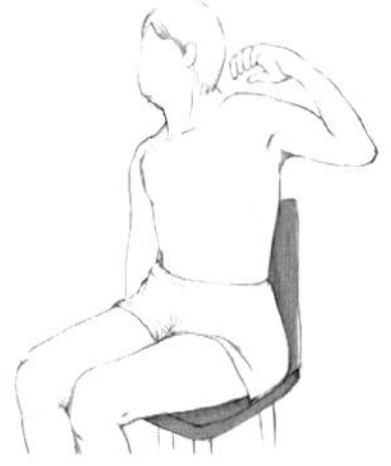

답 1)

172 위치 및 운동 감각(motion sense) 평가

- 시각 폐쇄를 위해 커튼이나 스크린 필요
- 손가락(finger), 팔꿈치(elbow), 어깨(shoulder) 평가
- 점수
  + : 움직임의 방향을 정확히 인식
  − : 지체된 반응 또는 거의 정확한 반응
  0 : 무반응 또는 부정확한 반응

답 4)

신경계작업치료 I

173

하지지의 운동실조(ataxia)가 특징인 뇌혈관은?

1) ACA
2) PCA
3) MCA lower
4) MCA upper
5) MCA middle

문제해설

173 ACA

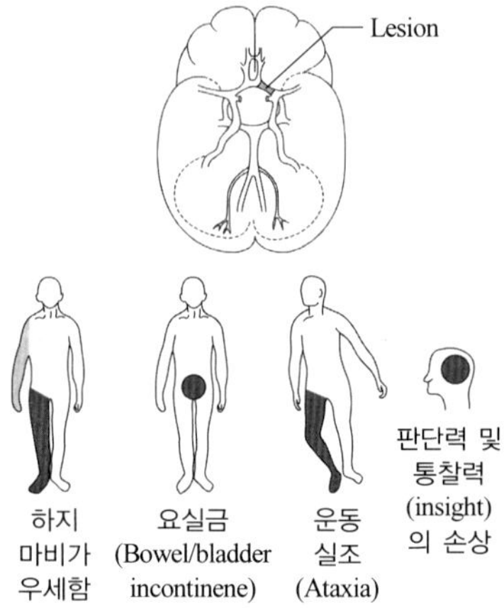

답 1)

174

시각 차단 후 손가락 위치에 대해 질문을 하였다. 위치를 정확히 인식하였다면 얻게 되는 결과는?

1) 0
2) 1
3) 2
4) +
5) −

174 위치 및 운동감각 평가

- 시각 폐쇄를 위해 커튼이나 스크린이 필요함
- 손가락(finger), 팔꿈치(elbow), 어깨(shoulder)를 평가함

점수	• + : 움직임의 방향을 정확히 인식함 • − : 지체된 반응 또는 거의 정확한 반응을 보임 • 0 : 무반응 또는 부정확한 반응을 보임

답 4)

175

홈즈의 반동현상(rebound phenomenon of Homes)의 사례는?

1) 손으로 자신의 코를 만지지 못한다
2) 앞쪽으로 갑자기 밀었더니 멈추지 못하고 넘어졌다
3) 엎침과 뒤침을 자연스럽게 교대로 수행하지 못한다
4) 잡고 있던 손을 놓자마자 멈추지 못하고 자신의 얼굴을 때렸다
5) 트램펄린 위에서 부자연스럽고 로봇과 같이 경직된 움직임이 나타난다

175 홈즈의 반동현상(Rebound phenomenon of Homes)

부딪히는 것을 피하기 위해 동작을 재빠르게 멈추거나 취하지 못함(예, 치료사가 잡고 있던 손을 갑자기 놓게 될 경우 자신의 손으로 자신의 얼굴을 때리는 경우)

답 4)

176

운동성 실어증(motor aphasia)의 발생 가능성이 높은 뇌졸중 유형은?

1) 속목동맥 손상
2) 바닥동맥 손상
3) 뒤대뇌동맥 손상
4) 앞대뇌동맥 손상
5) 중간대뇌동맥 손상

177

뇌졸중 환자인 홍○○씨는 마비된 쪽 하지의 엉덩관절 안쪽돌림과 바깥돌림의 교차가 가능하며, 앉은 자세에서 발목의 내번과 외번이 가능하다. 홍씨의 Brunnstrom 단계는?

1) 2단계
2) 3단계
3) 4단계
4) 5단계
5) 6단계

문제해설

176 중간대뇌 동맥 손상은 반대측 마비와 감정장애(emotional disturbance)를 보이며 체성운동영역의 손상을 의미하며, 브로카영역(Broca's area)의 손상으로 운동성 실어증(motor aphasia)이 발생한다.

답 5)

177 해설내용 참조

답 5)

다리의 운동회복 단계(Brunnstrom stage: leg)

Explanation

단계	내용
1단계	• 완전 이완(flaccidity) 상태임
2단계	• 경직(spasticity)의 발달이 시작됨 • 최소의 수의적(voluntary) 움직임이 가능함
3단계	• 최고조의 경직이 나타남 : 굽힘 및 폄 시너지 • 엉덩관절/무릎관절/발목관절의 굽힘(앉기 및 서기 상태)
4단계	• 앉은(sitting) 자세에서 무릎관절 굽힘을 90˚ 이상 수행함 • 바닥 면에서 발을 뒤로 끌어당길 수 있음(sliding backward) • 바닥 면 위에서 발등굽힘(dorsiflexion)이 가능함 • 무릎관절이 90˚ 까지의 굽힘이 가능함
5단계	• 선(standing) 자세에서 엉덩관절의 폄과 동시에 무릎관절의 굽힘이 나타남 • 엉덩관절 및 무릎관절의 폄과 동시에 발목의 발등굽힘이 나타남
6단계	• 앉은 자세 또는 선 자세에서 엉덩관절의 벌림이 나타남 • 엉덩관절의 안쪽돌림과 바깥돌림의 교차가 일어남 • 앉은 자세에서 발목의 내번과 외번이 가능함

178

실독증, 시각실인증 등의 문제가 나타나는 뇌혈관은?

1) ACA
2) PCA
3) MAC lower trunk
4) MCA upper trunk
5) Vertebrobasilar Artery

179

운동지각장애(Motor Perception Disorder)에 해당하는 것은?

1) 변시증(Metamorphopsia)
2) 입체인식불능증(Astereognosis)
3) 서화감각실서증(Agraphesthesia)
4) 구성장애(Constructional Disorder)
5) 신체도식 지각장애(Body Schema Perception Disorder)

180

전도성 실어증(conduction aphasia)에 대한 설명은?

1) 언어의 표현 및 이해 모두 손상된다
2) 따라 말하기는 어렵지만 노래하기는 가능하다
3) 문법을 규칙에 맞게 사용하지만 의미가 없는 말을 한다
4) 따라 말하기는 가능하나 이름말하기 능력은 현저히 감소한다
5) 표현이 유창하지만 말을 따라서 반복하는 능력에 문제가 있다

문제해설

178 PCA

- 증상(symptom)
  - 실독증(alexia), 수의적(voluntary) 운동의 장애, 입체 실인증(astereognosis) 기억력 손상, 시각적 실인증(agnosia), 감각 및 운동 소실 등
- 손상 부위
  - 뒤통수엽과 관자엽 하면 중간(medial and inferior aspect)
  - 뒤뇌량(posterior corpus callosum)
  - 중뇌(midbrain) 및 시상(thalamus)

답 2)

179 운동지각장애에는 실행증과 구성장애가 있다.

답 4)

180 실어증의 비교

- 전도성 실어증(conduction aphasia)
  - 청각적 이해가 좋음
  - 표현이 유창하지만 말을 따라서 반복하는 능력에 문제가 있음
- 명칭 실어증(anomic aphasia)
  - 실어증 중 가장 증세가 경미한 유형임
  - 비교적 유창하고 청각적인 언어의 이해에도 거의 문제가 없음
  - 따라 말하기는 가능하나 이름 말하기 능력이 현저하게 감소됨
- 전반 실어증(global aphasia)
  - 언어의 표현과 이해 모두에서 손상이 있는 경우
  - 브로카 영역과 베르니케 영역이 모두 손상됨

답 5)

181

뇌졸중 환자의 건측(sound side)으로 눕기 침상 자세로 옳은 것은?

1) 머리는 건측으로 회전시킨다
2) 마비측 어깨를 45도 이하로 굽힘시킨다
3) 마비측 팔과 손을 베개 위에 올려놓는다
4) 마비측 손목은 배게 위에서 굽힘을 유지한다
5) 마비측 하지는 배게 위에서 폄 자세를 유지한다

문제해설

181 해설내용 참조

답 3)

침상자세(NDT 테크닉)

Explanation

1. 환측으로 눕기(lying on the hemiplegic side)

1) 머리 : 베개 위에 대칭적으로(symmetrical) 위치함
2) 어깨 : 돌출(protraction)+굽힘(flexion)
3) 아래팔(forearm) : 뒤침(supination)
4) 팔꿈치 : 굽힘
5) 손 : 베개 아래에 위치시킴

2. 건측으로 눕기(lying on the nonhemiplegic side)

1) 머리 : 베개 위에서 대칭적으로(symmetrical) 위치함
2) 어깨 : 완전 돌출(full protraction)+최소 굽힘
3) 팔과 손 : 베개 위에서 온전히 지지됨(fully supported)
4) 손목 : 베개에서 떨어져 굽힘 되는 것을 방지함(not to drop off)
5) 하지 : 엉덩관절(hip) 및 무릎관절(knee) 모두 굽힘이 되어 베개 위에서 온전히 지지됨(fully supported)
6) 발과 발목 : 내번(inversion)이 유지되도록 지지됨

182

뇌졸중 환자인 60대 K씨는 팔의 기능은 있지만 손의 기능은 없는 상태이다. 치료사는 잡기 기능이 없는 스키틀(skittle) 활동을 제공하였다면 K씨의 뇌졸중 회복 단계는?

1) NDT 1단계
2) NDT 2a단계
3) NDT 2b단계
4) 브론스트롬 1단계
5) 브론스트롬 2단계

183

뇌졸중에서 회복중인 60대 남성은 삼점잡기와 구형잡기가 가능하며, 물건 놓기가 가능해졌다. 팔의 회복 단계가 같은 수준이라면 예상되는 기능은?

1) 시너지가 감소되기 시작한다
2) 빠른 움직임을 제외하고는 경직이 없다
3) 팔을 앞으로 뻗어 머리 위까지 들어 올릴 수 있다
4) 시너지를 가지고 있지만 움직임의 조합이 시작된다
5) 팔꿉 관절 굽힘 상태에서만 엎침과 뒤침이 가능하다

문제해설

182 NDT 단계

- 1단계 : 손과 팔의 기능이 없음
- 2a단계 : 팔의 기능은 조금 있지만 손의 기능은 없음
- 2b단계 : 손의 잡기 기능은 있으나 팔의 기능이 없거나 아주 조금 있음

답 2)

183 해설내용 참조

답 3)

브론스트롬 5단계

Explanation

단계	내용
4단계	• 경직(spasticity)의 감소가 나타나기 시작함 • 시너지로부터 벗어나는 움직임의 조합(combination)이 가능해짐 - 손을 등 뒤로 가져갈 수 있음 - 팔을 앞으로 90° 들어 어깨 높이(forward horizontal)까지 들 수 있음(flexion) - 팔꿉 관절을 90° 굽힘 시킨 상태로 엎침과 뒤침이 가능함
5단계	• 시너지가 더 이상 우세하지 않음 • 시너지로부터 벗어난 움직임의 조합(combination)이 보다 쉽게 수행됨 - 팔을 옆으로 90° 들어 어깨 높이(side horizontal)까지 들 수 있음(abduction) - 팔을 앞으로 뻗어 머리 위로 들어 올릴 수 있음 - 팔꿉 관절의 완전 폄 상태에서 엎침과 뒤침이 가능함
6단계	• 빠른 움직임을 제외하고는 경직(spasticity)이 사라지게 됨 • 독립된(isolated) 관절의 움직임을 쉽게 수행할 수 있음

184

뇌졸중 환자에서 중뇌동맥 윗가지(MCA, superior division) 손상의 증상은?

1) 질병인식불능증(anosognosia)
2) 입체인식불능증(stereognosis)
3) 수용성 실어증(Wernicke's aphasia)
4) 동측 반맹(homonymous hemianopsia)
5) 공동 안구편위(Conjugate eye deviation)

185

다음 중 추체외로장애에 해당하는 것은?

1) 조음장애(dysarthria)
2) 안구진탕증(nystagmus)
3) 의도적 떨림(action tremor)
4) 안정시 떨림(resting tremor)
5) 본태성 떨림(essential familial tremor)

186

다음 중 분리 / 동시 집중력(devided attention)을 사용한 사례로 가장 타당한 것은?

1) 음악을 들으며 요리를 한다
2) 음악 속의 악기 소리를 찾아낸다
3) 책을 읽다가 전화벨이 울리면 전화를 받는다
4) 강의 시간에 주변 소음에 관계없이 수업에 집중한다
5) 주머니 속의 물건을 손으로 만져 무엇인지 알 수 있다

문제해설

184 중뇌동맥 윗가지(MCA, superior division) 손상의 증상

- 얼굴, 팔, 손의 운동 및 감각 손상
- 공동 안구편위
- 표현성 실어증

답 5)

185 안정 시 떨림은 추체외로 손상에 의한 파킨슨병의 주요 증상이다. 조음장애, 안구진탕증, 의도적 떨림은 소뇌장애이고, 본태성 떨림은 유전자 이상 장애이다.

답 4)

186 분리된 집중력(devided attention)

동시에 여러 가지 정보를 처리할 수 있는 집중력을 말한다.

예) 운전하며 이야기하기, 음악을 들으며 운전하기 등

답 1)

187

뇌졸중(CVA)에 대한 정의로 옳은 것은?

1) 뇌 병변에 의한 단일 장애이다
2) 하위운동신경(lower motor neuron)의 기능장애이다
3) 범위가 다양하며 급성적 발생 또는 점진적 발생이 특징이다
4) 심장에 공급되는 혈액의 감소에 의해 야기되는 신경학적 증상이다
5) TIA는 출혈에 의해 발생되는 뇌졸중의 대표적 사례이다

문제해설

187 해설내용 참조

답 3)

뇌졸중(CVA)의 개요

Explanation

1. 정의(definition)

1) 뇌 병변에 의한 복합적인 장애
2) 뇌에 공급되는 혈액의 감소에 의해 야기되는 신경학적 증상
3) 범위가 다양하며 급성적 발생 또는 점진적인 발생
4) 상위 운동 신경(upper motor neuron)의 기능 장애
5) 혈전(thrombus), 색전(embolism), 출혈(hemorrhage)로 인한 뇌에 공급되는 혈액 순환의 문제
6) 뇌 산소 결핍증, 동맥류(aneurysm)가 원인
7) 고혈압, 당뇨, 비만, 관상 동맥 질환, 흡연, 알코올 등이 원인이 됨

2. 종류(type)

1) **허혈성**(ischemia)
   (1) 전체 뇌졸중의 70%
   (2) 종류
      • 혈전(thrombus), 색전(embolism), Lacunar 경색(infarction)
   (3) 혈관이 좁아지거나 완전히 막히므로 경색(infarction)이 발생함
   (4) Lacunar 경색
      ① 전체 뇌졸중의 15%
      ② 작고 깊은 경색들(small deep infarction)
2) TIA(**일과성 허혈 발작** : Transient Ischemic Attack)
   (1) 뇌 특정 부위의 급성기적 기능 상실(acute loss of focal brain)
   (2) 증상은 보통 24시간정도 지속됨

(3) 원인

- 저혈압, 혈전(thrombus), 색전(embolism)으로 인한 부적절한 혈액 공급

3. 출혈(hemorrhage)

1) **원인**

(1) 고혈압으로 인한 출혈(hypertensive hemorrhage)

(2) 외상(trauma), 혈관 기형(vascular malformations) 등

188

다음 그림은 하지의 시너지 형태의 사례이다. 그림에 대한 설명으로 옳은 것은?

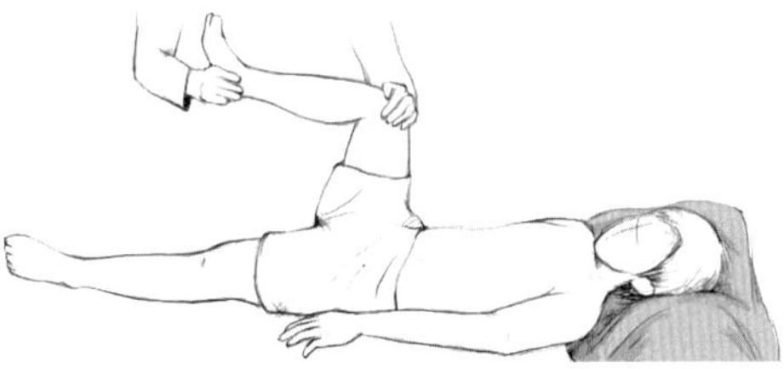

1) 발가락은 굽힘이 나타난다
2) 무릎관절은 폄이 나타난다
3) 엉덩관절은 '굽힘+모음+안쪽돌림'이 나타난다
4) 발목은 '발등굽힘(dorsiflexion)+외번(eversion)'이 나타난다
5) 뇌졸중 환자의 '하지 굽힘 시너지(flexion synergy)'이다

189

뇌졸중 환자의 종아리에 통증(calf pain), 민감(tenderness), 부종(swelling) 등이 나타났다. 가장 관계 깊은 것은?

1) RSD
2) DVT
3) HIV
4) CTS
5) COPD

문제해설

188 뇌졸중 환자의 하지 굽힘 시너지 (flexion synergy)

- 엉덩관절(hip) : 굽힘+벌림+바깥돌림
- 무릎관절(knee) : 굽힘
- 발목(ankle) : 발등굽힘(dorsiflexion)+내번(inversion)
- 발가락(toes) : 폄

답 5)

189 DVT(deep vein thrombosis)

- 정맥 내에 생기는 혈액 응고물
- 혈액 응고물이 부분적 또는 전체적으로 혈류의 흐름을 막거나 떨어져나가 폐 등의 부위로 이동함
- 환자가 고정되어 있는 동안 폐혈전과 DVT가 잠재적인 합병증으로 일으킴
- 보통 종아리 통증(calf pain), 민감(tenderness), 부종(swelling) 등이 나타남

답 2)

190

뇌졸중의 기능회복에 대한 예후 중 좋은 예후에 해당하는 것은?

1) 낮은 경직
2) 손상된 인지기능
3) 발병 시 혼수상태
4) 뇌졸중의 과거병력
5) 심혈관 질환이 있는 경우

문제해설

190 해설내용 참조

답 1)

Explanation

뇌졸중의 기능 회복을 위한 예후

1. 나쁜 예후

1) 발병 시 혼수상태
2) 나쁜 인지 기능
3) 심한 편부전마비(hemiparesis)
4) 뇌졸중의 과거력을 지님
5) 심혈관 질환이 있는 경우

2. 좋은 예후

1) 근 긴장과 운동 기능이 2주 내에 돌아옴
2) 완전한 감각과 지각
3) 좋은 인지 기능
4) 완전한 신체 도식(body scheme)
5) 낮은 경직(spasticity)
6) 구축(contracture)의 부재
7) 선택적인 움직임의 가능

3. 환자 예후 예측 요소

1) 지속적인 저 긴장(hypotonia)이 3개월 이상일 경우
2) 심한 고 긴장(hypertonicity)이 있을 경우
3) 실행증(apraxia)이 있을 경우
4) 심한 감각 장애가 있을 경우
5) 수용성 실어증(receptive aphasia)이 있을 경우
6) 치매(dementia)가 있을 경우
7) 편측 무시(unilateral neglect)가 있을 경우

8) 신체 도식(body scheme)의 장애가 있을 경우
9) 공간 지각 능력 결손이 존재할 경우
10) 운동 회복(motor return)이 느리게 되는 경우
11) 요실금이 지속될 경우

191

뇌졸중 환자의 운동회복 과정(motor recovery process)에 대한 설명으로 옳은 것은?

1) 수의적 움직임이 먼저 나타난다
2) 작고 섬세한 움직임이 먼저 나타난다
3) 상지에서 폄이 굽힘보다 먼저 형성된다
4) 운동회복은 일반적으로 먼쪽에서 몸쪽으로 진행된다
5) 회복은 감각, 지각, 인지, 동기유발, 감정적 상태, 의학적 상태 등에 영향을 받는다

문제해설

191 해설내용 참조

답 5)

뇌졸중 환자의 운동회복 과정(Motor recovery process)

Explanation

1. 뇌졸중으로 인한 편마비
   • 연속적 회복 단계를 통해 운동회복이 진행됨
2. 운동회복은 일반적으로 근위부(몸쪽)에서 원위부(먼쪽)로 진행됨
   • 어깨의 움직임이 손의 움직임보다 먼저 기대할 수 있음
3. 상지에서 굽힘이 폄보다 먼저 형성됨
4. 반사적 움직임이 먼저 나타남
   • 이후 수의적(voluntary) 움직임이 나타남
5. 큰 움직임(gross movement)이 먼저 나타남
   • 이후 독립적(isolated)이며 선택적인(selective) 움직임이 나타남
6. 회복은 어느 특정 단계에서 멈출 수 있음
7. 회복은 여러 요소에 의해 영향 받음
   • 감각, 지각, 인지, 동기유발, 감정적 상태, 의학적 상태 등에 의해
8. 보통 손목과 손의 기능 손실이 가장 큼
9. 회복이 정확히 같은 환자는 없음
   • 운동장애 및 회복과정이 각각 다양함

192

전대뇌동맥(ACA : anterior cerebral arteries) 손상 시 나타나는 일반적 증상은?

1) 지적 기능의 손상이 특징이다
2) 상지의 감각 손실이 특징이다
3) 반대측 상지의 약화가 특징이다
4) 실독증, 실어증 등의 증상이 특징이다
5) 하지보다 상지가 더 심한 손상을 입는다

문제해설

192 해설내용 참조

답 1)

뇌의 혈액 공급(Blood supply of brain)

Explanation

1. 전대뇌동맥(ACA : Anterior Cerebral Arteries)

1) 증상(symptom)
   (1) 반대측(contralateral) 하지(L/E)의 약화(weakness)
      • 상지보다 더 심한 손상
   (2) 실행증, 정신적 변화(mental change), 원시적 반사(primitive reflexes), 요실금 등
   (3) 지적 기능의 손상
      ① 혼동(confusion), 의지 상실(abulia), 느려짐(slowness), 산만함(distractibility), 보속증(perseveration)
         • 기억 상실(amnesia), 지남력 상실(disorientation) 등
      ② 전두엽에 혈액을 공급함
   (4) 하지의 감각 손상

2. 중대뇌동맥(MCA : Middle Cerebral Arteries)

1) 증상(symptom)
   (1) 얼굴, 팔, 혀를 포함한 보다 광범위한 반대측(contralateral) 편마비를 초래함
   (2) 감각 결손
   (3) 좌뇌 손상 시 실어증(aphasia)
   (4) 우뇌 손상 시 이상 반복 행동, 질병 불각증(anosognosia)
   (5) 지각 결손 : 시공간 지각 결여, 편측 무시 등
   (6) 손상된 쪽으로 머리와 목의 편측 편위(deviation)가 두드러짐

3. 후대뇌동맥(PCA : Posterior Cerebral Artery)

• 증상(symptom) : 실독증(alexia), 수의적(voluntary) 운동의 장애, 입체 실인증(astereognosis), 기억력 손상, 시각적 실인증(agnosia), 감각 및 운동 소실 등

193

블록 쌓기, 그림 그리기, 성냥 쌓기 등의 수행에 문제가 있는 실행증은?

1) 언어(verbal) 실행증
2) 운동(ideomotor) 실행증
3) 옷 입기(dressing) 실행증
4) 개념적(ideational) 실행증
5) 구성(constructional) 실행증

문제해설

193 해설내용 참조

답 5)

실행증(Apraxia)의 종류

Explanation

1. 개념적(Ideational) 실행증

1) 동작의 개념을 형성할 수 없음
2) 지시 또는 자동적 실행 능력이 없음

2. 운동(Ideomotor) 실행증

1) 지시에 의한 실행은 수행 못하나 자동적으로는 가능함
2) 말로는 가능하지만 동작으로는 실행 할 수 없음

3. 구성(constructional) 실행증

1) 지시 또는 자동적 그리기, 구성하기 능력에 장애가 있음
2) 전체를 조직하거나, 조립하는데 문제가 있음
   - 블록 쌓기, 그림 그리기, 성냥 쌓기 등의 문제
3) 옷 입기, 장난감 조립, 그릇 쌓기 등이 어려움
4) 2차원과 3차원으로 나눠짐

4. 언어(verbal) 실행증

1) 구강 또는 안면 부분의 수의적 움직임에 문제가 있음
2) 경우에 따라 성대 또는 호흡기에도 문제를 일으킬 수 있음
3) 전두엽 기능과 관계가 있음
4) 지시에 따라 혀, 볼, 입술, 턱의 움직임이 어려움

5. 옷 입기(dressing) 실행증

1) 신체 도식(body scheme)과 관련이 있음
2) 오른쪽과 왼쪽을 구분 못함
3) 단추와 지퍼를 제대로 조작 할 수 없음

194

피부에 글씨, 숫자, 도형 등을 그리며 환자의 반응을 평가하는 것은 무엇인가?

1) 통증감각
2) 운동감각(kinesthesia)
3) 서화감각(graphesthesia)
4) 입체지각(stereognosis)
5) 고유수용성 감각(proprioceptive sense)

문제해설

194 해설내용 참조

답 3)

뇌졸중 환자의 촉각 지각(Tactile perception) 평가

Explanation

1. 서화감각(graphesthesia)

1) 피부에 글씨, 숫자, 도형 등을 그리면 환자가 그것에 반응함
2) 손상 시 'agraphesthesia'라고 함
3) 시각을 폐쇄 후 손바닥에 무딘 연필이나 도구로 문자, 숫자, 도형 등을 그림

2. 입체지각(stereognosis)

1) 시각적 도움 없이 촉각의 느낌으로 물건들을 알아내는 것
2) 여러 가지 감각의 통합
   • 접촉 압박감(touch pressure), 위치감(position), 질감(texture), 무게감(weight), 온도감(temperature) 등
3) 손상 시 'astereognosis'라고 함
4) 평가 목적
   • 촉각 방어를 통한 물건의 정체를 아는 능력을 평가함
5) 재료
   (1) 시각 폐쇄용 커튼 또는 폴더
   (2) 연필, 선글라스, 열쇠, 못, 클립, 동전, 단추 등
6) 방법
   • 시각 차단 후 물건들을 임의대로 제공함

3. 운동감각(kinesthesia)

1) 신체 관절에 수동적으로 움직임을 주고 그 위치를 정의할 수 있는 것
2) 관절의 움직임의 방향과 움직임 정도를 구별하는 것

4. 고유수용성 감각(proprioceptive sense)

1) 근육, 관절, 내부기관의 감각 자극
2) 환자에게 일정 자세를 취하게 한 뒤 움직임의 방향을 말하게 하거나, 건측으로 같은 자세를 취하게 함

195

개인의 과거 및 경험에 대한 기억은?

1) 삽화적 기억(episodic memory)
2) 명백한 기억력(explicit memory)
3) 함축적 기억력(implicit memory)
4) 순차적 기억력(procedure memory)
5) 일상적 기억력(everyday memory)

문제해설

195 해설내용 참조

답 1)

기억력의 종류

Explanation

1. 서술적 기억력(declarative memory)

1) 암기나 정보의 재생산 능력, 회상 능력
2) 종류
   (1) 삽화적 기억(episodic memory) : 개인의 과거 및 경험에 대한 기억
   (2) 의미적 기억(semantic memory) : 일반인의 기본상식, 언어 또는 사회적 규범 등

2. 명백한 기억력(explicit memory)

• 그 정보의 근본에 대한 기억 → 언제, 어디서, 누구에게 배웠는지를 아는 것

3. 함축적 기억력(Implicit memory)

1) 함축적 기억력(implicit memory)의 반대 개념
2) 그 근본 정보를 알고는 있지만 표현하지 못함
   (1) 사례 : 정해진 치료 시간이 치료사의 개인 사정으로 취소됨을 통보받은 환자
      ① 그 시간 다른 곳에서 다른 활동을 하고 있을 때 "왜 치료를 받지 않고 이곳에 있냐?"는 질문에 답하지 못함
      ② 환자는 근본 정보를 가지고 적합한 행동을 했음에도 불구하고 설명하지는 못함

4. 순차적 기억력(procedure memory)

• 순서적으로 특정 활동을 할 수 있는 기억력 → 샌드위치 만들기, 커피 만들기 등

5. 일상적 기억력(everyday memory)

• 일상생활과 관련된 정보들을 기억하는 능력 → 진료 약속 스케줄, 치료사의 이름 등

6. 예측 기억력(prospective memory)

• 가까운 미래의 사건을 기억하는 기억력 → 오후의 약속 스케줄을 기억하는 것

196

환경 내에서 어떠한 물체에 시각적으로 고정하고, 지속하는 것이 어려우며, 공간과 신체 무시가 함께 나타난다. 어떤 기능의 손상인가?

1) 시야(visual field)
2) 시력(visual acuity)
3) 눈 추적(ocular pursuit)
4) 시각 집중(visual attention)
5) 도약 안구 운동(saccadic eye movement)

문제해설

196 해설내용 참조

답 4)

뇌졸중 환자의 시각적 문제

Explanation

1. 시야(visual field)

1) 지정된 부분에 집중할 때 눈이 물체를 발견 할 수 있는 범위를 말함
2) 시야 범위의 손상은 매우 다양함
   • 뇌 손상의 영역과 크기에 의해 결정됨
3) 환경에 적응하는 능력과 독립적인 일상생활에 있어 중요한 역할을 함
4) 정상적인 시야
   • 위 60°, 아래 70~75°, 안쪽 60°, 바깥쪽 100~110°

2. 시각 집중(visual attention)

1) 시각적 집중의 발달은 출생과 동시에 자연적으로 형성됨
2) 출생 후 4주 동안 성숙하고 의지적인 행동으로 환경 속에서 시각을 고정할 물건을 찾음
3) 손상 시
   (1) 환경 내에서 어떠한 물체에 시각을 고정하고 지속하지 못함
   (2) 공간 및 신체 무시와 함께 나타남

3. 시력(visual acuity)

1) 작고 세밀한 부분을 볼 수 있는 능력을 말함
2) 근시와 원시가 있음

4. 눈 추적(ocular pursuit)

1) 느리게 움직이는 목표물(slow-moving target)을 따라가는 눈의 능력
2) 손상 시
   (1) 처음 목표물 응시가 어려움

(2) 너무 빠르거나 느린 눈의 움직임
(3) 비대칭적인 눈의 움직임(한 눈이 더 빠르거나 느림)
3) 검사자가 여러 방향의 물체 움직임에 대한 눈의 추적 정도를 보는 것

5. 도약 안구 운동(saccadic eye movement)

1) 하나의 고정된 물체를 응시하다 다른 것으로 전환 시 나타나는 빠른 눈의 움직임
2) 주어지는 자극에 빨리 대응하는 능력
3) 읽기 또는 두 물체 사이에서 지시에 따라 눈을 움직이는 능력

197

'신체도식(body scheme)' 손상 시 나타나는 증상은?

1) 특정 자극을 찾는 능력에 장애가 있다
2) 신체의 양쪽을 분별하는 것에 장애가 있다
3) 공간에서 자신의 방향을 찾는 것에 장애가 있다
4) 각 신체 사이의 관계와 신체를 지각하는 능력에 장애가 있다
5) 물체들의 위치를 상대적 관계로 구별해 내는 것에 장애가 있다

문제해설

197 해설내용 참조

답 4)

Explanation

지각 기능

1. 신체 도식(body scheme)

1) 각 신체 사이의 관계와 신체를 지각하는 능력
2) 신체 부위를 지적해 보거나, 사람 그리기, 사람 퍼즐 맞추기 등으로 평가함

2. 좌우 구별(right left discrimination)

1) 신체의 양쪽을 분별하는 것
2) 평가 방법은 좌우에 위치한 물건의 이름 말하기 또는 지적하기

3. 편측 무시(unilateral neglect)

- 편측 무시는 편측 시각 장애라고도 함

198

뇌졸중 환자가 양치질을 하러 욕실에 들어가서 칫솔로 머리를 빗고 있다. 어떤 증상인가?

1) 보속증
2) 시각실인증
3) 신체도식장애
4) 관념 행위상실증
5) 전경－배경 구별 장애

문제해설

198 1) 보속증 : 활동을 알맞은 타이밍에 멈추기 어려움
2) 시각실인증 : 시각적으로 물체를 인식하기 어려움
3) 신체도식장애 : 신체 모양, 자세를 정확히 인식하기 어려움
4) 관념 행위상실증 : 행위의 개념에 대한 이해 문제
5) 전경－배경 구별 장애 : 시각적인 배경에서 전경을 인지하기 어려움

답 4)

199

좌측 편마비를 지닌 환자의 증상과 가장 거리가 먼 것은?

1) 공간지각 장애가 있다
2) 신체도식 장애가 있다
3) 좌측 시야 결손이 있다
4) 공간 지남력 장애가 있다
5) 언어적 의사소통에 어려움이 있다

199 해설내용 참조

답 5)

좌/우 편마비 비교

Explanation

좌측 편마비(우반구 : right hemisphere)	우측 편마비(좌반구 : left hemisphere)
• 언어(verbal skill)가 좋음 • 신체 도식 장애 • 공간 지각 장애 • 왼쪽 무시(left neglect) • 좌측 시야(visual field) 결손 • 공간을 분석하는 과제의 어려움 • 공간 지남력 어려움 • 옷 입기 실행증(dressing apraxia) • 시각 기억력(visual memory) 손실 • 통찰력과 판단력 부족 • 충동적 행동 • 작화증	• 실어증 • 좌/우 혼동 • 복잡한 자발적인 운동 손상 • 우울증 － 이해력은 좋으나 말을 못하므로 － 자신의 상태를 인지하므로 • self-care가 상대적으로 좋음 • 언어적 의사소통의 어려움(verbal communication) • 실독증(alexia) • 행동이 느리고 자신감이 결여됨

200

뇌졸중 환자의 성격과 감정의 성숙도가 나이에 비해 낮아지는 것은?

1) 부정(denial)
2) 퇴행(regression)
3) 우울(depression)
4) 동기(motivation)
5) 보속증(perseveration)

문제해설

200 해설내용 참조

답 2)

뇌졸중 환자의 성격과 감정(Personality and emotion)

Explanation

- 뇌졸중 직후의 환자들은 금방 웃다가 울기도 하는 등 기분이 불안정하고 쉽게 바뀜
- 자발적인 감정의 표현을 억제하지 못하기 때문

1. 우울(depression)

- 우울의 기간이 길어질수록 어려움 → 단축이 치료 목표가 됨

2. 부정(denial)

- 현 상황을 받아들이지 않음 → 기간의 단축이 중요함

3. 퇴행(regression)

- 감정의 성숙도가 나이에 비해 낮아짐

4. 동기(motivation)

1) 의욕 상실, 동기 부여의 감소
2) 환자의 능력을 과대평가하게 되면 능력 부족을 동기 부족으로 오판 할 수도 있음
3) 성취 가능하며 현실성 있는 목표로 성취감을 느낄 수 있도록 해야 함

5. 기타

1) 감정의 변화 쉬움
2) 보속증이 있는 경우 의미 없고 목적 없는 행동이 반복적으로 나타남
3) 환경 변화에 대한 적응력의 저하가 나타남
4) 인내심이 적으며 쉽게 좌절할 수 있음

201

뇌졸중 환자의 욕창 관리(skin care)로 가장 타당한 것은?

1) 하루에 두 번 정도 자세를 바꿔준다
2) 부종이 가장 큰 원인이 되므로 가능한 앉아 있는다
3) 환자의 피부를 자주 살피는 것이 무엇보다 중요하다
4) 보호자의 관리보다는 의료진의 관리가 더 중요하다
5) 가능한 욕창이 생길 수 있는 부위의 습도는 높게 유지한다

문제해설

201 해설내용 참조

답 3)

뇌졸중 환자의 2차적 문제(Secondary complications) 예방

Explanation

1. 욕창 관리(skin care)

1) 이동 시 피부의 마찰(쓸림)에 주의해야 함
2) 적절한 자세(positioning)
3) 환자와 보호자에 대해 예방 교육을 함
4) 환자의 피부를 자주 살피는 것이 중요함
   - 상처나 압박 부위가 있는지

2. 연부 조직의 길이 유지(maintaining soft tissue length)

1) 피부, 힘줄(tendon), 인대(ligament), 근육(muscle) 등에 구축 발생
   - 근육의 강직이나 비정상적인 몸의 정렬 상태 등으로 인해 발생함
2) 마비된 어깨에 지지를 통한 도움
   - 팔꿈치에 베개를 제공 또는 슬링(sling)을 이용한 지지
3) 수동적 관절 운동(PROM exercise) 매일 실시함
   - 팔(arm)의 움직임 시 어깨뼈(scapular)의 리듬을 고려하기

3. 낙상 방지(fall prevention)

1) 나이, 충동적 행동, 유동성 결여, 균형감 저하, 협응 능력 저하, 시각적 문제 등이 원인
2) 손상된 쪽에서 관찰 및 지지가 필요함

202

뇌졸중 환자의 고유수용성감각을 검사하기 위해 시야를 가린 상태에서 어떤 활동을 했다. 사례로 적절한 것은?

1) 물체를 만져본 후 이름 말하기
2) 손에 동그라미를 그린 후 맞추기
3) 환측 손목을 만진 후 어디인지 맞추기
4) 손바닥에 2점 또는 1점의 자극주고 맞추기
5) 환측 상지를 움직이고 반대편으로 모방하기

203

'left hemi-inattention' 환자의 보상적 접근법으로 가장 타당한 것은?

1) 안구 운동
2) 프리즘 사용
3) 밑줄 그으면서 읽기
4) 촉각지각으로 시지각 보완
5) 우측에서 좌측으로 탐색패턴 훈련

문제해설

202 고유수용성 감각(proprioceptive sense) 검사

- 근육, 관절, 내부기관의 감각 자극
- 환자에게 일정 자세를 취하게 한 뒤 움직임의 방향을 말하게 하거나, 건측으로 같은 자세를 취하게 함

답 5)

203 해설내용 참조

답 3)

무시 증후군(Neglect syndrome)

Explanation

- 신체 구조 인식의 장애

1. 치료적(remadial) 접근법

1) 모든 ADL에서 무시되는 사지의 사용을 촉진시킴
2) 방의 재배치를 통해 무시되는 부위를 자극
   예) TV를 손상된 쪽으로 놓음

2. 보상(compensatory) 접근법

1) 무시되는 쪽에 색(color) 제공
   예) 식판의 한 쪽에 색 테이프를 부쳐주므로 손상된 쪽을 인식시킴
   책의 왼쪽에 색 테두리(border)를 제공하므로 책읽기를 촉진
2) 안전을 보상하기 위해 가구의 재배치
   - 부딪칠 수 있는 사물들을 정상 쪽(non neglect side)으로 배치

204

단기기억의 장애가 있는 환자에게 정확한 시간에 투약을 원할 경우 내적 보상방법에 해당하는 것은?

1) 연상
2) 메모장
3) 알람시계
4) 스케줄 카드
5) 치료사의 언어적 지시

문제해설

204 해설내용 참조

답 1)

205

기억력의 내적 보상방법의 사례로 옳은 것은?

1) 암송
2) 수첩
3) 컴퓨터
4) 스템프
5) 전자수첩

205 해설내용 참조

답 1)

기억력의 보상방법

Explanation

1. 내적 보상법

1) 일상적 일 및 순서의 틀을 만들고 연습함
   • 암기, 암송 등
2) 언어적 큐의 사용
   • 운율, 리듬, 노래 등의 사용

2. 외적 보상법

1) 보조공학으로 대체
   • 시계나 타이머의 알람을 이용, 컴퓨터, 수첩 등을 이용

206

허혈성 뇌손상으로 인해 좌측 편마비를 지닌 50세 남성은 테니스공을 쥘 수는 있으나 놓을 수는 없다. 또한 이 남성은 갈고리(hook) 쥐기가 가능하다. 이 남성의 Brunnstrom 단계는?

1) 1단계　　2) 2단계
3) 3단계　　4) 4단계
5) 5단계

207

실인증(agnosia)에 대한 설명으로 거리가 먼 것은?

1) 눈을 감고 냄새로 물건은 구별할 수 있다
2) 눈으로 보고 연필, 빗, 시계의 물건을 말할 수 없다
3) 주머니에 있는 물건을 만져서 무엇인지 인식할 수 있다
4) 그림 보고 그리기 또는 퍼즐 맞추기 등의 활동을 수행하기 어렵다
5) 오른쪽 뒤통수엽이나 뒤쪽 여러 형태의 연합영역에 병변이 특징이다

208

가정주부인 K씨는 요리를 하면서 전화통화를 하고 있다. 어떤 능력이 필요한가?

1) 지속적 집중력　　2) 이동적 집중력
3) 선택적 집중력　　4) 반응적 집중력
5) 분리된 집중력

문제해설

206 Brunnstrom stage : 손

단계(stage)	손(hand)
1	• 손 기능 없음
2	• 큰 잡기(gross grasp) : 가능한 최소의 손가락 굴곡 이용
3	• 큰 잡기, 후크(hook) 잡기가 가능 : 놓기는 불가능
4	• 큰 잡기가 존재, 측면 쥐기(lateral prehension) 발달, 그리고 약간의 손가락 신전 및 엄지의 움직임이 가능함
5	• 삼점 쥐기(palmar prehension), 구형 쥐기(spherical grasp), 원통형 쥐기(cylindrical grasp), 그리고 놓기(release)가 가능함
6	• 모든 종류의 쥐기가 가능함 • 각각의 손가락 움직임이 가능함 • 전범위의 수의적 신전이 가능

답 3)

207 실인증

시각 입력을 통해 물체를 파악하는 능력의 손상을 말한다. 이것은 언어장애로 인한 것이 아니라 시각적인 수단을 사용했을 때 물체를 확인하고 인식하지 못하는 것으로 촉각, 후각 등을 통해 물체를 구별할 수 있다. 그리기, 만들기, 쌓기의 문제는 구성실행증이다.

답 4)

208 분리된 집중력

동시에 2가지 이상의 자극을 유지하는 집중력을 말한다.

답 5)

신경계작업치료Ⅰ

209

소뇌 손상으로 인한 임상적 징후로 가장 거리가 먼 것은?

1) ataxia
2) spasticity
3) dysmetria
4) nystagmus
5) explosive speech

문제해설

209 spasticity
대뇌손상으로 인한 증상

답 2)

소뇌 손상의 증상들

Explanation

- 동측의 근무력증(ipsilateral hypotonia), 운동실조, 운동거리조절이상(dysmetria), 의도진전(intention tremor), 안구진탕(nystagmus) 등이 나타남

1. 운동 실조증(ataxia)

- 비 협응적 움직임(incoordinated movement)과 감소된 근 긴장이 특징인 비정상적 움직임

2. 안구진탕(nystagmus)

- 눈동자의 불수의적 움직임 → 본인 의지와 관계없이 저절로 상하 혹은 좌우로 떨림, 빙글빙글 도는 현상

3. Intention Tremor

1) 휴식 시에는 진전이 없지만 수의적 움직임(voluntary movement) 시 진전이 발생
2) 일상생활의 수행이 어려움
   예 물 마시기, 열쇠 사용 등

4. Dysmetria

1) 측정 방법
   (1) 손가락으로 코 접촉하기(touching the finger to the nose)
   (2) 테이블 위의 물체 닿기

5. Rapid Alternating Movement(adiadochokinesia/dysdiadochokinesia)

- 빠른 반복 운동, 길항 반복 운동

6. 언어장애

1) 구음장애
2) 예측 못한 폭발적 언어
3) 말을 끊기 어려움

7. 기타

1) asynergy : 근육간 협조불능
2) rebound phenomenon : 팔을 제동 못하고 반발함
3) gait ataxia : 보행 실조증

210

좌측 편마비 환자가 양손으로 깍지를 끼고 도장찍기를 수행하고 있다. 물감은 우측 3시 방향에 놓고 종이는 좌측 9시 방향에 배치하였다. 이 활동의 효과로 가장 타당한 것은?

1) 몸통굽힘
2) 편측무시감소
3) 환측 소동작 협응 훈련
4) 건측의 감각자극
5) 상지의 굽힘 시너지 감소

211

TBI 환자인 K씨는 김밥 만들기를 할 때 '김 펴기 → 밥 넣기 → 야채 넣기 → 김밥 자르기'의 과정을 거꾸로 수행하고 있다. 어떤 문제인가?

1) 이동 집중력(shift attention)
2) 분리 집중력(divided attention)
3) 지속 집중력(sustain attention)
4) 일상 기억력(everyday memory)
5) 순차 기억력(procedure memory)

문제해설

210 깍지 끼고 도장 찍기의 효과

- 몸통의 돌림이 일어남
- 편측무시를 자극함
- 반복을 통한 지구력 향상
- 환측의 감각입력 촉진
- 상지의 대운동 협응 증진
- 환측에 체중지지 효과
- 상지의 ROM 유지 등

답 2)

211

- 순차적 기억력(procedure memory)
  - 특정 활동의 순서를 기억하는 기억력
- 지속적 집중력(sustain attention)
  - 특정 활동을 지속할 수 있는 집중력
  - 종이접기하면서 50까지 숫자세기
  - 그림 속에 배열된 숫자 따라가기
  - 특정 작업과 함께 50부터 2씩 더해 가기
- 이동적 집중력(shift attention)
  - 다른 자극과 서로 교대로 집중할 수 있는 집중력
  - 색이 다른 두 가지 구슬을 교대로 끼우기
  - 'AABBAABBAABB' 따라 쓰기
- 분리된 집중력(divided attention)
  - 동시에 두 가지 이상의 자극을 유지하는 집중력
  - 운전하며 라디오 듣기, 전화하며 주소 적기 등

답 5)

212

다음 환자에게 가장 필요한 치료적 활동은?

- 공을 던지면서 숫자세기가 어렵다
- Trail making test A와 B를 성공적으로 수행한다

1) 10분간 책읽기
2) 책에서 ‘다’ 글자 찾기
3) 칠판에 글자 받아 적기
4) 질문에 답하며 카드 분류하기
5) 빨강 카드와 노랑 카드를 번갈아가며 쌓기

213

다음 환자에게 나타나는 증상에 가장 부합하는 용어는?

치료사는 50대 뇌졸중 환자인 K씨에게 양치질 활동을 시켰지만 K씨는 특정 부분만 닦는 것을 관찰하였다. K씨에게 치료사는 다른 부분의 치아로 이동할 것을 주문하였지만 칫솔을 이동시키지 못하였다

1) 전치
2) 보속증
3) 실조증
4) 실행증
5) 이동집중력

214

다음 사례에 해당하는 실행증은?

60대 뇌졸중 환자인 김 씨에게 숟가락을 주며 사용법을 보여 달라고 하자 김 씨는 숟가락으로 글씨쓰기를 시작하였다

1) 관념실행증
2) 언어실행증
3) 구성실행증
4) 옷입기실행증
5) 관념운동실행증

문제해설

212 Trail making test A(지속집중), B(변환집중)가 가능한 수준이다. 그러나 공을 던지며 숫자세기(동시집중)가 어려운 상태이므로 질문에 답하며 카드 나열하기의 동시집중과 관련된 활동을 수행하여야 한다.

답 4)

213 단계적으로 수행하거나 변화를 요하는 과제를 수행할 때 바로 바로 사고를 전환해서 수행하지 못하기 때문에 이전의 행동반응만을 나타내는 보속증 행동을 보이고 있다.

답 2)

214
- 관념(ideational) 실행증
  - 동작의 개념을 형성할 수 없음
  - 실제 물건들을 적절히 사용할 수 없는 실행증
  - 최근 ‘conceptual aprixia’라고도 함
  - 적절한 순서로 동작을 구성하기 어려움
  - 지시 또는 자동적 실행능력이 없음
- 관념운동(ideomotor) 실행증
  - 지시 또는 모방에 의한 실행은 수행 못하나 자동적으로는 가능함
  - 실제 물건의 사용은 정확히 수행함
  - 말로는 가능하지만 동작으로는 실행할 수 없음(예, 양치질하기를 흉내 낼 수는 없지만 실제 양치질을 정확히 수행할 수 있음)

답 1)

215

소뇌 손상의 대표적인 징후에 해당하는 것은?

1) 무도병(chorea)
2) 실어증(aphasia)
3) 안구진탕(nystagmus)
4) 무정위성 운동(atetoid)
5) 운동느림증(bradyinesia)

216

손의 회복단계가 브룬스트롬 2단계인 환자의 운동기능 평가로 가장 적절한 도구는?

1) 롬버그 검사
2) 후글마이어 검사
3) 오코너 집게검사
4) 박스와 블록검사
5) 오코너손가락민첩성검사

217

다음 환자의 중재 목적으로 가장 타당한 것은?

- 진단명
  - MCA infarction
- 추천되는 자세
  - 손상되지 않은 팔을 이용해 손상된 팔을 감싸줌
  - 팔을 가슴 수준까지만 들어 올림
  - 부드럽게 들어올리기와 내리기 및 좌우로 돌려주기를 실시함
- 주의해야 하는 자세
  - 깍지를 낀(clasping hands) 후 머리 위로 들어올리기를 피함

1) 부종(edema) 예방
2) 근긴장(muscle tone) 촉진
3) 부분탈골(subluxation) 예방
4) 감각입력(sensory input) 증진
5) 충돌 증후군(impingement syndrome) 예방

문제해설

215 무도병(chorea), 진전, 무정위성 운동(athetoid), 운동느림증(bradyinesia)은 기저핵의 대표적 증상이다.

답 3)

216
- 브룬스트롬 2단계인 환자는 시너지를 이용하여 잡기는 가능하나 놓기가 불가능하므로 박스와 블록검사, 오코너 손가락민첩성검사, 오코너 집게검사는 수행이 불가능하다.
- 후글마이어 검사는 브룬스트롬의 6가지 회복수준에 따라 단계별 운동기능을 평가할 수 있다.

답 2)

217 뇌졸중 환자의 팔 관리

추천되는 자세	• 손상되지 않은 팔을 이용해 손상된 팔을 감싸줌 • 팔을 가슴 수준까지만 들어 올림 • 부드럽게 들어올리기와 내리기 및 좌우로 돌려주기를 실시함
주의해야 할 자세	• 깍지를 낀(clasping hands) 후 머리 위로 들어올리기는 통증을 유발함 – 충돌 증후군(impingement syndrome)이 발생할 수 있음 – 손목 인대(carpal ligament)가 손상될 수 있음 : 스트레스가 발생됨

답 5)

218

다음 증상이 나타나는 뇌혈관은?

• 반대(contralateral) 하지(L/E)의 약화가 특징이다
• 상지보다 하지의 손상이 더 크다
• 실행증, 정신적 변화(mental change), 지적 기능의 손상이 특징이다

1) 소뇌동맥(CAS)
2) 전대뇌동맥(ACA)
3) 중대뇌동맥(MCA)
4) 후대뇌동맥(PCA)
5) 척추뇌저동맥(VAS)

문제해설

218 ACA

• 증상
- 반대쪽 하지의 약화, 감각손실
- '하지 > 상지' 손상
- 실행증, 정신적 변화, 원시 반사, 요실금 나타남
- 지적 기능의 손상
- 보행장애

답 2)

뇌의 혈액 공급(Blood supply of brain)

Explanation

1. 전대뇌동맥(ACA : Anterior Cerebral Arteries)

1) **증상**(symptom)

(1) 반대쪽(contralateral) 하지(L/E)의 약화(weakness)가 특징임
(2) 일반적으로 상지보다 하지의 손상이 더 큰 것이 특징임
(3) 실행증, 정신적 변화, 원시 반사(primitive reflexes), 요실금 등이 나타남
(4) 지적 기능의 손상
① 혼동(confusion), 의지 상실(abulia), 느려짐(slowness), 산만함(distractibility), 판단력 손상, 통찰력 손상, 보속증(perseveration), 기억 상실(amnesia), 지남력 상실(disorientation) 등이 나타남
② 전두엽에 혈액을 공급하기 때문에 지적기능의 손상이 발생함
(5) 하지의 감각 손상이 나타남
(6) 요실금이 나타남
(7) 보행장애가 나타남
• 'ataxia'가 특징임
(8) 주 손상 부위는 전두엽 및 두정엽이 됨

2. 중대뇌동맥(MCA : Middle Cerebral Arteries)

1) **증상**(symptom)

(1) 얼굴, 팔, 혀를 포함한 보다 광범위한 반대측(contralateral) 편마비가 나타남

(2) 감각 결손이 나타남

(3) 좌뇌 손상 시에는 실어증(aphasia)이 나타남

(4) 우뇌 손상 시에는 이상반복행동, 질병인식불능증(anosognosia) 등이 나타남

(5) 지각 결손이 나타남

- 시공간 지각 결여, 편측 무시 등

(6) 손상된 쪽으로 머리와 목의 편측 편위(deviation)가 두드러짐

2) MCA : 'upper trunk'

- 손상 부위 : 전두엽의 측면(lateral aspect)과 측두엽

우뇌(Rt. hemisphere) 손상	좌뇌(Lt, hemisphere) 손상
• 좌측 신체 무시(body neglect) • 좌측 시각 무시(visual neglect) • 질병 인식 불능(anosognosia) • 시공각(visuospatial) 손상 • 좌측 운동 실행(motor apraxia)	• 양측 운동 실행(motor apraxia) • Broca's 실어증 • 좌절(frustration)

3) MCA : 'lower trunk'

- 손상 부위 : 오른쪽 측두엽(temporal lobe)의 측면(lateral aspect)과 후두엽(occipital lobe)

양 반구(either hemesphrere) 손상 시 공통점	우뇌(Rt. hemisphere) 손상	좌뇌(Lt, hemisphere) 손상
• 반대쪽 시야 손상(contralateral visual field defect) • 행동 이상(behavioral abnormality)	• 시공각(visuospatial) 손상	• 베르니케(Wernicke) 실어증

4) MCA : both upper & lower trunk

(1) 손상 부위 : 반구의 측면(lateral aspect)

(2) 증상 : 앞서 언급한 MCA의 증상과 같음

3. 후대뇌동맥(PCA : Posterior Cerebral Artery)

1) **증상**(symptom)

- 실독증(alexia), 수의적(voluntary) 운동의 장애, 입체 실인증(astereognosis) 기억력 손상, 시각적 실인증(agnosia), 감각 및 운동 소실 등

2) **손상 부위**

(1) 후두엽과 측두엽의 하면 중간(medial and inferior aspect)

(2) 뒤뇌량(posterior corpus callosum)

(3) 중뇌(midbrain) 및 시상(thalamus)

4. 기타

	증상(symptom)
소뇌동맥 (CAS : Cerebellar Artery System)	• 안구진탕(nystagmous), 구음 장애(dysarthria), 식음 장애(dysphagia) • 동측의 운동 실조(ataxia) • 반대측의 통증 및 온도 감각 손상 • 동측 안면의 감각 손상(analgegia) • 반대측 부전마비(hemiparesis)
척추뇌저동맥 (VAS : Vertebrobasilar Artery System)	• 소뇌 기능의 장애, 고유수용성 감각(proprioception)의 손상 • 편마비 또는 사지마비 • 감각 손상(sensory disturbance) • 양측(또는 교차성) 감각 및 운동의 장애가 복합적으로 발생 • 편측 또는 양측 'cranial nerve' 손상 : 3～12번

219

뇌졸중 환자의 상지 훈련 중 '브론스트롬 1～2단계'의 내용으로 가장 타당한 것은?

1) 치료 목표는 시너지 패턴들을 억제하는 것이다
2) 팔은 경직 상태이거나 약간의 시너지 형태를 보인다
3) 몸쪽 견인(proximal traction)을 통해 폄 시너지를 활성화시킨다
4) 연합 반응(associated reaction) 및 긴장성 반사(tonic reflex)를 피해야 한다
5) 빠른 신장(quick stretch) 및 표피 스트로킹(surface stroking)을 사용하여 시너지를 유발한다

220

50세의 K씨는 뇌졸중으로 동전의 종류와 배구공, 농구공, 축구공 등을 구별하지 못한다. 어떤 문제인가?

1) steropsis
2) astereognosis
3) simultanognosia
4) metamorphopsia
5) left neglect syndrome

문제해설

219 뇌졸중 환자의 상지의 훈련(upper limb training) : 1~2단계(stage 1~2)

- 팔은 이완 상태이거나 약간의 시너지 형태를 보임
- 목표 : 반사를 기초로 근 긴장도 및 시너지 패턴들 생산
- 연합 반응(associated reaction) 및 긴장성 반사(tonic reflex)를 이용
  - 긴장도에 영향을 미침
  - 반사적(reflexive) 움직임을 만들어냄

답 5)

220 변형시증(metamorphopsia)

- 사물을 시각적으로 왜곡하는 문제
- 크기, 무게, 길이 등의 물리적 특성을 구별하기 어려움

답 4)

221

뇌졸중 환자인 K씨는 뇌졸중 후 손에서 큰 잡기(gross grasp) 및 갈고리(hook) 잡기가 나타나기 시작했다. 아직 손에 놓기 기능이 없는 K씨의 브론스트롬 단계는?

1) 1단계
2) 2단계
3) 3단계
4) 4단계
5) 5단계

222

뇌졸중 환자인 K씨는 구형 쥐기(spherical grasp), 원통형 쥐기(cylindrical grasp)로 사물을 잡을 수 있으며, 그것을 놓아 통에 넣을 수 있다. K씨의 브론스트롬 단계는?

1) 2단계
2) 3단계
3) 4단계
4) 5단계
5) 6단계

문제해설

221 해설내용 참조

답 3)

222 해설내용 참조

답 4)

뇌졸중(CVA) 이후 손의 운동 회복 단계(Brunnstrom stage)

Explanation

단계(stage)	손(hand)
1	• 손의 기능이 전혀 없음
2	• 큰 잡기(gross grasp)가 시작됨 : 최소의 손가락 굽힘을 이용한 잡기
3	• 큰 잡기 및 갈고리(hook) 잡기가 가능해짐 : 놓기는 불가능함
4	• 큰 잡기가 존재함 • 측면 쥐기(lateral prehension)의 발달이 이루어짐 • 약간의 손가락 폄 및 엄지의 움직임이 가능함
5	• 손바닥 쥐기(palmar prehension), 구형 쥐기(spherical grasp), 원통형 쥐기(cylindrical grasp), 그리고 놓기(release)가 가능함
6	• 모든 종류의 쥐기가 가능함 • 각각의 손가락 움직임이 가능함 • 수의적 폄 시 완전한 ROM이 가능함

223

라디오를 들으며 요리를 완성했다. 어떤 집중력이 필요한가?

1) 이동적 집중력(shift attention)
2) 선택적 집중력(select attention)
3) 지속적 집중력(sustain attention)
4) 분리된 집중력(divided attention)
5) 반응적 집중력(detect/react attention)

224

일을 완수할 수 있으며 지속적으로 유지하는 집중력은?

1) 이동적 집중력(shift attention)
2) 선택적 집중력(select attention)
3) 지속적 집중력(sustain attention)
4) 분리된 집중력(divided attention)
5) 반응적 집중력(detect/react attention)

문제해설

223 해설내용 참조

답 4)

224 해설내용 참조

답 3)

집중력(Attention)

Explanation

- 정해진 시간 내 특정 업무에 집중할 수 있는 것

1. 반응적 집중력(detect/react attention)

1) 주위 환경에 반응하는 능력
2) 특정 자극을 찾는 능력
   - 다양한 소리들 속에 특정 소리 찾기, 여러 색 중 특정 색 찾기

2. 선택적 집중력(select attention)

1) 다양한 환경적 자극 중 특정 자극에만 집중할 수 있는 능력
   (1) 여러 색의 적목 중 붉은 색 적목만 골라내기
   (2) 문장 속에서 '가'라는 글자만 골라내기
   (3) 여러 모양 중 삼각형만 골라내기

3. 지속적 집중력(sustain attention)

1) 특정 활동을 지속할 수 있는 집중력
   (1) 종이접기하면서 50까지 숫자세기
   (2) 그림 속에 배열된 숫자 따라가기
   (3) 특정 작업과 함께 50부터 2씩 더해가기

4. 이동적 집중력(shift attention)

1) 다른 자극과 서로 교대로 집중할 수 있는 집중력
   (1) 색이 다른 두 가지 구슬을 교대로 끼우기
   (2) 'AABBAABBAABB' 따라 쓰기

5. 분리된 집중력(divided attention)

1) 동시에 두 가지 이상의 자극을 유지하는 집중력
2) 운전하며 라디오 듣기, 전화하며 주소 적기 등

225

뇌졸중 발병 후 좋은 예후에 해당하는 것은?

1) 혼수상태
2) 낮은 인지력
3) 심한 편마비
4) 초기 낮은 경직
5) 심혈관 질환의 보유

문제해설

225 해설내용 참조

답 4)

뇌졸중의 예후

Explanation

나쁜 예후	• 발병 시 혼수상태일 경우 • 나쁜 인지 기능을 보일 경우 • 심한 편부전마비(hemiparesis)가 있는 경우 • 뇌졸중 과거력을 지닌 경우 • 심혈관 질환이 있는 경우
좋은 예후	• 근 긴장과 운동기능이 2주 내에 돌아온 경우 • 완전한 감각과 지각을 지닌 경우 • 좋은 인지기능을 가진 경우 • 완전한 신체도식(body scheme)이 있는 경우 • 낮은 경직(spasticity)이 있는 경우 • 구축(contracture)이 없는 경우 • 선택적 움직임이 가능한 경우

226

일상생활과 관련된 정보들을 기억하는 기억의 종류는?

1) working memory
2) episodic memory
3) implicit memory
4) procedure memory
5) everyday memory

문제해설

226 해설내용 참조

답 5)

227

전향적 기억(prospective memory)에 대한 평가로 옳은 것은?

1) 본인의 생일 물어보기
2) 현 대통령의 이름 물어보기
3) 담당 치료사 이름 물어보기
4) 라면 끓이는 순서 물어보기
5) 작업치료 후의 스케줄 물어보기

227 해설내용 참조

답 5)

Explanation 기억력(Memory)

• 잠시 후 또는 장시간 후 정보를 다시 불러내는 것

1. 단기(short term), 중기(immediate), 장기(long term) 기억

1) 단기 기억의 동의어 : recent memory, working memory, delayed memory, primary memory
2) 중기 기억 : 15~20초 내의 정보를 불러냄(recall)

2. 종류

1) **서술적 기억력**(declarative memory)
   (1) 암기나 정보의 재생산 능력, 회상 능력
   (2) 종류
      ① 삽화적 기억(episodic memory) : 개인의 과거 및 경험에 대한 기억
      ② 의미적 기억(semantic memory) : 일반인의 기본상식, 언어 또는 사회적 규범 등

2) **명백한 기억력**(explicit memory)
- 그 정보의 근본에 대한 기억 → 언제, 어디서, 누구에게 배웠는지를 아는 것

3) **함축적 기억력**(implicit memory)
(1) 함축적 기억력(implicit memory)의 반대 개념
(2) 그 근본 정보를 알고는 있지만 표현하지 못함
① 사례 : 정해진 치료 시간이 치료사의 개인 사정으로 취소됨을 통보받은 환자
- 그 시간 다른 곳에서 다른 활동을 하고 있을 때 "왜 치료를 받지 않고 이곳에 있냐?"는 질문에 답하지 못함
- 환자는 근본 정보에 가지고 적합한 행동을 했음에도 불구하고 설명하지 못함

4) **순차적 기억력**(procedure memory)
(1) 순서적으로 특정 활동을 할 수 있는 기억력
- 샌드위치 만들기, 커피 만들기 등

5) **일상적 기억력**(everyday memory)
(1) 일상생활과 관련된 정보들을 기억하는 능력
- 진료 약속 스케줄, 치료사의 이름 등

6) **예측 기억력**(prospective memory)
(1) 가까운 미래의 사건을 기억하는 기억력
- 오후의 약속 스케줄을 기억하는 것

228

환측무시 환자에 대한 접근법 중 바르지 못한 것은?

1) 환측을 자극한다
2) 환자의 문제를 숨긴다
3) 환측으로 TV를 시청하게 한다
4) 보호자는 환측에서 이야기한다
5) 환측에 눈에 잘 띄는 색으로 표시를 제공한다

문제해설

228 무시 증후군(neglect syndrome)
- 재활(rehabilitation)
  - 모든 ADL에서 무시되는 사지의 사용을 촉진시킴
  - 방의 재배치를 통해 무시되는 부위를 자극
    예) TV를 손상된 쪽으로 놓음
- 보상(compensatory)
  - 무시되는 쪽에 색(color) 제공
    예) 식판의 한 쪽에 색 테이프를 부쳐주므로 손상된 쪽을 인식시킴. 책의 왼쪽에 색 테두리(border)를 제공하므로 책읽기를 촉진
  - 안전을 보상하기 위해 가구의 재배치
    ◦ 부딪칠 수 있는 사물들을 정상 쪽(non neglect side)으로 배치

답 2)

229

뇌졸중이 가장 흔히 발생되는 부위로 실어증, 반맹증, 지각장애를 유발하는 부위는?

1) 소뇌 동맥
2) 내경 동맥
3) 전대뇌 동맥
4) 중대뇌 동맥
5) 후대뇌 동맥

문제해설

229 해설내용 참조

답 4)

230

'CVA'가 가장 많이 발생되는 뇌혈관은?

1) MCA
2) ACA
3) PCA
4) CAS
5) VAS

230 해설내용 참조

답 1)

뇌의 혈액 공급(Blood supply of brain)

Explanation

1. 전대뇌동맥(ACA : Anterior Cerebral Arteries)

1) 증상(symptom)
   (1) 반대측(contralateral) 하지(L/E)의 약화(weakness)
      • 상지보다 더 심한 손상
   (2) 실행증, 정신적 변화(mental change), 원시적 반사(primitive reflexes), 요실금 등
   (3) 지적 기능의 손상
      ① 혼동(confusion), 의지 상실(abulia), 느려짐(slowness), 산만함(distractibility), 보속증(perseveration), 기억 상실(amnesia), 지남력 상실(disorientation) 등
      ② 전두엽에 혈액을 공급
   (4) 하지의 감각 손상

2. 중대뇌동맥(MCA : Middle Cerebral Arteries)

1) 증상(symptom)
   (1) 얼굴, 팔, 혀를 포함한 보다 광범위한 반대측(contralateral) 편마비를 초래

(2) 감각 결손
(3) 좌뇌 손상 시 실어증(aphasia)
(4) 우뇌 손상 시 이상 반복 행동, 질병 불각증(anosognosia)
(5) 지각 결손 : 시공간 지각 결여, 편측 무시 등
(6) 손상된 쪽으로 머리와 목의 편측 편위(deviation)가 두드러짐
(7) CVA가 가장 많이 발생됨

3. 후대뇌동맥(PCA : Posterior Cerebral Artery)

1) 증상(symptom)

- 실독증(alexia), 수의적(voluntary) 운동의 장애, 입체 실인증(astereognosis), 기억력 손상, 시각적 실인증(agnosia), 감각 및 운동 소실 등

4. 소뇌동맥(CAS : Cerebellar Artery System)

1) 증상(symptom)

(1) 안구진탕(nystagmous), 구음 장애(dysarthria), 식음 장애(dysphagia)
(2) 동측의 운동 실조(ataxia)
(3) 반대측의 통증 및 온도 감각 손상
(4) 동측 안면의 감각 손상(analgegia)
(5) 반대측 부전마비(hemiparesis)

5. 척추뇌저동맥(VAS : Vertebrobasilar Artery System)

1) 소뇌 기능의 장애, 고유수용성 감각(proprioception)의 손상
2) 편마비 및 사지마비
3) 감각 손상(sensory disturbance)
4) 양측 또는 교차성 감각과 운동 장애의 복합
5) 편측 또는 양측 cranial nerve 손상 : 3번~12번

231

40대 남성은 상대방의 말을 잘 알아듣지 못한다. 그리고 의사표현은 있지만 말의 모순이 많다. 어떤 종류의 실어증인가?

1) 전도성실어증
2) 브로카 실어증
3) 전반적 실어증
4) 실명사 실어증
5) 베르니케 실어증

문제해설

231 해설내용 참조

답 5)

실어증과 구음장애

Explanation

1. 실어증(aphagia)

• 신경학적 손상으로 인한 언어 장애(language disorder)

1) **브로카 실어증**(Broca's aphasia)
   (1) 운동성 실어증, 표현성 실어증
   (2) 말이 유창하지 못하고 전보식 문장을 사용
   (3) 따라 말하기도 잘하지 못함
   (4) 문법에 맞지 않는 문장을 사용하나 청각적 이해 능력은 좋은 편임
   (5) 쓰기 능력이 손상되는 경우가 많음
   (6) 우세반구(주로 좌반구)의 전두엽 아래쪽 뒷부분(브로카 영역)의 손상

2) **베르니케 실어증**(Wernike's aphasia)
   (1) 지각성 실어증, 수용성 실어증
   (2) 발음과 억양이 좋음, 조음 장애가 거의 없음
   (3) 문법도 규칙에 맞게 사용하지만 의미가 통하지 않음
   (4) 청각적인 말(말소리)을 이해하지 못함
   (5) 우세반구 측두엽의 위쪽 뒷부분(베르니케 영역)이 손상

3) **전도성 실어증**(donduction aphasia)
   • 말을 따라서 반복하는 능력에 문제

4) **명칭 실어증**(anomic aphasia)
   (1) 실어증 중 가장 증세가 경미한 유형
   (2) 비교적 유창하고 청각적인 언어 이해도 거의 문제가 없음
   (3) 따라 말하기는 가능하나 이름 대기에서 능력이 많이 떨어짐

5) **전반 실어증**(global aphasia)
   • 언어의 표현과 이해 모두에 손상이 있는 실어증

2. 구음 장애(dysarthria)

1) 발음의 장애
2) 언어와 관련된 기능의 장애(dysfunction of speech musculature)
3) 발음과 관련된 기관의 마비와 비협응으로 인해 발생
4) 발음이 느리고 어눌함
5) 우측 편마비(rt. hemiplegia)에 더 많이 발생

232

고유수용성감각(proprioception)이 감소될 경우 나타나는 증상으로 타당한 것은?

1) 치매
2) 낙상
3) 부종
4) 당뇨
5) 요실금

문제해설

232 고유수용성감각의 감소

- 낙상의 원인
  - 나이, 충동적 행동, 유동성 결여, 균형감 저하, 협응 능력 저하, 고유수용성감각 손상 등
- 고유수용성감각(proprioception)
  - 근육, 관절, 내장기관으로 부터의 감각자극을 말함
    - 관절의 움직임 정도, 속도 정도, 위치 등을 해석함
  - 편마비 환자에게 고유수용성(proprioceptive) 감각의 입력 제공
    - 측면에 대한 인식(awareness)을 제공하므로 편측 무시(neglect)를 감소시켜줌

답 2)

233

뇌졸중 환자의 상지의 훈련중 '브론스트롬 5~6단계'의 내용에 해당하는 것은?

1) 움직임의 속도를 증진시킨다
2) 시너지를 촉진하여 큰 움직임을 만든다
3) 움직임의 조합과 시너지 극대화가 치료목표이다
4) 양측 활동(bilateral activity)은 최소화하여 편측 활동 위주로 훈련한다
5) 복잡한 움직임의 조합(combination) 및 독립적(isolated) 움직임을 위해 연합반응을 촉진한다

233 뇌졸중 환자의 상지의 훈련 : 5~6단계 (stage 5~6)

- 복잡한 움직임의 조합(combination) 및 독립적(isolated) 움직임 모두가 가능해짐
- 치료 목표
  - 움직임의 조합 및 독립적 움직임 수행을 성취
  - 움직임의 속도 증진
- 상지의 완전한 회복이 없더라도 양측 활동(bilateral activity)이 폭넓게 가능하도록 훈련이 필요
  - 건측 상지를 보조하기 위한 훈련

답 1)

234

좌측 편마비(Lt. hemiplegia) 환자에게 큐(cue)를 주면, 왼쪽에 있는 음식도 먹을 수 있다. 이때 FIM의 점수는?

1) 3점
2) 4점
3) 5점
4) 6점
5) 7점

문제해설

234 지도 감독 또는 준비 (Supervision or Set up)
- 조언이 필요하며 옆에서 감독하며 큐(cue)를 주거나 격려해 주어야 함
- 보조기를 착용함에 있어 준비가 필요
- 고기를 잘라주거나 물을 따라주는 등의 도움이 필요함

답 3)

FIM의 식사

Explanation

1. No Helper

1) 7점 : 완전 독립(complete independent)
   (1) 접시의 음식을 떠먹기, 컵으로 마시기 등을 식탁(또는 밥상)에서 일반적인 식사 방식으로 수행할 수 있음
   (2) 스푼, 포크를 사용하여 음식을 입으로 가져가고, 씹으며, 삼킴
2) 6점 : 부분(또는 변형된) 독립(modified independent)
   (1) 보조 기구가 필요(빨대, 스포크(spork), rocking knife 등)
   (2) 평소보다 긴 식사 시간을 갖거나 먹기 쉽게 만든 음식(또는 비벼놓은 음식) 등이 필요
   (3) 안전에 대한 고려가 있어야 함
   (4) 비경구적 투여 또는 위 절개 후 음식투여(parenteral or gastrostomy feeding) 등 영양섭취를 다른 방법에 의존하고 있는 환자
   (5) 스스로 음식을 섭취할 수 있음

2. Helper

1) 5점 : 지도 감독 또는 준비(supervision or set up)
   (1) 조언이 필요하며 옆에서 감독하며 큐(cue)를 주거나 격려해 주어야 함
   (2) 보조기를 착용함에 있어 준비가 필요
   (3) 고기를 잘라주거나 물을 따라주는 등의 도움이 필요함
2) 4점 : 최소 보조(minimal contact assistance)
   - 식사하기의 75% 이상의 과정을 수행함
3) 3점 : 중간 보조(moderate assistance)
   - 식사하기의 50~74%의 과정을 수행함

4) 2점 : 최대 보조(maximal assistance)
   - 식사하기의 25~49%의 과정을 수행함

5) 1점 : 완전 보조(total assistance)
   (1) 25% 이하의 식사 과정을 수행함
   (2) 다른 영양섭취 방법에 의존하는 경우 : 스스로 식사를 하지 못함

235

뇌졸중 환자인 65세 남성은 언어의 표현과 이해에 있어 모두 심각한 손상이 있다. 무엇인가?

1) 명칭 실어증(anomic aphasia)
2) 전반적 실어증(global aphasia)
3) 브로카 실어증(Broca's aphasia)
4) 전도성 실어증(conduction aphasia)
5) 베르니케 실어증(Wernike's aphasia)

문제해설

235 실어증(Aphagia)

- 신경학적 손상으로 인한 언어 장애(language disorder)
- 브로카 실어증(Broca's aphasia)
  - 운동성 실어증, 표현성 실어증
  - 말이 유창하지 못하고 전보식 문장을 사용
  - 따리 말하기도 잘 하지 못함
  - 문법에 맞지 않는 문장을 사용하나 청각적 이해 능력은 좋은 편임
  - 쓰기 능력이 손상되는 경우가 많음
  - 우세반구(주로 좌반구)의 전두엽 아래쪽 뒷부분(브로카 영역)의 손상
- 베르니케 실어증(Wernike's aphasia)
  - 지각성 실어증, 수용성 실어증
  - 발음과 억양이 좋음, 조음 장애가 거의 없음
  - 문법도 규칙에 맞게 사용하지만 의미가 통하지 않음
  - 청각적인 말(말소리)을 이해하지 못함
  - 우세반구 측두엽의 위쪽 뒷부분(베르니케 영역)이 손상
- 전도성 실어증(conduction aphasia)
  - 말을 따라서 반복하는 능력에 문제
- 명칭 실어증(anomic aphasia)
  - 실어증 중 가장 증세가 경미한 유형
  - 비교적 유창하고 청각적인 언어 이해도 거의 문제가 없음
  - 따라 말하기는 가능하나 이름 대기에서 능력이 많이 떨어짐
- 전반 실어증(global aphasia)
  - 언어의 표현과 이해 모두에 손상이 있는 실어증

답 2)

236

편마비 환자가 연하곤란이 심할 경우 식사 자세로 옳은 것은?

1) 푹신한 의자에 앉는다
2) 무릎은 120° 굽힘시킨다
3) 몸통은 후방으로 약간 펴시킨다
4) 턱은 약간 당겨진 상태를 유지한다
5) 환자의 발은 일부분만 바닥에 닿게 한다

문제해설

236 해설내용 참조

답 4)

연하곤란(Dysphagia)

Explanation

1. 연하곤란(dysphagia) 환자에게 올바른 자세

1) 의자와 같은 견고한 표면 위에 앉기
2) 환자의 발은 바닥위에 편평하게(flat) 위치시킴
3) 무릎은 90° 굽힘시킴
4) 양쪽 엉덩이의 좌골(ischial tuberosity)에 균등하게 체중을 실음
5) l등은 곧게 펴고, 몸통(trunk)은 전방으로 약간 굽힘시킴(엉덩관절 100° 굽힘)
6) 환자의 양팔은 앞을 향해 테이블 위에 놓음
7) 머리는 정중선상에 수직이며, 턱은 약간 당겨진(tucked) 상태로 유지함

2. 구강 섭식(oral feeding)의 원칙(principles)

1) 구강 준비 단계에서 음식물 쳐다보기와 다가가기(접근)는 중요한 일면임
   (1) 환자의 시야(visual field) 내에 음식물 제공
   (2) 환자의 적극적 참여
2) 신체적으로 가능할 때 스스로 먹기(self feeding)가 허용되어야 함
3) 스스로 먹기(self feeding)가 불가능 할 때, 치료사는 환자에게 매회 먹기(bite) 좋은 음식을 선택하게 하므로 능동적인 참여를 유도해야 함
4) 가능한 정상적인 환경(normal setting)을 제공해줌
   • 사회적 환경 : 가족, 친구 등과 같이 식사
5) 치료사는 지속적으로 환자의 자세를 평가해야 함
6) 치료사는 환자의 입속으로 들어가는 음식의 양을 결정해 주어야 함
7) 치료사는 음식물 삼키기 후 환자의 목소리를 평가해야 함
8) 치료사는 먹기와 관련된 환자의 기술 레벨 및 수행 정도를 수시로 확인해야 함
9) 치료사는 식사 중 흡인의 증후(sign)를 지속적으로 모니터해야 함(흡인성 폐렴 때문)
10) 영양상태에 대한 주의 깊은 관찰이 필요함

237

뇌손상 환자를 긴 의자에 앉힌 후 측면으로 고리를 옆으로 끼우게 하였다. 이 작업을 통해 얻을 수 있는 효과로 거리가 먼 것은?

1) 앉기 균형 향상
2) 손의 기민성 향상
3) 견갑대에 운동성 제공
4) 일어서기와 걷기의 준비
5) 체중이동과 체중지지 촉진

문제해설

237 해설내용 참조

답 2)

손상된 쪽의 자극에 대한 효과

Explanation

1. 손상된 쪽에 체중지지(weight bearing over affected side)

1) 근 긴장을 조절(regulate)하고 보다 정상범위로 근 긴장을 이끄는 가장 효과적인 방법
2) 저긴장(low tone)을 지닌 환자 : 신상을 촉진시킴
3) 고긴장(high tone)을 지닌 환자 : 긴장을 억제시킴
4) 고유수용성(proprioceptive) 감각의 입력을 제공함
5) 측면에 대한 인식(awareness)을 제공하므로 편측 무시(neglect)를 감소시켜줌
6) 회복의 매 단계에 긍정적인 효과를 보임
7) 올바른 체중지지
   (1) 침대에서 단순히 손상된 쪽으로 누움(side lying position)
   (2) 보행 훈련 시 stance phase 때 체중지지

2. 몸통 돌림(trunk rotation) 및 어깨뼈 돌출(scapular protraction)

1) 편마비 환자의 경우 나무토막 같은 움직임(block like pattern)을 보임
   (1) '팔이음뼈(shoulder girdle)'와 '다리이음뼈(pelvic girdle)'의 분리가 거의 없음
   (2) 치료사는 정상적 움직임을 촉진하기 위해 몸통 돌림을 자극하는 활동들을 준비함
2) 앉은 자세 또는 직립 자세에서 돌림 촉진
   • 치료사는 작업(task)의 높이를 다양하게 제공해 주어야 함
3) 효과
   (1) 돌림을 위한 움직임의 요소들을 통합하게 만듦
   (2) '팔이음뼈(shoulder girdle)'와 '다리이음뼈(pelvic girdle)'의 유동성 증진
   (3) 체중 이동을 증진
   (4) 손상된 측면의 감각입력을 촉진
   (5) 손상 측의 지각(awareness)을 증진
   (6) 시야(visual field) 결손에 대한 보상 훈련 효과
4) 상지에 굽힘 시너지(flexor synergy)를 지닌 환자에게 유익함

238

숟가락을 주었을 때 연필처럼 사용하는 행동을 보인다면 어떤 문제인가?

1) dressing apraxia
2) problem solving
3) ideational apraxia
4) ideomotor apraxia
5) constructional apraxia

문제해설

238 해설내용 참조

답 3)

실행증(Apraxia) 종류

Explanation

1. 개념적(ideational) 실행증

1) 동작의 개념을 형성할 수 없음
   (1) 도구의 사용이 어려움
   (2) 연필을 연필로 사용하지 못함
2) 지시 또는 자동적 실행 능력이 없음

2. 운동(ideomotor) 실행증

1) 지시에 의한 실행은 수행 못하나 자동적으로는 가능함
   • 코가 가려워 긁기는 가능하지만 명령에 의해 코를 만질 수는 없음
2) 말로는 가능하지만 동작으로는 실행 할 수 없음

3. 구성(constructional) 실행증

1) 지시 또는 자동적 그리기, 구성하기 능력에 장애가 있음
2) 전체를 조직하거나, 조립하는데 문제가 있음
   • 블록 쌓기, 그림 그리기, 성냥 쌓기 등의 문제
3) 옷 입기, 장난감 조립, 그릇 쌓기 등이 어려움
4) 2차원과 3차원으로 나눠짐

4. 언어(verbal) 실행증

1) 구강 또는 안면 부분의 수의적 움직임에 문제
2) 경우에 따라 성대 또는 호흡기에도 문제를 일으킬 수 있음
3) 전두엽 기능과 관계가 있음
4) 지시에 따라 혀, 볼, 입술, 턱의 움직임이 어려움

5. 옷 입기(dressing) 실행증

1) 신체 도식(body scheme)과 관련이 있음
2) 오른쪽과 왼쪽을 구분 못함
3) 단추와 지퍼를 제대로 조작할 수 없음

239

슈퍼마켓 진열대의 여러 통조림 중 특정 상표의 통조림을 고르는 것은 어떤 능력과 가장 관계 깊은가?

1) 기억 능력
2) 공간지각 능력
3) 분리된 집중력
4) 선택적 집중력
5) 지속적 집중력

문제해설

239 해설내용 참조

답 4)

Explanation

집중력(Attention)

1. 반응적 집중력(detect/react attention)

- 특정 자극을 찾는 능력

2. 선택적 집중력(selective attention)

- 다양한 환경적 자극 중 특정 자극에만 집중할 수 있는 능력

3. 지속적 집중력(sustain attention)

- 특정 활동을 지속할 수 있는 집중력

4. 이동적 집중력(shift attention)

1) 다른 자극과 서로 교대로 집중할 수 있는 집중력
2) 색이 다른 두 가지 구슬을 교대로 끼우기

5. 분리된 집중력(divided attention)

- 동시에 두 가지 이상의 자극을 유지하는 집중력

240

뇌졸중 환자의 운전훈련이다. 운전기능 평가 시 고려해야 하는 내용과 가장 거리가 먼 것은?

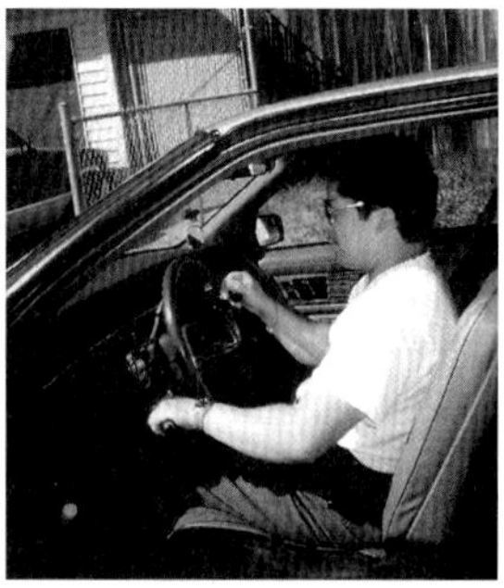

1) 지각기능 2) 신체적기능
3) 차량의 타입 4) 환자의 나이
5) 행동양상과 인지기능

241

'걷고 있는 중에 말을 걸면 멈춰 대답하고 다시 걷는 것'과 가장 관계 깊은 인지요소는?

1) vigilance 2) shift attention
3) focused attention 4) devided attention
5) pattern recognition

문제해설

240 뇌졸중 환자의 운전 보조도구

- 신호 레버, 가속 페달, 키 등의 위치를 변경함
- 위치는 환자의 편마비 위치에 따라 바뀌어 질 수 있음

답 4)

241 해설내용 참조

답 2)

인지 및 인지통합(Cognitive and cognitive integration) 요소

Explanation

1. 각성수준(level of arousal)

- 환경적 자극에 대해 반응과 경계를 보이는 것

2. 지남력(orientation)

- 사람, 장소, 시간, 상황을 분별하는 것

3. 재인식(recognition)

- 낯익은 얼굴, 사물, 그리고 이전에 보았던 물건들을 분별해 내는 것

4. 집중력(attention)

- 정해진 시간 내 특정 업무에 집중 할 수 있는 것

5. 활동의 시작(initiation of activity)

- 육체적 정신적 활동을 시작하는 것

6. 종결(termination)

- 적절한 시간에 맞춰 활동을 마치는 것

7. 기억력(memory)

- 잠시 후 또는 장시간 후 정보를 다시 불러내는 것

8. 연속성(sequencing)

- 정보, 개념, 활동들을 순서에 맞춰 배치하는 것

9. 분류(categorization)

- 정보의 종류들을 비슷한 것들과 다른 것들로 분별하는 것

10. 개념형성(concept formation)

- 특정 생각과 사고를 구성하기 위해 다양한 정보를 조직화하는 것

11. 문제해결(problem solving)

- 문제 인식, 문제 정의, 대체적 방법 선택, 계획(selecting a plan), 단계별로 조직화하기, 계획한 것 실시하기, 결과 평가 등의 과정을 말함

12. 학습(learning)

- 새로운 행동과 개념을 획득하는 것

13. 일반화(generalization)

- 다양한 새로운 환경에 이전에 학습된 개념들과 행동들을 적용시키는 것

14. 공간 조작(spatial operation)

- 정신으로(mentally) 사물의 위치를 다양한 관계로 조작하는 것

242

인지 및 지각 손상이 있는 노인의 퇴원 교육의 내용으로 가장 거리가 먼 것은?

1) 메모장의 사용
2) 높이 조절이 가능한 침대의 구입
3) 그림 도식을 통한 화장실가기 전략
4) 시간 약속을 인식하기 위한 타이머의 사용
5) 시지각 단서를 사용할 수 있는 전략의 개발

문제해설

242 높이 조절이 가능한 침대
신체적 장애를 가진 노인들에게 고려됨
답 2)

인지 손상환자의 중재

Explanation

1. 기억력의 보상방법

1) 내적 보상법

(1) 일상적 일 및 순서의 틀을 만들고 연습함
- 암기, 암송 등

(2) 언어적 큐의 사용
- 운율, 리듬, 노래 등의 사용

2) 외적 보상법

(1) 보조공학으로 대체
- 시계나 타이머의 알람을 이용, 컴퓨터, 수첩 등을 이용

2. 주의집중의 결함이 있는 환자의 환경적 변화

1) 소음이 많은 곳보다 조용한 곳
2) 넓은 공간보다는 좁은 공간
3) 사람이 많은 것보다는 적은 환경
4) 시각적 자극이 적은 환경
5) 많은 설명보다는 단순 지시
6) 다양한 색보다는 단순한 색
7) 다양한 자극보다는 단순한 자극
8) 여러 단계의 수행보다는 적은 단계의 수행

3. 무시 증후군(Neglect Syndrome)의 보상

1) 무시되는 쪽에 색(color) 제공

예) 식판의 한 쪽에 색 테이프를 붙여줌으로 손상된 쪽을 인식시킴
책의 왼쪽에 색 테두리(border)를 제공하므로 책읽기를 촉진

2) 안전을 보상하기 위해 가구의 재배치

• 부딪칠 수 있는 사물들을 정상 쪽(non neglect side)으로 배치

243

브론스트롬의 상지회복 과정에서 고리 쥐기(hook grasp)가 가능한 단계에 대한 설명은?

1) 수의적 움직임이 없다
2) 등 뒤에 손을 댈 수 있다
3) 수의적 움직임이 시작된다
4) 팔꿈관절을 편 상태에서 엎침과 뒤침이 가능하다
5) 팔꿈관절을 90° 굽힌 상태에서 엎침과 뒤침이 가능하다

244

하나의 고정된 물체를 응시하다가 다른 물체로 빠르게 전환하는 눈동자의 움직임은?

1) visual field
2) visual acuity
3) ocular pursuit
4) visual attention
5) saccadic eye movement

245

다음 보기의 내용은 인간의 어떤 능력인가?

사람인식, 순서 및 개념, 학습

1) 신체적 능력
2) 인지적 능력
3) 사회적 능력
4) 감각지각 능력
5) 지역사회 교통 이용 능력

문제해설

243 고리 쥐기가 가능한 단계는 3단계이다.
1) 1단계
2) 4단계
3) 3단계
4) 4단계
5) 5단계

답 3)

244 도약 안구 운동(saccadic eye movement)이란 하나의 고정된 물체를 응시하다 다른 것으로 전환 시 나타나는 빠른 눈의 움직임을 말한다. 주어지는 자극에 빨리 대응하는 능력이며, 읽기 또는 두 물체 사이에서 지시에 따라 눈을 움직이는 능력이다.

답 5)

245 인지기능
• 재인식
• 순서화
• 일반화
• 학습
• 분류
• 기억 등

답 2)

246

집중력(attention)의 종류 중 지속적 집중력(sustain attention)에 대한 설명은?

1) 특정 자극을 찾는 능력이다
2) 특정 활동을 지속할 수 있는 집중력이다
3) 색이 다른 두 가지 구슬을 교대로 끼울 수 있다
4) 동시에 두 가지 이상의 자극을 유지하는 집중력이다
5) 다양한 환경적 자극 중 특정 자극에만 집중할 수 있는 능력이다

문제해설

246 해설내용 참조

답 2)

집중력(Attention)

Explanation

1. 반응적 집중력(detect/react attention)

- 특정 자극을 찾는 능력

2. 선택적 집중력(selective attention)

- 다양한 환경적 자극 중 특정 자극에만 집중할 수 있는 능력

3. 지속적 집중력(sustain attention)

- 특정 활동을 지속할 수 있는 집중력

4. 이동적 집중력(shift attention)

1) 다른 자극과 서로 교대로 집중할 수 있는 집중력
2) 색이 다른 두 가지 구슬을 교대로 끼우기

5. 분리된 집중력(divided attention)

- 동시에 두 가지 이상의 자극을 유지하는 집중력

247

'dysmetria'에 대한 설명으로 옳은 것은?

1) 통증과 기능장애가 나타남
2) 손가락으로 코 접촉하기로 검사함
3) 파킨슨씨병에서 전형적으로 나타남
4) 눈동자의 불수의적 움직임이 나타남
5) 지속적인 근긴장의 증가와 이상운동이 나타남

문제해설

247 해설내용 참조

답 2)

운동 조절

Explanation

- 움직임을 정확하게 조절하는 능력
- 원인 : 소뇌(cerebellum), 기저핵(basal ganglia) 손상

1. Rapid Alternating Movement(diadochokinesia)

1) 빠른 반복 운동, 길항 반복 운동
2) 평가
   - 바로 앉은 자세에서 양손 올려놓고 엎침/뒤침(pronation/supination)을 반복
3) 15초 동안 횟수 측정 : 정상 23~25회
4) 소뇌(cerebellum) 손상과 관련

2. Dysmetria

1) 측정 방법
   (1) 손가락으로 코 접촉하기(touching the finger to the nose)
   (2) 테이블 위의 물체 닿기
2) 능동적으로 움직일 때 목표 도달에 필요한 ROM의 판단 능력을 평가
   - 움직임의 거리, 범위 판단 능력
3) 소뇌 손상과 관련

3. 운동 실조(ataxia)

1) 증상
   (1) 움직임(movement) 반응의 초기 지연 상태
   (2) 움직임의 범위와 강도의 문제를 지님
   (3) 움직임의 비율 및 규칙성이 떨어짐

248

자신이 원하는 정보에만 집중하는 능력은?

1) 분리된 집중력(divided attention)
2) 선택적 집중력(selective attention)
3) 말초 집중력(peripheral attention)
4) 변환 집중력(alternating attention)
5) 지속적 집중력(sustatained attention)

문제해설

248 해설내용 참조

답 2)

집중력(Attention)

Explanation

1. 반응적 집중력(detect/react attention)

1) 주위 환경에 반응하는 능력
2) 특정 자극을 찾는 능력
   • 다양한 소리들 속에 특정 소리 찾기, 여러 색 중 특정 색 찾기

2. 선택적 집중력(selective attention)

1) 다양한 환경적 자극 중 특정 자극에만 집중할 수 있는 능력
   (1) 여러 색의 적목 중 붉은 색 적목만 골라내기
   (2) 문장 속에서 '가'라는 글자만 골라내기
   (3) 여러 모양 중 삼각형만 골라내기

3. 지속적 집중력(sustain attention)

1) 특정 활동을 지속할 수 있는 집중력
   (1) 종이접기하면서 50까지 숫자세기
   (2) 그림 속에 배열된 숫자 따라가기

4. 이동적 집중력(shift attention)

1) 다른 자극과 서로 교대로 집중할 수 있는 집중력
   (1) 색이 다른 두 가지 구슬을 교대로 끼우기
   (2) 'AABBAABBAABB' 따라 쓰기

5. 분리된 집중력(divided attention)

1) 동시에 두 가지 이상의 자극을 유지하는 집중력
   • 운전하며 라디오 듣기, 전화하며 주소 적기 등
2) alternating attention
   (1) 다양한 활동을 유연성 있게 옮겨 다님
   (2) 전화를 받으며 테이블 준비하는 동시에 오븐의 음식상태를 체크함

249

뇌졸중 환자의 증상과 치료의 내용이 바르게 연결된 것은?

1) 비대칭성 – 편측으로 체중지지하기
2) 비정상적 근 긴장 – 근력 증진하기
3) 편측무시 – 건측에 서서 이야기하기
4) 공동 운동 – 손과 팔의 협동 움직임 촉진
5) 높은 긴장도 – 느리고 조절된 움직임 제공

250

실어증 유형에 대한 설명으로 옳은 것은?

1) 전도성 실어증은 말을 따라하지 못한다
2) 베르니케 실어증은 청각적 이해력이 좋다
3) 브로카 실어증은 유창하고 문법적으로 정확하다
4) 겉질 경유 운동실어증은 청각적 이해력이 떨어진다
5) 명칭 실어증은 발성근육의 기능장애로 발음이 불분명하고 소리가 둔탁하다

문제해설

249 뇌졸중의 NDT 치료법

• 느리고 조절된 움직임 촉진(facilitation of slow, controlled movement)
  – 높은 긴장도를 지닌 환자에게 유익함
  – 너무 빠른 움직임을 보이는 환자는 느리게
  – 빠른 움직임은 긴장(tone)을 증가시킴
    ◦ 결과적으로 상지의 굽힘 시너지(flexor synergy)를 만듦
  – 정상적 수준의 근육 긴장(tone)을 만들기 위해 가장 효과적인 방법
    ◦ 치료사는 보다 느리고 조절된 움직임을 환자에게 교육시킴
    ◦ 환자의 반응에 맞춰 적절한 되먹임(feedback)을 제공해야 함

답 5)

250 2) 베르니케 실어증은 청각적 이해력이 떨어진다.
3) 브로카 실어증은 유창성과 문법성이 떨어진다.
4) 겉질경유 운동실어증은 청각적 이해력은 좋다.
5) 발성근육의 기능장애로 발음이 불분명하고 소리가 둔탁하다. → 조음장애

답 1)

251

재활병동에 입원중인 60세 뇌졸중 환자는 다음과 같은 문제를 보였다. 어떤 문제인가?

흰 시트가 씌워진 침대 위에 하얀 환자복을 찾지 못한다

1) 실인증
2) 실행증
3) 변시증
4) 입체인식불능증
5) 전경배경 구별의 장애

252

다음과 같은 문제점들이 발생되는 뇌혈관은?

- 좌측 신체 무시(body neglect)
- 좌측 시각 무시(visual neglect)
- 시공간(visuospatial) 손상
- 좌측 운동 실행증(motor apraxia)

1) Rt. ACA
2) Lt. ACA
3) Rt. MCA
4) Lt. MCA
5) Rt. PCA

문제해설

251 전경배경의 장애

전경을 지각하지 못하는 것이다. 즉 배경에서 목표 물체를 구별하는 것이 불가능하다. 예를 들어 흰색 시트에 놓인 흰색 속셔츠 등을 구별하는데 어려움이 있다.

답 5)

252 해설내용 참조

답 3)

Explanation: MCA upper trunk

우뇌(Rt. hemisphere) 손상	좌뇌(Lt. hemisphere) 손상
• 좌측 신체 무시(body neglect) • 좌측 시각 무시(visual neglect) • 질병 인식 불능(anosognosia) • 시공각(visuospatial) 손상 • 좌측 운동 실행(motor apraxia)	• 양측 운동 실행(motor apraxia) • Broca's 실어증 • 좌절(frustration)

253

편마비 환자가 치료사의 도움을 받아 '손상된 상지에 체중지지하기'를 실시하고 있다. 기대되는 치료 효과는?

1) 통증 감소
2) 감각 입력 감소
3) 근긴장 조절
4) 전정 감각 입력
5) 인지지각 능력 향상

문제해설

253 해설내용 참조

답 3)

Explanation

손상된 쪽으로 체중지지(Weight bearing over affected side) 하기

1. 근 긴장을 조절(regulate)하고 보다 정상범위로 근 긴장을 이끄는 가장 효과적인 방법임
2. 저 긴장(low tone)을 지닌 환자의 경우
   - 긴장을 촉진시킴
3. 고 긴장(high tone)을 지닌 환자의 경우
   - 긴장을 억제시킴
4. 고유수용성(proprioceptive) 감각의 입력을 제공함
5. 측면에 대한 인식(awareness)을 제공하므로 편측 무시(neglect)를 감소시킴
6. 회복의 매 단계에 긍정적인 효과를 보임
7. 올바른 체중지지
   1) 침대에서 단순히 손상된 쪽으로 눕기(side lying position)
   2) 보행 훈련 시 체중지지 시기(stance phase)에 체중지지 하기
8. 상지(U/E)의 체중지지
   1) 어깨뼈(scapular) : forward protraction, elevation, upward rotation
   2) 어깨뼈 자세 후 환자의 손이 매트나 긴 의자에 위치함
      - 손목의 과도한 폄을 예방하기 위해 엉덩관절(hip)에서 조금 떨어진 곳에 손을 위치함
   3) 위팔뼈는 바깥돌림, 팔꿈치는 폄이 됨
      - 환자의 팔꿈치가 무너지지 않도록 적절히 보조함
   4) 손에 통증이 있을 경우 또는 손에 부종이 있는 경우 허용되지 않음

254

다양한 색으로 구성된 적목들을 무작위로 섞고 특정 색의 적목을 고르게 하였다. 가장 요구되는 능력은?

1) 기억력
2) 집중력
3) 지구력
4) 순서개념
5) 지리적 지남력

255

뇌졸중 환자의 팔이 'Brunnstrom stage 4'인 경우는?

1) 팔에 움직임이 없다
2) 경직이 감소하기 시작한다
3) 시너지가 발달하기 시작한다
4) 시너지가 최고조에 도달한다
5) 시너지가 더 이상 우세하지 않다

문제해설

254 선택적 집중력(select attention)

- 다양한 환경적 자극 중 특정 자극에만 집중할 수 있는 능력
- 예
  - 여러 색의 적목 중 특정 색의 적목만 골라내는 것
  - 문장 속에서 특정 글자만 골라내는 것

답 2)

255 해설내용 참조

답 2)

Brunnstrom stage

Explanation

단계(stage)	팔(arm)
1	• 완전 이완(flaccidity) 상태임 • 어떤 움직임도 수행할 수 없음
2	• 시너지 발달이 시작되는 시기임 • 연합반응(associated reaction)으로 시너지(synergy) 또는 시너지 일부가 나타남
3	• 경직(spasticity)의 증가가 특징임 • 시너지 패턴 및 관련 요소들이 수의적으로 나타나기 시작함
4	• 경직의 감소가 나타나기 시작함 • 시너지로부터 벗어나는 움직임의 조합(combination)이 가능해짐
5	• 시너지가 더 이상 우세하지 않음 • 시너지로부터 벗어난 움직임의 조합(combination)이 보다 쉽게 수행됨
6	• 빠른 움직임을 제외하고는 경직이 사라지게 됨 • 독립된(isolated) 관절의 움직임을 쉽게 수행할 수 있음

256

의미적 기억(semantic memory)에 대한 설명으로 적절한 것은?

1) 말은 크고 개미는 작다
2) 오늘 아침 반찬을 기억한다
3) 초등학교 때 단짝 친구를 기억한다
4) 교통사고 이전에 무엇을 했는지 기억할 수 없다
5) 올해 8월에 내가 어디에서 무엇을 했는지 기억한다

문제해설

256 2) 최근 기억
3) 원격 기억
4) 역행성 기억상실
5) 일화적 기억

답 1)

257

손상 시 실독증, 입체 실인증, 기억력 손상, 시각 실인증 등이 나타나는 것이 특징인 혈관은?

1) PCA
2) ACA
3) MCA both trunk
4) MCA lower trunk
5) MCA upper trunk

257 PCA 손상 시 후두엽 손상이 특징이며 실독증, 입체 실인증, 기억손상, 시각 실인증 등의 증상들이 나타난다.

답 1)

Explanation

후대뇌동맥(Posterior Cerebral Artery, PCA)

1. 증상(symptom)

- 실독증(alexia), 수의적(voluntary) 운동의 장애, 입체 실인증(astereognosis) 기억력 손상, 시각적 실인증(agnosia), 감각 및 운동 소실 등

2. 손상 부위

1) 후두엽과 측두엽의 하면 중간(medial and inferior aspect)
2) 뒤뇌량(posterior corpus callosum)
3) 중뇌(midbrain) 및 시상(thalamus)

258

뇌졸중 환자의 팔에 시너지가 최대가 되는 Brunnstrom의 단계는?

1) 1단계
2) 2단계
3) 3단계
4) 4단계
5) 5단계

259

다음 중 Brunnstrom 2~3단계인 환자의 상지 재활에 대한 설명으로 타당한 것은?

1) 연합반응을 이용한 치료를 실시한다
2) 폄 시너지 유발을 위해 태핑을 사용한다
3) 빠른 신장을 통해 근 긴장을 증가시킨다
4) 양측 손을 이용해 노 젓기 동작을 반복한다
5) 빠르고 복잡한 움직임을 마비된 팔에 제공한다

문제해설

258 2단계는 시너지가 발달하며, 3단계에 최고치에 이른다.

답 3)

259 해설내용 참조

답 4)

Brunnstrom stage

Explanation

2~3단계 (stage 2~3)	• 팔의 움직임 : 시너지가 있지만 가끔 수의적 움직임이 발생함 • 과긴장 : 긴장이 3단계에서 최고치에도 도달함 • 치료목표 : 시너지 패턴의 수의적 조절의 성취 • 촉진(facilitation) – 처음에는 치료사의 도움과 촉진(facilitation)으로 시작함 ◦ 시너지 패턴을 반복적으로 수행함 – 촉진 테크닉 ◦ 수의적 움직임에 저항을 제공함 ◦ 언어적 지시(verbal cue), 태핑(tapping), 피부자극(cutaneous stimulation) 등을 이용함 • 양측으로 노 젓기(bilateral rowing) – 치료사가 환자의 손을 잡고 노 젓는 동작을 만들어 줌 – 교차적인 시너지 운동을 만들기 위해 실시함 • 환측 팔에 체중지지 하기 : 팔꿉관절의 폄을 촉진하기 위해

260

실어증 중 가장 증세가 경미한 유형이다. 하지만 사물의 이름을 말하는 능력이 많이 손상된 유형이다. 어떤 종류의 실어증인가?

1) 전반 실어증(global aphasia)
2) 명칭 실어증(anomic aphasia)
3) 브로카 실어증(Broca's aphasia)
4) 전도성 실어증(conduction aphasia)
5) 베르니케 실어증(Wernike's aphasia)

261

65세인 왼쪽 편마비 환자가 치료사를 자기 가족이라 생각하며, 자신이 입원하고 있는 병원의 이름, 위치, 치료실을 혼동한다. 이 환자의 문제는?

1) 편집증
2) 우울증
3) 과대망상
4) 기억상실
5) 지남력 손상

문제해설

260 명칭 실어증(anomic aphasia)
- 실어증 중 가장 증세가 경미한 유형
- 따라 말하기는 가능하나 이름 대기에서 능력이 많이 부족한 실어증

답 2)

261 해설내용 참조

답 5)

지남력(Orientation)

Explanation

1. 자신, 사람, 장소, 시간, 상황을 분별하는 것

2. 자신 및 사람

- 생일, 직업, 나이, 주소, 타인의 이름 및 관계 등을 질문

3. 장소

- 장소의 형태, 위치, 이름, 거리, 방향 등을 질문

4. 시간

- 계절, 월, 일, 요일, 명절, 국경일, 현재 시점 등을 질문

262

Lt. MCA infarction 진단을 받은 뇌졸중 환자에게 예상되는 일반적인 문제는?

1) 실독증
2) 시각장애
3) 언어장애
4) 호흡장애
5) 왼쪽 상지의 운동장애

문제해설

265 해설내용 참조

답 3)

중대뇌동맥(Middle Cerebral Arteries, MCA)

Explanation

1. 증상(symptom)

1) 얼굴, 팔, 혀를 포함한 보다 광범위한 반대측(contralateral) 편마비가 나타남
2) 감각 결손이 나타남
3) 좌뇌 손상 시에는 실어증(aphasia)이 나타남
4) 우뇌 손상 시에는 이상반복행동, 질병인식불능증(anosognosia) 등이 나타남
5) 지각 결손이 나타남
   - 시공간 지각 결여, 편측 무시 등
6) 손상된 쪽으로 머리와 목의 편측 편위(deviation)가 두드러짐

2. MCA : upper trunk

- 손상 부위 : 전두엽의 측면(lateral aspect)과 측두엽

우뇌(Rt. hemisphere) 손상	좌뇌(Lt. hemisphere) 손상
• 좌측 신체 무시(body neglect) • 좌측 시각 무시(visual neglect) • 질병 인식 불능(anosognosia) • 시공각(visuospatial) 손상 • 좌측 운동 실행(motor apraxia)	• 양측 운동 실행(motor apraxia) • Broca's 실어증 • 좌절(frustration)

3. MCA : both upper & lower trunk

1) 손상 부위 : 반구의 측면(lateral aspect)
2) 증상 : 앞서 언급한 MCA의 증상과 같음

4. MCA : lower trunk

- 손상 부위 : 오른쪽 측두엽(temporal lobe)의 측면(lateral중대뇌동맥(MCA : Middle Cerebral Arteries) aspect)과 후두엽(occipital lobe)

양 반구(either hemesphrere) 손상 시 공통점	우뇌(Rt. hemisphere) 손상	좌뇌(Lt. hemisphere) 손상
• 반대쪽 시야 손상(contralateral visual field defect) • 행동 이상(behavioral abnormality)	• 시공각(visuospatial) 손상	• 베르니케(Wernicke) 실어증

263

다음 중 '운동성(motor) 실어증'의 특징으로 타당한 것은?

1) 복창이 가능하다
2) 노래가 가능하다
3) 언어의 이해가 불가능하다
4) 자발적 언어가 가능하다
5) 말의 내용이 문법에 맞는다

264

뇌졸중을 지닌 편마비 환자에게 작업치료사는 마비된 상지에 '체중지지 테크닉'을 실시하였다면 목적으로 거리가 먼 것은?

1) 저 긴장의 촉함
2) 고 긴장의 억제
3) 측면 인식의 증가
4) 통증과 부종의 감소
5) 고유수용성 감각의 입력

265

뇌졸중 후 기능장애와 그 결과가 바르게 연결된 것은?

1) 실행증－장소 인식이 어려워진다
2) 삼킴장애－피부손상의 위험이 증가된다
3) 조음곤란－언어를 이해하기 어려워진다
4) 감각장애－섬세한 움직임이 어려워진다
5) 편마비－새로운 과제를 학습하는 능력이 감소된다

문제해설

263 운동성 실어증

언어이해는 가능하나 자발적으로 말로 표현하기에 장애가 있어 말하는 것이 줄어들고 부언에 가깝게 된 상태이다. 말하더라도 더듬거리고 문법에 맞지 않은 상태이다. 노래는 가능하나 복창은 어렵다.

답 2)

264 통증과 부종이 있는 환자에게 금기 활동이다.

답 4)

265
- 장소 인식이 어려워진다. ← 지남력 손상
- 피부손상의 위험이 증가된다. ← 요실금
- 언어를 이해하기 어려워진다. ← 실어증
- 촉각 및 고유수용성 감각 손상은 섬세한 움직임을 제한할 수 있다.
- 새로운 과제를 학습하는 능력이 감소된다. ← 실행증 또는 인지장애

답 4)

266

55세의 뇌졸중 환자인 K씨는 커피를 만들 때 물을 끓인 후 커피를 넣어야 하지만 찬물에 커피를 넣고 물을 끓이고 있다. K씨는 어떤 기억력의 손상인가?

1) 함축(implicit) 기억력
2) 명백(explicit) 기억력
3) 순차(procedure) 기억력
4) 일상(every day) 기억력
5) 예측(prospective) 기억력

문제해설

266 순차 기억력

순차(procedure) 기억력이란 순서를 기억해 수행할 수 있는 능력이다.

답 3)

267

다음 내용은 지역사회 시설 이용 시 필요한 내용들이다. 필요한 기능은?

지도 이해, 표지판의 이해, 방향성, 약속시간에 대한 기억

1) 인지기능
2) 운동기능
3) 시각기능
4) 지각기능
5) 사회심리기술

267 해설내용 참조

답 1)

인지 및 인지통합(Cognitive and cognitive Integration) 요소

Explanation

1. 각성수준(level of arousal)

- 환경적 자극에 대해 반응과 경계를 보이는 것

2. 지남력(orientation)

- 사람, 장소, 시간, 상황을 분별하는 것

3. 재인식(recognition)

- 낯익은 얼굴, 사물, 그리고 이전에 보았던 물건들을 분별해내는 것

4. 집중력(attention)

- 정해진 시간 내 특정 업무에 집중할 수 있는 것

5. 활동의 시작(initiation of activity)

- 육체적 정신적 활동을 시작하는 것

6. 종결(termination)

- 적절한 시간에 맞춰 활동을 마치는 것

7. 기억력(memory)

- 잠시 후 또는 장시간 후 정보를 다시 불러내는 것

8. 연속성(sequencing)

- 정보, 개념, 활동들을 순서에 맞춰 배치하는 것

9. 분류(categorization)

- 정보의 종류들을 비슷한 것들과 다른 것들로 분별하는 것

10. 개념형성(concept formation)

- 특정 생각과 사고를 구성하기 위해 다양한 정보를 조직화하는 것

11. 문제해결(problem solving)

- 문제 인식, 문제 정의, 대체적 방법 선택, 계획(selecting a plan), 단계별로 조직화하기, 계획한 것 실시하기, 결과 평가 등의 과정을 말함

12. 학습(learning)

- 새로운 행동과 개념을 획득하는 것

13. 일반화(generalization)

- 다양한 새로운 환경에 이전에 학습된 개념들과 행동들을 적용시키는 것

14. 공간 조작(spatial operation)

- 정신으로(mentally) 사물의 위치를 다양한 관계로 조작하는 것

268

72세 뇌졸중 환자의 인지기능 평가 결과가 다음과 같다. 어떤 종류의 실어증인가?

- 시간/장소/위치에 대한 질문에 날짜를 제외하고는 정확히 대답한다
- 단기기억능력 측정을 위해 3가지 단어를 따라하게 하였으나 수행하지 못한다
- 연필과 시계를 보여주면 이름을 말할 수 있다

1) 표현 실어증
2) 명칭 실어증
3) 감각 실어증
4) 전도 실어증
5) 전반 실어증

문제해설

268 전도성 실어증(conduction aphasia)
- 말을 따라서 반복하는 능력에 문제
- 유창성도 어느 정도 보존
- 청각언어 이해능력도 따라 말하기에 비하면 상대적으로 우수한 경향을 보임

답 4)

실어증(Aphagia)

Explanation

1. 브로카 실어증(Broca's aphasia)

1) 운동성 실어증, 표현성 실어증
2) 말이 유창하지 못하고 전보식 문장을 사용
3) 따라 말하기도 잘 하지 못함
4) 문법에 맞지 않는 문장을 사용하나 청각적 이해 능력은 좋은 편임
5) 쓰기 능력이 손상되는 경우가 많음
6) 우세반구(주로 좌반구)의 전두엽 아래쪽 뒷부분(브로카 영역)의 손상

2. 베르니케 실어증(Wernike's aphasia)

1) 지각성 실어증, 수용성 실어증
2) 발음과 억양이 좋음, 조음 장애가 거의 없음
3) 문법도 규칙에 맞게 사용하지만 의미가 통하지 않음
4) 청각적인 말(말소리)을 이해하지 못함
5) 우세반구 측두엽의 위쪽 뒷부분(베르니케 영역)이 손상

3. 전도성 실어증(conduction aphasia)

1) 말을 따라서 반복하는 능력에 문제
2) 유창성도 어느 정도 보존
3) 청각언어 이해능력도 따라 말하기에 비하면 상대적으로 우수한 경향을 보임

4. 명칭 실어증(anomic aphasia)

1) 실어증 중 가장 증세가 경미한 유형
2) 비교적 유창하고 청각적인 언어 이해도 거의 문제가 없음
3) 따라 말하기는 가능하나 이름 말하기에서 능력이 많이 떨어짐

5. 전반 실어증(global aphasia)

• 언어의 표현과 이해 모두에 손상이 있는 실어증

269

뇌졸중 환자의 식사 시 앉기 자세(positioning)의 원칙이다. 옳은 것은?

1) 하지의 바깥돌림
2) 어깨뼈의 퇴거
3) 후방 골반 자세
4) 몸통과 머리의 비대칭
5) 무릎과 발목의 90° 미만의 굽힘

문제해설

269 해설내용 참조

답 5)

Positioning

Explanation

1. 적절한 자세 취하기(proper positioning)

1) **피해야 할 자세**
   (1) 과도한 후방 골반 자세(posterior pelvic tilt)
   (2) 하지(L/E)의 바깥돌림(external rotation)
   (3) 몸통과 머리의 비대칭(asymmetry)
   (4) 어깨뼈의 후퇴(retraction)
2) **좋은 자세**
   (1) 발 : 바닥과 수평(flat)
   (2) 엉덩관절 : 90°에 가까운 굽힘
   (3) 무릎과 발목 : 90° 미만의 굽힘
   (4) 몸통 : 폄(흉수 부위의 굽힘은 억제)
   (5) 머리 : 정중선(midline)에 위치
   (6) 체중지지 : 양 하지에 균등하게 위치

270

뇌졸중 환자인 55세의 여성은 어제 만난 주치의를 오늘 다시 만났지만 그 사람이 누구인지 알지 못한다. 이 여성에게 손상된 인지 요소는?

1) 학습(learning)
2) 재인식(recognition)
3) 일반화(generalization)
4) 개념형성(concept formation)
5) 문제해결(problem solving)

271

뇌손상 환자가 소근육 운동은 정상인데 바늘에 실 끼우기를 못하는 경우는 어떤 기능의 문제인가?

1) 협응력
2) 이해력
3) 지구력
4) 실행능력
5) 관절가동범위

문제해설

270 **재인식(recognition)**

낯익은 얼굴, 사물, 그리고 이전에 보았던 물건들을 분별해 내는 것

답 2)

271 **해설내용 참조**

답 4)

실행증(Apraxia)

Explanation

- 목적 있는 운동을 계획하고 수행하는 능력의 손실
  - 운동(motor), 감각(sensory), 협응력(coordination) 등의 손상 없음
  - 정상적인 이해력을 가짐

1. 개념적(ideational) 실행증

1) 동작의 개념을 형성할 수 없음
2) 지시 또는 자동적 실행 능력이 없음

2. 개념운동(ideomotor) 실행증

1) 지시에 의한 실행은 수행 못하나 자동적으로는 가능함
2) 말로는 가능하지만 동작으로는 실행할 수 없음

3. 구성(constructional) 실행증

1) 지시 또는 자동적 그리기, 구성하기 능력에 장애가 있음

2) 전체를 조직하거나, 조립하는 데 문제가 있음
   • 블록 쌓기, 그림 그리기, 성냥 쌓기 등의 문제가 있음
3) 옷 입기, 장난감 조립, 그릇 쌓기 등이 어려움
4) 2차원과 3차원으로 나눠짐

4. 언어(verbal) 실행증

1) 구강 또는 안면 부분의 수의적 움직임에 문제가 발생됨
2) 경우에 따라 성대 또는 호흡기에도 문제를 일으킬 수 있음
3) 전두엽 기능과 관계가 있음
4) 지시에 따라 혀, 볼, 입술, 턱의 움직임이 어려움

5. 옷 입기(dressing) 실행증

1) 신체 도식(body scheme)과 관련이 있음
2) 오른쪽과 왼쪽을 구분 못함
3) 단추와 지퍼를 제대로 조작할 수 없음

272

뇌졸중 환자인 40대 남성은 자신이 현재 살고 있는 집의 구조를 평면 도면으로 그리고 있다. 이 남성에게 가장 필요한 능력은?

1) 분류
2) 재인식
3) 공간조작
4) 문제해결
5) 지형적 지남력

273

뇌졸중 환자인 40대 남성은 두 손을 합쳐 잡고 종이에 도장 찍기 활동을 하고 있다. 치료사가 NDT 테크닉을 이용한 중재를 사용하고 있다면 예상되는 남성의 기능적 수준은?

1) 마비된 손과 팔 모두에 기능이 없다
2) 마비된 손과 팔 모두 정상적 기능이 있다
3) 마비된 손과 팔 모두에 약간의 기능이 있다
4) 마비된 손에는 기능이 있지만 팔에는 기능이 없다
5) 마비된 손에는 기능이 없지만 팔에는 기능이 있다

문제해설

272 5) 지형적 지남력은 자신의 위치와 환경과의 관계를 이해하는 능력을 말한다.

답 5)

273 NDT 1단계의 활동이다. 1단계는 손과 팔의 기능이 없다.

답 1)

274

62세의 뇌졸중 여성은 여러 모양의 단추들 중 특정 모양의 단추를 골라 인형의 눈을 만들어야 한다. 작업치료사는 작고 동그란 단추를 보여주며 같은 것을 골라 책상 위에 올려놓으라고 지시하였다. 지금 이 여성에게 가장 필요한 능력은?

1) 지남력(orientation)
2) 신체도식(body scheme)
3) 전경배경(figure ground)
4) 입체지각력(stereognosis)
5) 좌우구별능력(right left discrimination)

문제해설

274 해설내용 참조

답 3)

지각처리 능력

Explanation

1. stereognosis : 촉각으로 사물을 구별하는 것
2 kinesthesia : 관절의 움직임의 방향과 움직임정도를 구별하는 것
3. pain response : 해로운 자극을 해석해 내는 것
4. body scheme : 각 신체 사이의 관계와 신체를 지각하는 것
5. right left discrimination : 신체의 양쪽을 분별하는 것
6. form constancy : 다양한 크기, 자세, 환경 내에서 그 사물을 재인식하는 것
7. position in space : 물체들 사이의 공간적 관계를 지각하는 것
8. visual closure : 물체나 형태가 완전히 보이지 않아도 구별해 내는 것
9. figure ground : 앞뒤에 다른 물체들이나 모양들이 있어도 구별해 내는 것
10. depth perception : 다양한 공간이나 면에서 사물들 사이, 그림들 사이의 상대적 거리를 구별
11. spatial relations : 물체들의 자세를 상대적 관계로 구별해 내는 것
12. topographical orientation : 특정 대상의 위치와 장소를 찾아내는 것

275

뇌졸중 환자 50세 여성이 요리 활동으로 부침개를 만들 때 식용유를 두르지 않고 바로 부침개 재료를 프라이팬에 올렸다. 어떤 문제인가?

1) 관념실행증
2) 언어 실행증
3) 구성실행증
4) 옷입기 실행증
5) 관념운동실행증

276

Rt. ACA infarction 환자에게 나타날 수 있는 증상으로 타당한 것은?

1) 실어증
2) 실독증
3) 시각 손상
4) 기억력 손상
5) 우측 하지의 감각 손상

문제해설

275 관념실행증의 문제는 동작의 개념을 형성하지 못해 도구 사용의 어려움이 나타날 수 있고 운동의 순서에 혼란이 일어난다. 따라서 이 여성은 부침개를 부치는 순서의 혼란이 발생했기 때문에 관념실행증의 문제라고 볼 수 있다.

답 1)

276 ACA는 인지장애와 하지의 운동 손상이 가장 큰 특징이다.

답 4)

Explanation 전대뇌동맥(Anterior Cerebral Arteries, ACA)의 증상(Symptom)

1. 전대뇌동맥(ACA : Anterior Cerebral Arteries)의 증상(symptom)

1) 반대쪽(contralateral) 하지(L/E)의 약화(weakness)가 특징임
2) 일반적으로 상지보다 하지의 손상이 더 큰 것이 특징임
3) 실행증, 정신적 변화, 원시 반사(primitive reflexes), 요실금 등이 나타남
4) 지적 기능의 손상
   (1) 혼동(confusion), 의지 상실(abulia), 느려짐(slowness), 산만함(distractibility), 판단력 손상, 통찰력 손상, 보속증(perseveration), 기억 상실(amnesia), 지남력 상실(disorientation) 등이 나타남
   (2) 전두엽에 혈액을 공급하기 때문에 지적기능의 손상이 발생함
5) 하지의 감각 손상이 나타남
6) 요실금이 나타남
7) 보행장애가 나타남 → 'ataxia'가 특징임
8) 주 손상 부위는 전두엽 및 두정엽이 됨

277

브론스트롬의 팔 회복단계에서 3단계에 해당하는 것은?

1) 경직이 가장 현저하다
2) 시너지가 반사적으로 이끌어진다
3) 팔을 앞과 머리위로 올릴 수 있다
4) 시너지로부터 벗어난 움직임이 나타난다
5) 수의적인 움직임이나 신장 반사가 전혀 없다

278

아래와 같은 중재방법의 주요 목적은?

- 어깨의 움직임과 골반의 움직임을 분리하기
- 중력에 저항하여 체간을 움직이거나 정지상태를 유지하기

1) 상지근력 향상
2) 감각과민 완화
3) 상지 민첩성(dexterity) 향상
4) 자세 조절력(postural adaptation) 향상
5) 구성 실행증(constructional apraxia) 완화

279

뇌졸중으로 인해 편마비가 있는 여성의 환측 팔에 경직이 감소되기 시작하면서 시너지를 이기며 움직임을 생산하고 있다. 이 여성에게 가장 적절한 활동은?

1) 폄근에 태핑(tapping) 적용하기
2) 상지에 빠른 신장(stretch) 적용하기
3) 양측 상지를 이용한 노 젓기 실시하기
4) 스케이트보드를 이용해 호(arc) 그리기
5) 섬세한 손동작이 요구되는 조립 활동하기

문제해설

277 브론스트롬의 팔 회복단계에서 Ⅲ단계는 수의적인 움직임이 시작되지만 오직 시너지로만 가능하며, 경직이 증가하며 가장 현저해진다.

답 1)

278 자세조절력을 향상하기 위해서는 어깨의 움직임과 골반의 움직임을 분리하기, 중력에 저항하여 체간을 움직이거나 정지상태를 유지하기, 몸의 양쪽을 대칭적으로 움직이기 등의 중재방법이 사용된다.

답 4)

279 'Brunnstrom stage 4'에 해당하는 환자이다. 4단계는 시너지로부터 벗어나 수의적 움직임이 나타나기 시작되는 단계이며, 치료 목표는 새롭고 보다 복잡한 움직임 패턴 수행하기이다. 치료 내용으로는 팔꿉 관절의 호(arc) 운동이 추천된다. 스케이트보드(skate board), 파우더 보드(powder board) 등을 이용할 수 있다. 폄근에 태핑(tapping) 적용하기와 상지에 빠른 신장(stretch) 적용하기는 1~2단계의 치료이며, 양측 상지를 이용한 노 젓기는 시너지 유발 동작으로 2~3단계이며, 섬세한 손동작이 요구되는 조립 활동은 6단계이다.

답 4)

280

뇌졸중 후 신경학적 장애와 결과가 바르게 연결된 것은?

1) 반맹 – 말이 불명료하다
2) 편마비 – 흡인의 위험이 있다
3) 조음곤란 – 지시 이해하기에 어려움이 있다
4) 우울증 – 대소변보기에서 독립성이 상실된다
5) 체감각장애 – 섬세한 운동 수행에 어려움이 있다

281

언어장애가 있는 환자를 위한 보상방법으로 적절한 것은?

1) 가급적 장황하게 설명하는 것이 좋다
2) 이해를 돕기 위한 시각자료를 사용한다
3) 시끄러운 장소에서 대화하는 것이 좋다
4) 여러 가지 대화 주제를 한 번에 제시한다
5) 환자가 치료사의 말을 이해하고 있다고 가정하고 설명한다

282

뇌졸중 환자인 55세 남성은 오른쪽 손과 팔에 근긴장이 전혀 없는 상태이다. 초기 뇌졸중 환자인 이 남성의 근 긴장 변화로 옳은 설명은?

1) 일반적으로 이완된 상태의 팔은 뇌졸중 후기의 증상이다
2) 손과 팔의 이완된 근긴장은 시간이 지나더라도 변함없이 지속된다
3) 손과 팔의 근긴장이 점차 높아지는 것은 악화보다는 회복을 의미한다
4) 상지에서는 폄근의 긴장이 높아지며 하지에서는 굽힘근의 긴장이 높아진다
5) 중추신경계 손상이므로 이완과 경직이 교차되며 반복적으로 나타나는 경향을 지닌다

문제해설

280 체감각장애가 있는 경우 민감하지 않은 부분의 손상의 위험이 증가하며, 민첩하거나 섬세한 운동을 수행하는데 어려움이 발생한다.

답 5)

281 언어장애가 있는 환자에게는 간단한 언어를 사용하는 것이 좋으며, 시각자료나 몸짓을 사용하는 것이 도움이 된다. 불필요한 소음을 삼가야 하며, 대화의 주제를 빨리 바꾸어서는 안 된다. 환자가 무슨 말이 오고 가는지를 이해하고 있다고 가정해서는 안 된다.

답 2)

282 일반적으로 이완된 상태의 팔은 뇌졸중 초기의 증상이다. 손과 팔의 이완된 근긴장은 시간이 지나면서 점차 긴장이 증가된다. 상지에서는 굽힘근의 긴장이 높아지며 하지에서는 폄근의 긴장이 높아진다. 보통 이완에서 경직으로 진행된다.

답 3)

283

뇌졸중 환자인 62세 여성은 MMSE 검사 후 25점이라는 결과를 얻었다. 이 여성에 대한 해석으로 옳은 것은?

1) 정상이다
2) 약간의 인지 손상이 있다
3) 중도의 인지 손상이 있다
4) 매우 심각한 인지 손상이 있다
5) 인지손상이 의심되므로 재평가가 필요한 점수이다

문제해설

283 해설내용 참조

답 1)

간이 정신상태 검사(Mini-Mental State Exam, MMSE)

Explanation

1. 저자

1) MMSE : Marshal F. Folstein
2) MMSE-K : 권용철, 박종한(1989)－MMSE를 한국판으로 표준화

2. 평가대상

• 치매, 뇌졸중, TBI 등 대뇌의 기질적인 병변이 의심되는 환자

3. 목적

• 단시간 내에 간단하게 노인이나 뇌병변 환자의 인지기능을 평가하거나 치매의 단계 정도를 파악하기 위해 개발된 선별검사 도구임

4. 검사도구

• 평가용지, 연필, 시계, 종이 1장

5. 검사구성 및 내용

1) 총 30문항으로 이루어짐
2) 구성 : 지남력, 기억력, 주의집중, 계산능력, 언어와 시공간 구성능력(6항목)
3) 1 : 1 인터뷰 형식
4) 시간제한 없으나 보통 10분 정도 소요

6. 실시방법 및 채점

- 총점 : 0~30점

7. 해석 및 평가

1) 점수가 24점 이상인 경우는 정상
2) 20~23점이면 "경도의 인지장애"
3) 19점 이하면 "중등도의 인지장애"
   - 구체적인 치매 평가 검사가 요구됨

284

뇌졸중 환자인 65세 남성의 팔은 약간 느리게 움직이지만 시너지가 없고, 독립적인 관절 움직임이 가능하다. 손은 큰 잡기(gross grasp)와 갈고리 잡기(hook grasp)가 가능하지만 아직 물건을 쥔 후 놓을 수는 없다. 이 남성의 브론스트롬 단계는?

1) 팔은 5단계이며, 손은 3단계이다
2) 팔은 5단계이며, 손은 4단계이다
3) 팔은 6단계이며, 손은 2단계이다
4) 팔은 6단계이며, 손은 3단계이다
5) 팔은 6단계이며, 손은 4단계이다

문제해설

284 해설내용 참조

답 4)

Explanation: Brunnstrom stage : 팔과 손

팔(arm) 6단계	• 빠른 움직임을 제외하고는 경직(spasticity)이 사라지게 됨 • 독립된(isolated) 관절의 움직임을 쉽게 수행할 수 있음
손(hand) 3단계	• 큰 잡기(gross grasp) 및 갈고리(hook) 잡기가 가능해짐 : 놓기는 불가능함

285

뇌졸중 환자인 60대 여성은 동작을 지시하면 실행하지 못하지만 지시 없는 자동적 상황에서는 그 동작을 수행할 수 있다. 이 여성의 문제는?

1) 관념(ideational) 실행증
2) 관념운동(ideomotor) 실행증
3) 청각실인증(auditory agnosia)
4) 함축 기억력(implicit memory) 손상
5) 베르니케 실어증(Wernike's aphasia)

문제해설

287 해설내용 참조

답 2)

실행증의 종류

Explanation

1. 관념(ideational) 실행증

1) 동작의 개념을 형성할 수 없음
2) 실제 물건들을 적절히 사용할 수 없는 실행증임
3) 최근 'conceptual aprixia'라고도 함
4) 적절한 순서로 동작을 구성하기 어려움(예, 숟가락으로 글씨쓰기)
5) 지시 또는 자동적 실행능력이 없음

2. 관념운동(ideomotor) 실행증

1) 지시 또는 모방에 의한 실행은 수행 못하나 자동적으로는 가능함
2) 실제 물건의 사용은 정확히 수행함
3) 말로는 가능하지만 동작으로는 실행할 수 없음(예, 양치질하기를 흉내 낼 수는 없지만 실제 양치질을 정확히 수행할 수 있음)

3. 구성(constructional) 실행증

1) 지시 또는 자동적 그리기, 구성하기 능력에 장애가 있음
2) 전체를 조직하거나 조립하는데 문제가 있음 : 블록 쌓기, 그림 그리기, 성냥 쌓기 등의 문제
3) 옷 입기, 장난감 조립, 그릇 쌓기 등이 어려움
4) 2차원과 3차원으로 나뉘어짐

4. 언어(verbal) 실행증

1) 구강 또는 안면 부분의 수의적 움직임에 문제

2) 경우에 따라 성대 또는 호흡기에도 문제를 일으킬 수 있음
3) 전두엽(이마엽) 기능과 관련 있음
4) 지시에 따라 혀, 볼, 입술, 턱 등의 움직임이 어려울 수 있음

5. 옷 입기(dressing) 실행증

1) 신체도식(body scheme)과 관련이 있음
2) 오른쪽과 왼쪽을 구분 못함
3) 단추와 지퍼를 제대로 조작할 수 없음

6. 구강(aral) 실행증

1) 구강과 관련된 과제의 수행이 어려움
2) 혀로 입술을 핥으라는 지시는 수행할 수 없지만 꿀을 입술에 바르면 자동으로 핥기가 가능함
3) 지시에 의한 수행은 어렵지만 자동적 수행이 가능한 실행증

286

내경동맥(ICA)의 문제로 인한 대표적 증상은?

1) 동측 반맹증이 나타난다
2) 반측 반맹증이 나타난다
3) 동측의 편마비가 나타난다
4) 판단력 손상이 주로 나타난다
5) 동측에 광범위한 부전마비가 나타난다

287

다음 보기에서 설명하는 실어증은?

- 아래 관자엽의 뒤쪽 손상과 관련됨
- 유창하고 문법적으로 정확함
- 묘사적 문구를 사용함

1) 명칭 실어증
2) 전반적 실어증
3) 전도성 실어증
4) 겉질경유 감각실어증
5) 혼합겉질경유 실어증

문제해설

286 속목동맥(ICA) 손상되었을 때 나타나는 증상

- 반대쪽의 편마비와 편측 무감각증, 동측 반맹증 등이 나타난다.
- 광범위한 편마비일 경우 중간대뇌동맥(MCA) 손상 시 나타난다.

답 1)

287 명칭 실어증(anomic aphasia)

- 아래 관자엽의 뒤쪽 손상과 관련
- 실어증 중 가장 증세가 경미한 유형
- 비교적 유창하고 청각적인 언어 이해도 거의 문제가 없음
- 따라 말하기는 가능하나 이름 말하기 능력은 저하됨

답 1)

신경계작업치료 I

288

중학교 국사시간에 배운 '판옥선은 조선의 배'를 기억한다면 기억의 종류는?

1) 명백 기억력(explicit memory)
2) 일상적 기억력(everyday memory)
3) 함축적 기억력(implicit memory)
4) 절차적 기억력(procedure memory)
5) 서술적 기억력(declarative memory)

문제해설

288 해설내용 참조

답 1)

기억력

Explanation

1. 단기(short term) · 중기(immediate) · 장기(long term) 기억

1) 단기 기억(or 작업 기억)
   (1) 즉시(immediate)기억은 약 30초에서 몇 분 수준의 기억임
   (2) 진행(Working)기억은 생각하고 처리하는 단계의 기억임
   (3) recent memory, working memory, delayed memory, primary memory
2) 중기 기억
   • 단기기억과 장기기억 사이의 기억
3) 장기 기억
   • 영구적인 정보의 저장으로 이어지는 기억들을 의미함

2. 기억력의 종류

1) 서술적 기억력(declarative memory) : 암기나 정보의 재생산 능력, 회상 능력을 말함
   • 종류
     – 삽화적 기억(episodic memory) : 개인의 과거 및 경험에 대한 기억(예, 결혼기념일, 특정장소 등)
     – 의미적 기억(semantic memory) : 일반인의 기본상식, 언어, 사회적 규범 등(예, 신호등 색의 의미, 영단어의 뜻, 대통령 이름 등)
2) 명백 기억력(explicit memory) : 그 정보의 근본에 대한 기억
   • 언제, 어디서, 누구에게 배웠는지를 아는 기억
3) 함축적 기억력(implicit memory) : 그 근본 정보를 알고 있는 기억력
   • 사례 : 정해진 치료 시간이 치료사의 개인 사정으로 취소됨을 통보받은 환자
   → 그 시간 다른 곳에서 다른 활동을 하고 있을 때 '왜 치료를 받지 않고 이곳에 있냐?'는 질문에 답하지 못하지만 근본 정보를 가지고 적합한 행동함

4) 절차적 기억력(procedure memory) : 순차적으로 특정 활동을 할 수 있는 기억력
   • 샌드위치 만들기, 커피 만들기 등을 적절한 순서를 따라 수행함
5) 일상적 기억력(everyday memory) : 일상생활과 관련된 정보들을 기억하는 기억력
   • 진료 스케줄, 치료사의 이름 등을 기억함
6) 예측 기억력(prospective memory) : 가까운 미래의 사건을 기억하는 기억력
   • 오후의 약속 스케줄을 기억하는 것

289

다음 설명에 부합하는 평가도구는?

진단목적의 검사는 아니지만 뇌졸중 환자에게 널리 사용되며, 복합적인 일상생활활동에서 운동기술과 처리기술을 평가하는 표준화된 검사도구이다.

1) Motricity Index
2) Fugl-Myer assesement
3) Arm Motor Ability Test
4) Wolf Motor Function Test
5) Assessment of Motor and Process Skills

문제해설

289 • Motricity Index(MI)
- 운동장애 여부를 알아보는 데 효과적인 검사
- 팔꿈치 굽힘, 어깨 벌림, 발목등쪽 굽힘, 무릎 폄, 엉덩관절 굽힘, 엄지와 검지로 주사위 잡기 등을 평가함

• Fugl-Myer
- 뇌졸중 후 신경학적 회복 과정에 근거 함
- 낮은 점수는 심한 경직과 매우 밀접한 관련이 있음
- 평가는 일상생활활동 수행과 깊은 관련이 있음

• Arm Motor Ability Test(AMAT) : 상지기능의 기능적 평가

• Wolf Motor Function Test(WMFT) : 뇌졸중이나 외상성 뇌손상 이후 상지기능의 운동능력을 평가함

• Assessment of Motor and Process Skills(AMPS)
- 복합적인 일상생활활동에서 운동기술과 처리기술을 평가하는 표준화된 검사
- 검사는 진단목적이 아니지만, 뇌졸중 클라이언트에게 널리 사용되고 있음
- 검사의 사용을 위해 작업치료사는 5일간의 훈련 과정을 통해 자격증을 받을 수 있음

답 5)

290

다음은 실어증 환자에 대한 치료사의 코멘트(comment)이다. 이 환자의 언어장애는?

- 치료사의 말을 정확하게 따라할 수 있음
- 치료사의 말을 이해하지만 자발적 대화는 어려움

1) 조음 곤란
2) 브로카 실어증
3) 겉질경유 운동실어증
4) 겉질경유 감각실어증
5) 혼합 겉질경유 실어증

291

오른쪽 편마비의 환자가 침상에서 오른쪽으로 누울 경우 얻을 수 있는 효과로 보기 어려운 것은?

1) 부종 감소
2) 연합반응 감소
3) 고유수용성 감각 촉진
4) 건측의 운동영역 확대
5) 비정상적인 패턴 예방

292

불수의적 운동반응(involuntary movement reaction)에 해당하는 것은?

1) 느린 눈추적(pursuits)
2) 정위 반응(righting reaction)
3) 빠른 눈동자 움직임(saccades)
4) 눈동자 순응(accommodation)
5) 눈-손 협응(eye hand coordination)

문제해설

290
- 겉질경유 감각 실어증(transcortical sensory aphasia)
  - 베르니케영역의 뒤쪽
  - 청각적 이해력 떨어짐
  - 발음이 좋고 유창하게 말함
  - 말을 정확하게 따라 할 수 있음
- 겉질경유 운동 실어증(transcortical motor aphasia)
  - 브로카영역의 앞 or 뒤
  - 청각적 이해력 좋음
  - 언어표현 떨어짐
    - ◦ 자발적 대화 감소
    - ◦ 이름대기 어려움
  - 말을 정확하게 따라 할 수 있음
- 혼합 겉질경유 실어증(transcortical mixed aphasia)
  - 청각적 이해력 떨어짐
  - 언어표현이 유창하지 못함
  - 말을 정확하게 따라 할 수 있음

답 3)

291 환측으로 눕는 목적

건측의 운동영역 확대, 환측의 감각과 고유수용성 자극, 비정상적인 패턴 예방, 연합반응 감소

답 1)

292

불수의적 운동반응 (involuntary movement reaction)	• 자세 반응, 자세 조절 반응, 지지 반응, 정위 반응 등
수의적 운동 조절 (control of voluntary movement)	• 눈-손 협응, 양측 통합, 정중선 지나기, 소운동/대운동 조절 • 시운동 기능 – 빠른 눈동자 움직임(saccades) – 느린 눈추적(pursuits) – 눈동자 순응 (accommodation) – 두 눈의 사용(양안성, binocularity)

답 2)

293

다음 설명에 해당하는 실어증은?

- 청각적 이해가 좋다
- 표현이 유창하지만 말을 따라서 반복하는 능력에 문제가 있다

1) 명칭실어증
2) 전반실어증
3) 브로카실어증
4) 전도성실어증
5) 베르니케실어증

294

다음 사례의 증상과 가장 관계 깊은 용어는?

- 스스로 티셔츠를 입을 수 있다
- 티셔츠를 입는 모습을 흉내 내도록 했을 때 이를 수행하지 못한다

1) 보속증
2) 실인증
3) 실서증
4) 관념실행증
5) 관념운동실행증

295

편마비 환자의 침상자세로 옳은 것은?

1) 발바닥 굽힘이 되도록 유지한다
2) 무릎은 항상 완전 폄을 유지한다
3) 팔은 어깨뼈 내밈을 방지하기 위해 베개를 받치지 않는다
4) 바로 누운 자세(supine)로 누웠을 때 아래팔은 엎침을 유지한다
5) 바로 누운 자세(supine)로 누웠을 때 엉덩관절 밑에 작은 베개를 넣는다

문제해설

293
- 명칭실어증 : 실어증 중 가장 증세가 경미한 유형, 특정 명칭에 대해 말하지 못함
- 전반 실어증 : 브로카영역과 베르니케 영역 모두 손상
- 브로카 : 운동성 실어증, 표현성 실어증, 말을 유창하지 못하고 전보식 문장을 사용, 따라 말하지는 못하지만 노래를 허밍으로 가능
- 베르니케 : 지각성 실어증, 수용성 실어증, 발음과 억양이 좋음, 문장에 대한 이해력이 떨어짐

답 4)

294 관념운동실행증

자동적인 행동은 가능하나 명령에 의해 목적있는 활동을 계획하여 수행하는 것은 어렵다.

답 5)

295 바로 누운 자세(supine position)로 누웠을 때 어깨뼈 밑과 엉덩관절 밑에 베개를 받쳐주며 아래팔은 뒤침시킨다.

답 5)

296

동측운동실조증, 구음장애, 안구진탕증과 가장 관계 깊은 뇌혈관은?

1) 소뇌동맥
2) 전대뇌동맥
3) 중대뇌동맥
4) 후대뇌동맥
5) 척추뇌저동맥

297

단추가 있는 셔츠를 입는 순서로 옳은 것은?

ㄱ. 비손상측 팔을 이용해 셔츠를 목 뒤로 넘긴 후 옷을 끌어 내린다
ㄴ. 상표가 위로 보이게 하고 셔츠를 무릎에 펼쳐 놓는다
ㄷ. 손상측 소매를 겨드랑이까지 끼운다
ㄹ. 비손상측 소매를 겨드랑이까지 끼운다

1) ㄱ－ㄴ－ㄷ－ㄹ
2) ㄴ－ㄷ－ㄹ－ㄱ
3) ㄴ－ㄹ－ㄷ－ㄱ
4) ㄴ－ㄷ－ㄱ－ㄹ
5) ㄴ－ㄹ－ㄱ－ㄷ

298

다음 설명에 해당하는 언어 장애는?

- 언어상실증 증세가 없음에도 발성에 사용되는 근육 조직을 제어하는 중추신경계 기전의 손상으로 인해 발음의 장애를 보인다
- 발성이 어눌해지고 불분명하게 느려진다

1) 브로카 실어증
2) 베르니케 실어증
3) 전도성 실어증
4) 조음장애
5) 전반적 실어증

문제해설

296 2) 전대뇌동맥 : 반대쪽 하지의 약화가 주된 증상
3) 중대뇌동맥 : 손상이 있는 쪽을 향해 모리와 목의 심한 편위가 일어나고 뇌졸중의 가장 주된 원인
4) 후대뇌동맥 : 불수의적인 움직임, 감각소실, 반대측 편마비
5) 척추뇌저동맥 : 소뇌기능의 장애, 고유수용성 감각소실, 편마비, 사지마비

답 1)

297 상표가 위로 보이게 하고 셔츠를 무릎에 놓음 → 손상측 소매를 겨드랑이까지 끼움→ 비손상측 소매를 겨드랑이까지 끼움 → 비손상측 팔을 이용해 셔츠를 목뒤로 넘긴 후 끌어 내림

답 2)

298 1) 브로카 실어증 : 빈약한 발성과 문법착오증이 있고 문법착오증으로 문장구조가 단순화되어 전보발성이라고 불림
2) 베르니케 실어증 : 유창하고 좋은 발음의 착어적발성을 가진 청각적 이해와 피드백에 장애를 보임
3) 전도성 실어증 : 이해력과 표현력이 비교적 양호하지만, 상대방의 말을 따라하지 못함
5) 전반적 실어증 : 모든 언어기술이 소실되는 것이 특징

답 4)

299

구슬을 끼워 팔찌를 만들 때 노란색, 초록색을 번갈아 끼우면서 만들려고 한다. 가장 필요한 집중력은?

1) 변화적 집중력(shift attention)
2) 지속적 집중력(sustain attention)
3) 동시적 집중력(divided attention)
4) 초점적 집중력(focused attention)
5) 선택적 집중력(selective attention)

300

신호등 빨간불에는 멈춰야 한다는 것을 아는 것은 어떤 기억인가?

1) 삽화기억(epsodic memory)
2) 작업기억(working memory)
3) 의미기억(semantic memory)
4) 장기기억(long term memory)
5) 예견기억(prospective memory)

301

다음 보기의 설명에 해당하는 증상은?

- 빠른 교차적 움직임을 평가함
  → 예 : 손가락 번갈아가면서 집기, 손바닥 뒤집기, 양발 번갈아가며 치기 등
- 소뇌 손상과 관련된 증상임

1) 무도증
2) 실조증
3) 반동현상
4) 운동거리 측정이상
5) 길항운동 반복 불능증

문제해설

299 변화적 집중력은 상황에 따라 주의 집중을 바꾸는 능력으로 양쪽 자극에 교대로 집중할 수 있는 활동이다. 노란색, 초록색을 번갈아 끼우는 활동을 예로 들 수 있다.

답 1)

300 의미기억(semantic memory)은 단어, 상징, 기호 등에 대해 무엇을 의미하는지 아는 기억이다.

답 3)

301 길항운동 반복 불능증은 작용근과 대항근의 빠른 전환움직임의 장애로 소뇌손상과 관련된 증상이다. 빠른 교대적 움직임 등을 통해 평가한다.

답 5)

302

다음 중 명백 기억력(explicit memory) 손상에 대한 정의로 옳은 것은?

1) 자신의 과거 및 경험을 기억하지 못함
2) 근본 정보를 알지만 그것을 표현하지 못함
3) 순서를 기억하고 특정 활동을 수행하지 못함
4) 언제, 어디서, 누구에게 배웠는지를 기억하지 못함
5) 일반적인 기본상식, 언어, 사회 규범 등을 기억하지 못함

문제해설

302 해설내용 참조

답 4)

기억력(Memory)

Explanation

• 잠시 후 또는 장시간 후 정보를 다시 불러내는 것

1. 단기(short term), 중기(immediate), 장기(long term) 기억

1) 단기 기억의 동의어 : recent memory, working memory, delayed memory, primary memory
2) 중기 기억 : 15~20초 내의 정보를 불러냄(recall)

2. 종류

1) **서술적 기억력**(declarative memory)
   (1) 암기나 정보의 재생산 능력, 회상 능력
   (2) 종류
      ① 삽화적 기억(episodic memory) : 개인의 과거 및 경험에 대한 기억
      ② 의미적 기억(semantic memory) : 일반인의 기본상식, 언어 또는 사회적 규범 등
2) **명백한 기억력**(explicit memory)
   • 그 정보의 근본에 대한 기억 → 언제, 어디서, 누구에게 배웠는지를 아는 것
3) **함축적 기억력**(implicit memory)
   (1) 함축적 기억력(implicit memory)의 반대 개념
   (2) 그 근본 정보를 알고는 있지만 표현하지 못함
      ① 사례 : 정해진 치료 시간이 치료사의 개인 사정으로 취소됨을 통보받은 환자
         • 그 시간 다른 곳에서 다른 활동을 하고 있을 때 "왜 치료를 받지 않고 이곳에 있냐?"는 질문에 답하지 못함
         • 환자는 근본 정보에 가지고 적합한 행동을 했음에도 불구하고 설명하지 못함

4) **순차적 기억력**(procedure memory)

• 순서적으로 특정 활동을 할 수 있는 기억력 → 샌드위치 만들기, 커피 만들기 등

5) **일상적 기억력**(everyday memory)

• 일상생활과 관련된 정보들을 기억하는 능력 → 진료 약속 스케줄, 치료사의 이름 등

6) **예측 기억력**(prospective memory)

• 가까운 미래의 사건을 기억하는 기억력 → 오후의 약속 스케줄을 기억하는 것

303

뇌졸중 환자에게 폄 시너지(extensor synergy)가 하지에 우세할 경우 치료 방법으로 옳은 것은?

1) 엎드려 누운 자세가 추천된다
2) 엉덩관절의 벌림과 안쪽돌림을 막는다
3) 무릎관절과 발목관절의 폄근을 억제한다
4) 발바닥쪽굽힘(plantar flexion)을 유도한다
5) 엉덩관절 및 무릎관절의 약한 폄자세를 취한다

문제해설

303 해설내용 참조

답 3)

폄 시너지(Extensor synergy)가 하지에 우세할 경우

Explanation

1. 바로 누운(supine) 자세가 추천됨

1) **엉덩관절 및 무릎관절의 약한(slight) 굽힘**

(1) 무릎관절 아래 작은 베개를 놓음

(2) 무릎관절 및 발목관절의 폄근을 억제 : 심한 과도한 폄은 보행을 방해하기 때문

2) **측면 지지**(support)

• 무릎 주변에 베개나 말아놓은 담요, 볼스터(bolster)를 이용해 지지해 놓으므로 엉덩관절의 모음과 바깥돌림을 막음

3) **발목**

• 과도한 발바닥쪽굽힘(plantar flexion)을 막음 : 침대커버가 이용될 수 있음

304

다음 중 브로카 실어증(Broca's aphasia) 환자의 치료 방법으로 옳은 것은?

1) 그림카드의 사용은 금한다
2) 몸짓을 사용하는 대화는 피한다
3) 상대방의 얼굴 표정을 읽는다
4) 정확한 표현을 할 때까지 기다린다
5) 노래보다는 긴 문장 읽기가 더 바람직하다

문제해설

304 해설내용 참조

답 3)

실어증(Aphagia)

Explanation

• 신경학적 손상으로 인한 언어 장애(language disorder)

1. 종류

1) **브로카 실어증**(Broca's aphasia)
   (1) 운동성 실어증, 표현성 실어증
   (2) 말이 유창하지 못하고 전보식 문장을 사용
   (3) 따라 말하기도 잘 하지 못함
   (4) 문법에 맞지 않는 문장을 사용하나 청각적 이해 능력은 좋은 편임
   (5) 쓰기 능력이 손상되는 경우가 많음
   (6) 우세반구(주로 좌반구)의 전두엽 아래쪽 뒷부분(브로카 영역)의 손상

2) **베르니케 실어증**(Wernike's aphasia)
   (1) 지각성 실어증, 수용성 실어증
   (2) 발음과 억양이 좋음, 조음 장애가 거의 없음
   (3) 문법도 규칙에 맞게 사용하지만 의미가 통하지 않음
   (4) 청각적인 말(말소리)을 이해하지 못함
   (5) 우세반구 측두엽의 위쪽 뒷부분(베르니케 영역)이 손상

3) **전도성 실어증**(conduction aphasia)
   • 말을 따라서 반복하는 능력에 문제

4) **명칭 실어증**(anomic aphasia)
   (1) 실어증 중 가장 증세가 경미한 유형
   (2) 비교적 유창하고 청각적인 언어 이해도 거의 문제가 없음
   (3) 따라 말하기는 가능하나 이름 대기에서 능력이 많이 떨어짐

5) **전반 실어증**(global aphasia)
 • 언어의 표현과 이해 모두에 손상이 있는 실어증

2. 실어증 환자와의 대화

1) 한 번에 한 사람과 대화
 • 소음은 혼동을 줄 수 있음
2) 대답할 시간을 주어야 함
3) 대답하기 쉬운 질문을 함
 • '예, 아니오'로 대답
4) 시각적 큐(visual cue)와 제스처(gesture)를 사용함
5) 반응을 강요하지 않음
6) 간결한 문장을 사용함(concise sentence)
7) 그림 카드를 이용할 수 있음
8) 천천히 간단한 용어를 사용하여 대화함

305

뇌졸중 환자의 상지(upper extremity) 관리로 옳은 것은?

1) 위팔뼈의 벌림을 촉진한다
2) 이동 시 환측 팔을 이용한다
3) 환측 상지 당기기 활동을 추천한다
4) 편안한 자세를 취한 후 베개로 지지해 준다
5) 위팔뼈의 아탈구를 예방하기 위해 MAS를 사용한다

문제해설

305 해설내용 참조

답 4)

뇌졸중 환자의 상지(Upper extremity) 관리

Explanation

1. 편안한 자세를 취한 후 베개를 이용하여 지지해줌
2. 어깨뼈(scapular) 및 위팔뼈(humerus)
 1) 위팔뼈의 벌림(abduction)을 피함
 2) 위팔뼈의 벌림은 위팔뼈두(humeral head)의 아탈구(subluxation)의 원인이 될 수 있음
 3) 환자를 다룸에 있어 환측(affected) 상지(U/E)의 당겨짐(traction)은 금기사항
  • 이동 시 건측(nonaffected) 팔을 이용함

306

다음 중 의미적 기억력(semantic memory)을 사용한 사례에 해당하는 것은?

1) 교통표지판 읽기
2) 중학교 시절 회상하기
3) 친구가 알려준 장소 기억하기
4) 왜 이곳에 왔는지 목적을 기억하기
5) 진료 약속을 기억하고 시간에 맞게 병원가기

문제해설

306 해설내용 참조

답 1)

기억력(Memory)

Explanation

1. 서술적 기억력(declarative memory)

1) 암기나 정보의 재생산 능력, 회상 능력
2) 종류
   (1) 삽화적 기억(episodic memory) : 개인의 과거 및 경험에 대한 기억
   (2) 의미적 기억(semantic memory) : 일반인의 기본상식, 언어 또는 사회적 규범 등

2. 명백한 기억력(explicit memory)

• 그 정보의 근본에 대한 기억 → 언제, 어디서, 누구에게 배웠는지를 아는 것

3. 함축적 기억력(implicit memory)

1) 함축적 기억력(implicit memory)의 반대 개념
2) 그 근본 정보를 알고는 있지만 표현하지 못함
   (1) 사례 : 정해진 치료 시간이 치료사의 개인 사정으로 취소됨을 통보받은 환자
      ① 그 시간 다른 곳에서 다른 활동을 하고 있을 때 "왜 치료를 받지 않고 이곳에 있냐?"는 질문에 답하지 못함
      ② 환자는 근본 정보에 가지고 적합한 행동을 했음에도 불구하고 설명하지 못함

4. 순차적 기억력(procedure memory)

• 순서적으로 특정 활동을 할 수 있는 기억력 → 샌드위치 만들기, 커피 만들기 등

5. 일상적 기억력(everyday memory)

• 일상생활과 관련된 정보들을 기억하는 능력 → 진료 약속 스케줄, 치료사의 이름 등

6. 예측 기억력(prospective memory)

• 가까운 미래의 사건을 기억하는 기억력 → 오후의 약속 스케줄을 기억하는 것

307

다음 중 지속적 집중력의 사례에 해당하는 것은?

1) 운전하며 라디오 듣기
2) 여러 색 중 검정색 찾기
3) 그림 속에 배열된 숫자 따라가기
4) 여러 모양 중 삼각형만 골라내기
5) 색이 다른 두 가지 구슬을 교대로 끼우기

문제해설

307 해설내용 참조

답 3)

집중력(Attention)

Explanation

- 정해진 시간 내 특정 업무에 집중할 수 있는 것

1. 반응적 집중력(detect/react attention)

1) 주위 환경에 반응하는 능력
2) 특정 자극을 찾는 능력 : 다양한 소리들 속에 특정 소리 찾기, 여러 색 중 특정 색 찾기

2. 선택적 집중력(select attention) : 다양한 환경적 자극 중 특정 자극에만 집중할 수 있는 능력

1) 여러 색의 적목 중 붉은 색 적목만 골라내기
2) 문장 속에서 '가'라는 글자만 골라내기
3) 여러 모양 중 삼각형만 골라내기

3. 지속적 집중력(sustain attention) : 특정 활동을 지속할 수 있는 집중력

1) 종이접기하면서 50까지 숫자세기
2) 그림 속에 배열된 숫자 따라가기
3) 특정 작업과 함께 50부터 2씩 더해가기

4. 이동적 집중력(shift attention) : 다른 자극과 서로 교대로 집중할 수 있는 집중력

1) 색이 다른 두 가지 구슬을 교대로 끼우기
2) 'AABBAABBAABB' 따라 쓰기

5. 분리된 집중력(divided attention)

1) 동시에 두 가지 이상의 자극을 유지하는 집중력
2) 운전하며 라디오 듣기, 전화하며 주소 적기 등

308

다음 보기의 사례에 해당하는 기억의 종류는?

"이 노래를 들으니까 작년 여름에 놀러간 바다가 생각난다."

1) 의미기억(sematic)
2) 일상기억(every day)
3) 맥락기억(contextual)
4) 절차기억(procedural)
5) 예견기억(prospective)

309

뇌손상으로 인한 오른쪽 편마비 환자에게 예상되는 문제는?

1) 실서증
2) 질병 부인
3) 공간관계 장애
4) 옷입기 실행증
5) 신체도식 소실

310

뇌졸중 환자의 전형적인 자세에 해당하는 것은?

1) 손목 폄(extension)
2) 발등쪽 굽힘(dorsiflexion)
3) 어깨뼈 앞당김(protraction)
4) 골반 뒤쪽기울임(posterior tilt)
5) 몸통의 건측으로 기울임(scoliosis)

311

다음 설명에 해당하는 추체외로 증상은?

비정상적으로 느리고 길게 근육의 수축이 지속되는 것으로 근연축(spasm)이나 비정상적인 자세를 취한다

1) 떨림(Tremor)
2) 무도증(Chorea)
3) 발리즘(Ballism)
4) 근육긴장이상(Dystonia)
5) 느린비틀림운동(Athetosis)

문제해설

308
- 의미기억 : 정보의 의미에 대학 기억으로 사실과 개념, 지식을 앎
- 삽화기억 : 개인적으로 경험한 사건에 대한 기억, 어떠한 사건이 언제 어디서 일어났는지
- 절차기억 : 과제를 해결하거나 행동을 수행하는데 필요한 지식이나 기능을 자주 사용하므로 인해 무의식적, 자동적으로 수행되는 습관화된 기억 예) 자전거 타기, 피아노 치기
- 예견기억 : 미래에 수행해야 할 일에 대한 기억

답 3)

309 좌반구는 논리적이고 언어적이며 분석적인 뇌로 손상 시 우측마비와 실어증, 실서증, 실독증, 언어기억상실, 계산 불능증 등이 발생한다.

답 1)

310
- 손목 폄(extension) → 손목의 자쪽 치우침
- 발등쪽 굽힘(dorsiflexion) → 발바닥쪽 굽힘
- 어깨뼈 앞당김(protraction) → 비대칭, 뒤당김
- 몸통의 건측으로 기울어짐(scoliosis) → 몸통의 약한 쪽으로 기울어짐

답 4)

311 근육긴장이상(Dystonia)

Proximal & Slow, 비정상적으로 느리고 길게 근육의 수축이 지속되는 것으로 근연축(spasm)이나 비정상적인 자세를 취하게 할 수 있다.

답 4)

3

C·H·A·P·T·E·R

연하곤란 (Dysphagia)

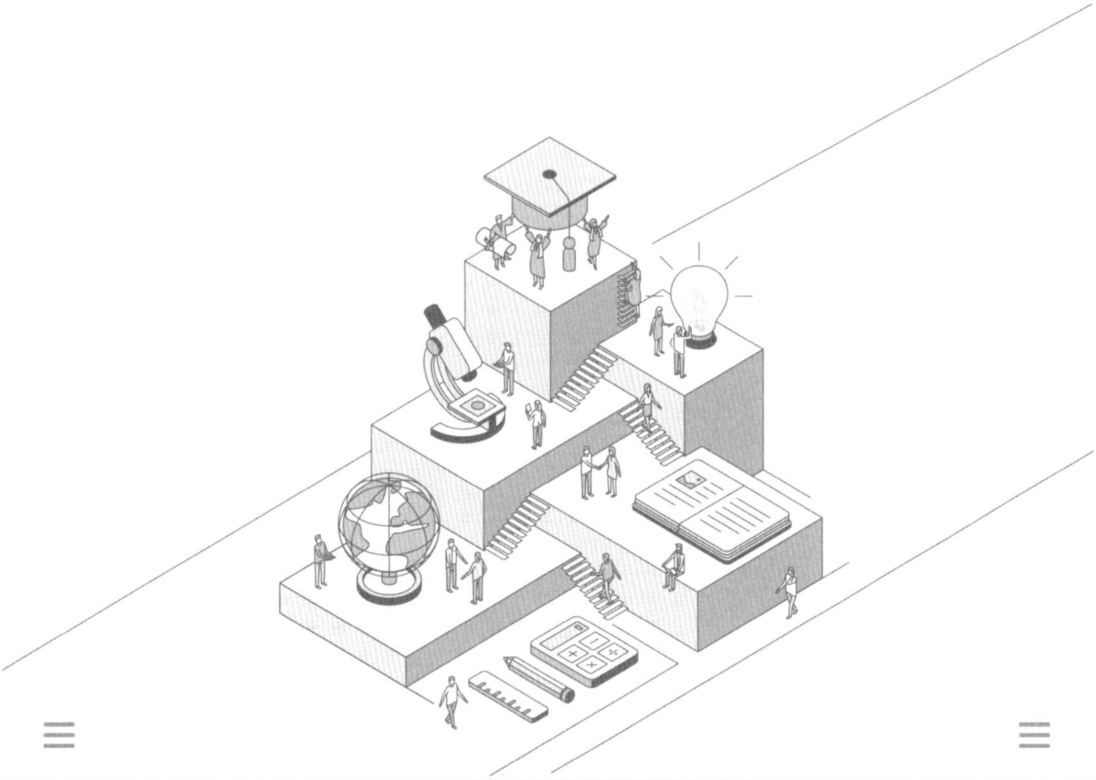

예·상·문·제·풀·이

01

다음 사례의 중재법은 무엇인가?

> 숨을 깊게 들이마시고 아주 단단히 참은 후 숨을 참은 상태에서 삼킨다. 그리고 기침을 하며 숨을 내쉰다.

1) 쉐이커 운동
2) 성문위 삼킴
3) 마사코 메뉴버
4) 멘델슨 메뉴버
5) 기도 폐쇄 운동

문제해설

01 해설내용 참조

답 2)

성문위 삼킴

Explanation

구분		내용
성문위 삼킴		• 자발적으로 성대를 닫는 기술을 사용하여 삼키기 전과 삼키는 동안의 흡인 위험을 감소시킴 • 적용 대상 – 기도 폐쇄 능력이 저하되거나 지연된 환자 – 후두암으로 인해 성문위 후두절제를 한 환자 – 방사선 치료로 기도 폐쇄가 잘 되지 않는 환자
적용	음식/액체 섭취 없이 시행하기	① 숨을 깊게 들이마시고 아주 단단히 참음(기관절개술을 한 사람인 경우 숨을 참은 상태에서 기관절개관을 가볍게 막음) ② 숨을 참은 상태에서 삼킴 ③ 기침을 하며 숨을 내쉼 ※ 매번 삼킬 때 ①에서 ③ 단계를 반복함
	음식/액체 섭취를 통해 시행하기	① 숨을 깊게 들이마시고 아주 단단히 참음 ② 소량의 음식이나 한 모금의 음료를 입에 넣음 ③ 숨을 참은 상태에서 삼키기를 함 ④ 기침을 함 ⑤ 숨을 들이쉬기 전에 다시 한 번 삼키기를 함 ⑥ 숨을 내쉼 ※ 매번 삼킬 때 ①에서 ⑥ 단계를 반복함

02

편마비 환자의 삼킴반응 촉진 시 구토반응이 일어나는 부분은?

1) 입천장
2) 혀 뒤쪽
3) 혀 앞쪽
4) 혀의 바닥
5) 어금니 위

문제해설

02 혀로 인한 구토 반응

혀의 뒷부분에 압력이 제공될 경우 구토 반사가 발생됨

답 2)

숟가락의 위치(Spoon placement)

Explanation

1. 혀의 중앙에 아랫방향으로 압력(dwnward pressure) 주기

1) 빨기 반응(sucking response)을 촉진함
2) 혀 뒤로 음식물 이동하는 데 도움이 됨

2. 스푼으로 안쪽 아랫방향(dwnward/inward)으로 압력 주기

1) 혀의 상하 움직임을 촉진함
2) 식사 시 'tongue thrust'를 억제함

3. 중심부에 위치(cntral placement)

1) 아동이 오직 빨기 패턴(sucking pattern)만을 보일 때 적절함
2) 혀가 폄과 퇴거(extension/retraction)만이 나타날 때 적절함

4. 혀의 측면에 스푼 제공

1) 혀의 측면 움직임(lateralization) 촉진함
2) 씹기 패턴(chewing pattern)의 시작을 촉진함
3) 잇몸과 치아 사이에 음식물 넣어 씹기를 촉진할 수 있음

5. 보호자 교육

1) 음식물을 양쪽으로 교대하며 넣고 입의 가운데 앞부분에 넣도록 교육함
2) 음식물을 뒤쪽으로 넣는 것은 구토(gagging)를 유도함을 교육함

03

다음은 음식물을 저작하고 삼키는 기능에 사용되는 근육들이다. 성격이 다른 하나는?

1) 볼근
2) 관자근
3) 깨물근
4) 내측날개근
5) 외측날개근

04

뇌손상 환자는 혀의 뒤 1/3의 미각을 감지하지만 앞 2/3는 감지하지 못한다면 손상된 신경은?

1) 안면신경
2) 설인신경
3) 미주신경
4) 삼차신경
5) 설하신경

05

인두기 삼킴 동안 혀 기저부의 뒤쪽 당김을 증진시키고, 후두계곡에 잔여물이 남는 것을 막아주며, 음식덩이가 깨끗하게 인두로 통과하는 것을 강화시켜 주는 중재법은?

1) 힘껏 삼킴
3) 쉐이커 운동
2) 멘들슨 메뉴버
4) 발살바 메뉴버
5) 머리 앞으로 숙이기

문제해설

03 삼차신경의 지배를 받는 씹기근

근육	신경	동작
관자근	5	• 아래턱을 올리거나 닫음 • 아래턱을 뒤쪽을 당김
교근 또는 깨물근	5	• 아래턱을 올리거나 닫음
내측날개근	5	• 아래턱을 올리거나 닫음 • 아래턱의 좌우 움직임을 허용함
외측날개근	5	• 아래턱을 벌림 • 아래턱을 전인시킴 • 아래턱의 좌우 움직임을 허용함

답 1)

04 삼킴에 수반되는 구심신경 조절

감각 기능	신경 지배
• 미각, 혀의 앞쪽 2/3 • 미각과 일반감각, 혀의 뒤쪽 1/3 • 편도, 인두, 연구개 • 인두, 후두, 내장	• 안면신경(7번) • 설인신경(9번) • 미주신경(10번) • 설인신경(9번), 미주신경(10번)

삼킴에 수반되는 원심신경 조절

운동 기능	신경 지배
• 씹기근, 입 바닥 • 입술조임근, 볼근 • 혀 • 수축근들과 붓돌기혀근 • 입천장, 인두, 후두 • 식도	• 삼차신경(5번) • 안면신경(7번) • 설하신경(12번) • 설인신경(9번) • 미주신경(10번) • 미주신경(10번)

답 1)

05 힘껏 삼킴

- 개요
  - 인두기 삼킴 동안 혀 기저부의 뒤쪽 당김을 증진시킴
  - 후두계곡에 잔여물이 남는 것을 막아주며, 음식덩이가 깨끗하게 인두로 통과하는 것을 강화시켜 줌
  - 주로 혀 기저부의 뒤쪽 당김이 저하된 환자와 삼키기 동안 인두 수축력이 감소된 환자에게 적용함
- 적용 : 환자가 음식을 삼킬 때 최대한 모든 근육을 사용하여 쥐어짜듯이 삼키게 함

답 1)

06

VFSS 결과 인두뒤벽의 앞당김의 움직임이 부족하고, 혀인두근의 근력약화가 보였을 때 적용하는 중재는?

1) 노력삼킴
2) 반복삼킴
3) 마사코기법
4) 멘델슨기법
5) 성문위삼킴

07

치료사는 손가락을 환자의 볼 안쪽에 넣어 바깥쪽으로 밀어 주고 있다. 무엇을 평가하고자 하는가?

1) 근력
2) 근긴장
3) ROM
4) 침흘림 유무
5) 치아의 상태

08

다음과 같은 기능을 하는 해부학적 구조물은?

- 발성에 관여한다.
- 음식물이 기도로 유입되었을 때 기도를 보호하는 마지막 관문이다.

1) 후두
2) 인두
3) 반지연골
4) 성대주름
5) 방패연골

문제해설

06 마사코 기법은 혀끝을 앞으로 내밀고 앞니로 살짝 문 상태에서 삼키게 하여 혀인두근을 강화시켜주며 인두뒤벽의 앞당김에 대해 강화를 해주는 기법이다.

답 3)

07 구강 근긴장도 평가

- 볼
  - 손가락을 볼 안쪽에 넣어 바깥쪽으로 부드럽게 밀어 줌
  - 볼이 탄력있게 단단한지, 너무 쉽게 늘어나는지, 또는 팽팽한지 등을 기록함
- 구강 : 혀, 볼, 그리고 입술에 깨문 자국이 있는지를 살핌
- 입술
  - 긴장도 저하로 인해 입술이 꽉 다물어지지 않아서 침 흘림이 나타나는지를 관찰함
  - 입술을 깨무는지, 앞쪽 고랑에 음식 찌꺼기가 남는지, 입 밖으로 음식물이 흘러나오는지를 관찰함
- 혀
  - 위치가 정상적으로 앞니의 바로 뒤 중앙선에 위치하고 있는지, 앞니로부터 뒤로 당겨져 있거나 수축해 있는지를 관찰함
  - 혀를 내밀었을 때 오른쪽 또는 왼쪽으로 치우쳐 있는지 혀의 위치를 관찰함

답 2)

08 성대주름

- 후두실의 아래가장자리에 위치함
- 앞쪽으로 방패연골, 뒤쪽으로는 모뿔연골에 부착됨
- 발성에 관려하는 구조물임
- 음식물이 기도로 유입되었을 때 기도를 보호하는 마지막 관문임

답 4)

09

다음은 삼킴장애 척도 중 후두 침습 척도를 나타낸 표이다. 옳은 것은?

	기준	결과
가	음식이 식도로 들어가지 않음	정상
나	음식이 식도로 들어가고, 성대에 닿음, 기도 밖으로 나오지 않음	침습
다	음식이 기도로 들어가고, 성대 위에 남아있음, 기도 밖으로 나오지 않음	침습
라	음식이 식도로 들어가고, 성대 아래를 지남, 후두 또는 기도 밖으로 나옴	흡인
마	음식이 기도로 들어가고, 성대에 닿음, 밖으로 나오려는 작용이 없음	흡인

1) 가
2) 나
3) 다
4) 라
5) 마

10

다음과 같은 중재를 실시하는 이유는?

- 중재
  - 소량의 음식이나 한모금의 음료를 입에 넣는다.
  - 씹기를 한다.
  - 엄지와 검지손가락으로 방패연골을 잡는다.
  - 삼키도록 지시한다.
  - 삼킴 동안 방패연골의 움직임이 최고 지점인 곳에서 방패연골을 잡고 몇 초 동안 자세를 유지한다.

1) 침흘림 감소
2) 심킴 반사 유도
3) 기도 폐쇄 능력 향상
4) 혀 뿌리의 근력 강화
5) 반지인두 조임근의 개방

문제해설

09 후두 침습 척도

척도	기준	결과
1	음식이 기도로 들어가지 않음	정상
2	음식이 기도로 들어가고, 성대 위에 남아 있음, 기도 밖으로 나옴	침습
3	음식이 기도로 들어가고, 성대 위에 남아있음, 기도 밖으로 나오지 않음	침습
4	음식이 기도로 들어가고, 성대에 닿음, 기도 밖으로 나옴	침습
5	음식이 기도로 들어가고, 성대에 닿음, 기도 밖으로 나오지 않음	침습
6	음식이 기도로 들어가고, 성대 아래를 지남, 후두 또는 기도 밖으로 나옴	흡인
7	음식이 기도로 들어가고, 성대 아래를 지남, 후두 또는 기도 밖으로 나오지 않음	흡인
8	음식이 기도로 들어가고, 성대 아래를 지남, 밖으로 나오려는 작용이 없음	흡인

답 3)

10 멘델슨 메뉴버

- 후두 상승을 향상시키고 최대로 상승된 지점에서 유지 시간을 연장시킴
- 반지인두 조임근의 개방된 상태 유지 능력을 향상시킴
- 인두 삼킴의 조화로운 움직임을 향상시킴
- 혀 기저부가 뒤쪽 인두벽과 접촉하는 시간을 연장시킴
- 멘델슨 메뉴버를 반복적으로 장기간 지속했을 때 반지인두 조임근 개방에 효과적임
- 심한 인두단계 손상이 있는 환자에게 효과적임

답 5)

11

협궁(faucial arches)을 자극하면 나타나는 반사는?

1) 빨기 반사
2) 구개 반사
3) 구토 반사
4) 기침 반사
5) 삼키기 반사

12

혀 뒤쪽에 압력을 제공하면 혀가 둔덕을 이루며 인두 수축이 나타난다. 무엇인가?

1) 빨기 반사
2) 구개 반사
3) 구토 반사
4) 기침 반사
5) 삼키기 반사

문제해설

11 해설내용 참조

답 2)

12 해설내용 참조

답 3)

Explanation

구강 관련 반사

1. 탐색 / 찾기(rooting) 반사

1) 입 주변을 자극함(0~4개월)
2) 반응
   - 자극이 들어 온 쪽으로 입술 또는 머리를 움직임

2. 물기(bite) 반사

1) 치아에 자극물을 제공함(4~7개월)
2) 반응–불수의적 물기가 나타남

3. 빨기 삼키기(suck-swallow) 반사

1) 음식물 또는 음료수를 제공함(0~4개월)
2) 반응–불수의적 빨기와 삼키기가 나타남

4. 혀 내밀기(tongue thrust) 반사

1) 음식물 또는 음료수를 제공함
2) 반응－혀를 이 앞으로 내밀기(밀어내기)

5. 구토(gag) 반사

1) 혀 뒤쪽에 압력을 제공함
2) 반응－혀가 둔덕을 이룸(humping)
3) 인두의 수축(헛구역질 발생)이 나타남

6. 구개(palatal) 반사

1) 협궁(faucial arches)을 자극함
2) 반응－협궁의 수축
3) 목젖(uvula)의 상승이 나타남

7. 기침(cough) 반사

1) 기도를 보호하기 위해서 성인에게도 나타남
2) 기도에 음식물이 들어올 경우 기침이 나타남

13

치료사가 다음과 같은 순서로 중재를 실시했다면 사용한 테크닉은?

> 치료사는 음식 없이 환자와 마주보고 앉아 다음과 같은 과정을 진행한다.
> ① 숨을 깊게 들이마시고 아주 단단히 참는다.
> ② 숨을 참은 상태에서 삼킴을 실시한다.
> ③ 기침을 하며 숨을 내쉰다.
> 위 과정을 다시 반복한다.

1) 성문위 삼킴
2) 쉐이커 운동
3) 멘델슨 메뉴버
4) 마사코 메뉴버
5) 발살바 메뉴버

문제해설

13 성문위 삼킴

- 음식/액체 섭취 없이 시행하기
  ①숨을 깊게 들이마시고 아주 단단히 참음(기관절개술을 한 사람인 경우 숨을 참은 상태에서 기관절개관을 가볍게 막음)
  ②숨을 참은 상태에서 삼킴
  ③기침을 하며 숨을 내쉼
  ※ 매번 삼킬 때 ①에서 ③단계를 반복함
- 음식/액체 섭취를 통해 시행하기
  ①숨을 깊게 들이마시고 아주 단단히 참음
  ②소량의 음식이나 한 모금의 음료를 입에 넣음
  ③숨을 참은 상태에서 삼키기를 함
  ④기침을 함
  ⑤숨을 들이쉬기 전에 다시 한 번 삼키기를 함
  ⑥숨을 내쉼
  ※ 매번 삼킬 때 ①에서 ⑥단계를 반복함

답 1)

14

입술을 다물고 있어도 음식물을 입 밖으로 흘리는 환자에 대한 삼킴 치료 적용으로 옳은 것은?

1) 혀의 수동, 능동, 저항 운동을 한다
2) 턱의 수동, 능동, 저항 운동을 한다
3) 음식덩이를 물고 있는 훈련을 하고 혀에 감각 자극 방법을 시행한다
4) 혀의 바닥에서 혀의 끝을 향해 중앙에 충분한 두드림(tapping)을 제공한다
5) 볼과 입술에 감각 자극 방법을 시행하고 볼과 입술의 수동, 능동, 저항운동을 한다

15

VFSS 촬영 결과 미성숙유출(premature bolus loss)이 일어난 것으로 확인 되었다면 이 환자의 문제로 유추되는 것은?

1) 혀 조절의 저하
2) 인두수축의 저하
3) 후두덮개의 기능저하
4) 성대내전의 기능저하
5) 설골 및 인두의 유동성 저하

16

VFSS 검사에 적합한 환자는?

1) 빠르게 호전을 보이는 환자
2) 구강 단계에만 문제를 가진 환자
3) 인/후두 단계에만 문제를 가진 환자
4) 의식 수준이 낮거나 인지능력이 감소된 환자
5) 검사를 수행하기에 신체적 능력이 따르지 않은 환자

문제해설

14
- 입술이나 얼굴 근육의 근력이 저하되어 있기 때문에 입술을 다물기 힘들어 음식물, 침을 흘리게 된다.
- 재활치료 전략으로 볼과 입술에 감각 자극 방법을 시행하고 볼과 입술의 수동, 능동, 저항운동을 한다.
- 보상적략으로는 음식덩이 위치를 조절하여 손상되지 않은 쪽에 음식을 넣거나 비마비측으로 고개를 기울인 자세를 취한다.

답 5)

15 미성숙유출(premature bolus loss(pooling))의 경우 tongue control의 저하, Pharyngeal triggering의 저하(Palate reflex의 저하)로 인해 일어난다.

답 1)

16 VFSS 검사가 적합하지 않은 환자
- 빠르게 호전을 보이는 환자
- 의식수준이 낮거나 인지능력 감소된 환자
- 구강단계에서만 문제를 가진 환자
- 검사를 수행하기에 신체적 능력이 따르지 않은 환자

답 3)

17

다음 사례의 근육들과 가장 관계 깊은 뇌신경은?

- 관자근
- 깨물근
- 내측날개근

1) 5번 뇌신경
2) 7번 뇌신경
3) 9번 뇌신경
4) 10번 뇌신경
5) 12번 뇌신경

18

구강준비 단계(oral preparatory phase)에는 관여하지만 구강단계(oral phase)에는 관여한지 않는 뇌신경은?

1) 5
2) 6
3) 7
4) 10
5) 11

19

다음 중 리실버만의 성대 치료 전략(lee seilverman voice treatment, LSVT)에 필요한 지시는?

1) "아!아!아!를 짧게 발성하세요"
2) "숨을 들여 마신 후 숨을 참아보세요"
3) "고개를 들어 자신의 발가락 바라보세요"
4) "아~ 소리를 최대한 크고 길게 유지하세요"
5) "혀를 될 수 있는 한 최대로 구강 뒤쪽으로 당기세요"

문제해설

17 삼차신경의 지배를 받는 씹기근

- 모두 씹기 근육이다. 삼차신경(제 5 뇌신경)이 지배한다.

근육	신경	동작
관자근	5	• 아래턱을 올리거나 닫음 • 아래턱을 뒤쪽을 당김
교근 또는 깨물근	5	• 아래턱을 올리거나 닫음
내측날개근	5	• 아래턱을 올리거나 닫음 • 아래턱의 좌우 움직임을 허용함
외측날개근	5	• 아래턱을 벌림 • 아래턱을 전인시킴 • 아래턱의 좌우 움직임을 허용함

답 1)

18
- 7, 9번 신경이 구강단계에는 관여하지 않는다.
  - 구강준비 단계(oral preparatory phase) 관련 뇌신경 : 5, 7, 9, 12)
  - 구강 단계(oral phase) 관련 뇌신경 : 5, 11, 12)

답 3)

19 리실버만의 성대 치료 전략(lee seilverman voice treatment, LSVT)

- 소리를 좀 더 크게 낼 수 있도록 하며, 환자의 성량을 높이는 데 중점을 두는 방법임
- 방법
  - 말을 할 때에는 크고 명료한 목소리로 말함
    "일상 대화시가능한 가장 큰 소리로 말씀하세요"
  - "아(모음)" 소리로 최대한 크고 길게 유지함
  - "아" 소리를 점차 높여서 가장 높은 소리를 지속함

답 4)

신경계작업치료 I

20

치료사는 대상 환자에게 다음과 같은 지시를 했다. 평가 목적은?

> "○○님, 웃어 보세요."
> "○○님, 입을 최대로 크게 벌리세요."
> "○○님, 볼을 안쪽으로 빨아 당기세요."

1) 구강 근긴장 평가
2) 구강 스트레칭 평가
3) 외부 구강운동 평가
4) 내부 구강운동 평가
5) 7번, 9번 뇌신경 평가

문제해설

20 해설내용 참조

답 3)

외부 구강운동(oral motor) 평가

Explanation

기능	지시(instruction)	평가 방법(procedure)
얼굴 표정 (facial expression)	당신이 할 수 있는 최대로 눈썹(eyebrow)을 들어 올리세요.	눈썹 위에 한 손가락을 놓는다. 아래로 누른다.
	당신의 눈썹을 찡그려 코 쪽으로 모으세요.	눈썹 위에 한 손가락을 놓는다. 위로 누른다.
	당신의 코를 위쪽으로 찡그리세요.	코끝에 한 손가락을 놓는다. 아래로 누른다.
	볼을 안쪽으로 빨아 당기세요.	들어간 볼에 밖으로의 저항을 제공한다.
입술 조절 (lip control)	웃어 보세요.	대칭적 움직임을 관찰한다. 양 볼을 촉진해 본다.
	입술을 꼭 다물고 바람을 불어 볼을 부풀리세요.	한 손가락은 입술 위에 다른 한 손가락은 입술 아래에 놓는다. 두 손가락이 멀어지도록 공기 압력을 가한다. 공기를 지탱하는 능력을 평가한다.
	뽀뽀하듯 입술을 오므리세요.	입술의 반대 방향(안쪽)으로 압력을 가한다(치아 쪽으로).
턱 조절 (jaw control)	당신의 입을 최대로 크게 벌리세요.	환자의 머리조절을 돕는다. 턱 아래에서 시작해 위로, 그리고 아래로 압력을 가한다.
	당신의 입을 꼭 다물어 주세요. 입이 열리면 안 됩니다.	환자의 머리 조절과 유지를 돕는다. 턱 아래로 압력을 가한다.
	아랫니를 앞으로 돌출시키세요.	턱에 두개의 손가락을 놓는다. 아래로 압력을 가한다.
	당신의 턱을 좌우로 움직여 보세요.	왼쪽 볼에 한 손가락을 놓는다. 오른쪽으로 압력을 가한다.

21

음식물이 기도로 들어가고, 성대주름 아래를 지나며. 객출이 가능하다면 흡인침습척도(PAS)는?

1) 4
2) 5
3) 6
4) 7
5) 8

22

다음 중 인두기에 대한 설명은?

1) 약 8초가 소요된다
2) 이 기간 동안 인두와 후두는 이완상태이다
3) 혀가 앞쪽에서 뒤쪽으로 올라가면서 음식덩이가 이동한다
4) 음식덩이가 입천장활 사이에 닿게 되고 강한 삼킴반사를 유발한다
5) 후두가 앞·위로 이동하면 수축하고 있던 반지인두조임근이 개방된다

23

인두벽에 조영제와 음식 잔여물이 남아있는 모습이 관찰되었다면 원인은?

1) 인두수축의 약화
2) 혀 조절능력 감소
3) 입술, 혀 기능 감소
4) 음식을 인식하는 감각기능 감소
5) 입술, 볼 근육의 근력 감소

문제해설

21
- 4 : 음식이 기도로 들어가고, 성대에 닿음 / 기도 밖으로 나옴
- 5 : 음식이 기도로 들어가고, 성대에 닿음 / 기도 밖으로 나오지 않음
- 6 : 음식이 기도로 들어가고, 성대 아래를 지남 / 후두 또는 기도 밖으로 나옴
- 7 : 음식이 기도로 들어가고, 성대 아래를 지남 / 후두 또는 기도 밖으로 나오지 않음
- 8 : 음식이 기도로 들어가고, 성대 아래를 지남 / 밖으로 나오려는 작용이 없음

답 3)

22 1) 식도기
2) 구강전기
3), 4) 구강기

답 5)

23
- 혀 조절능력 감소 : 음식이 입 안에 넓게 퍼짐
- 입술, 혀 기능 감소 : 음식덩이를 입에 물고 있지 못함
- 음식을 인식하는 감각 기능의 감소 : 입 안에서 삼킴 시작 지연
- 입술, 볼 근육의 근력 감소 : 음식물이 양쪽고랑에 남아있는 모습이 관찰됨

답 1)

24

흡인(aspiration)과 침입(penetration)을 구분하게 해주는 해부학적 구조물은?

1) 혀
2) 성대
3) 후두계곡
4) 조롱박오목
5) 물렁입천장

25

삼킴 전 흡인의 원인이 되는 것은?

1) 후두폐쇄 감소
2) 후두거상 저하
3) 삼킴반사 지연
4) 위식도조임근 열리지 않음
5) 인두벽의 수축력 저하로 음식물 남음

26

삼킴 시 턱을 당겨 고개를 숙이는(Chin-tuck) 목적으로 타당한 것은?

1) 기도 흡인 방지
2) 코로 역류 방지
3) 구강 내 감각 촉진
4) 구강내 잔여물 감소
5) 구강 내 씹기 기능 증진

27

고혈압이 있는 환자에게 적용하기 어려운 중재법은?

1) 힘껏 삼킴
2) 쉐이커 운동
3) 마사코 기법
4) 멘델슨 메뉴버
5) 최대 성문 위 삼킴 기법

문제해설

24
- 흡인 : 음식물이 기도로 흘러가 성대를 통과하는 경우이다.
- 침입 : 음식물이 기도쪽으로 흘러가나 성대를 통과하지 못한 경우이다.

답 2)

25 **시기별 흡인의 원인**
- 삼킴 전 흡인 : 혀의 조절력 감소, 삼킴반사의 지연
- 삼킴 중 흡인 : 후두폐쇄 감소
- 삼킴 후 흡인
  - 혀의 뒷당김이 부족하여 음압이 형성되지 않아 후두계곡에 음식물 잔존
  - 인두수축근의 약화로 인두벽에 코팅
  - 위식도괄약근의 열림이 저하된 경우
  - 후두 거상의 저하로 조롱박오목에 음식이 잔존한 경우

답 3)

26 턱을 당겨 고개를 숙이는 것은 기도가 닫히도록 후두덮개를 이동시키고 후두덮개계곡과 전방 인두 사이를 넓혀줌으로써 삼킴반사를 촉진시켜 음식이 인두로 흐르는 속도를 감소시켜줌

답 1)

27 최대 성문 위 삼킴 기법은 숨을 참고 복압을 이용하는 과정이 포함되므로 고혈압 및 호흡장애가 있는 환자에게는 사용이 제한된다.

답 5)

28

다음 증상에 해당하는 후두 침습 척도는?

> 음식이 기도로 들어가 성대 아래를 지나며, 밖으로 나오려는 작용 자체가 없다

1) 1
2) 2
3) 5
4) 7
5) 8

29

다음과 같은 중재기 필요한 환자는?

> <순 서>
> ① 환자를 앉히거나 서게 한 후 환자 뒤에 위치한다
> ② 환자의 가슴을 팔로 감싸 안고, 한 손으로 주먹을 쥐고 흉골의 아래 끝과 배꼽 사이에 엄지손가락을 위치시킨다
> ③ 두 손으로 복부의 주먹을 빠르게 위쪽으로 다섯 번 밀어 올린다

1) 삼킴이 지연되는 환자
2) 음식물을 흘리며 먹는 환자
3) 음식물로 인해 목막힘이 있는 환자
4) 음식성 폐렴으로 열이 많이 나는 환자
5) 심한 식음장애로 기침을 반복적으로 하는 환자

문제해설

28 후두 침습 척도

- 1 : 음식이 기도로 들어가지 않음(정상)
- 2 : 음식이 기도로 들어가고, 성대 위에 남아 있음, 기도 밖으로 나옴(침습)
- 3 : 음식이 기도로 들어가고, 성대 위에 남아 있음, 기도 밖으로 나오지 않음(침습)
- 4 : 음식이 기도로 들어가고, 성대에 닿음, 기도 밖으로 나옴(침습)
- 5 : 음식이 기도로 들어가고, 성대에 닿음, 기도 밖으로 나오지 않음(침습)
- 6 : 음식이 기도로 들어가고, 성대 아래를 지남, 후두 또는 기도 밖으로 나옴(흡인)
- 7 : 음식이 기도로 들어가고, 성대 아래를 지남, 후두 또는 기도 밖으로 나오지 않음(흡인)
- 8 : 음식이 기도로 들어가고, 성대 아래를 지남, 밖으로 나오려는 작용이 없음(흡인)

답 5)

29 하임리히 메뉴버

대상	• 기도가 막혀서 숨을 전혀 쉴 수 없는 기도 폐쇄가 있는 경우 사용함
순서	① 환자를 앉히거나 서게 한 후 환자 뒤에 위치함 ② 환자의 가슴을 팔로 감싸 안고, 한 손으로 주먹을 쥐고 흉골의 아래 끝과 배꼽 사이에 엄지손가락을 위치시킴 ③ 다른 쪽 손으로 복부에 있는 주먹을 빠르게 위쪽으로 다섯 번 밀어 올림 ④ 주먹이 복부 가운데에 정확하게 위치하고 있는지와 환자의 기도가 여전히 막혀 있는지 다시 확인함 ⑤ 막힌 것이 해결되지 않거나 무의식이 될 경우 중단하고 응급 구조팀의 도움을 받아야 함

답 3)

30

다음에서 설명하는 삼키기 중재기법은?

<적용 순서>
① 소량의 음식을 입에 넣는다
② 씹기를 한다
③ 엄지와 검지 손가락으로 방패연골을 잡는다
④ 삼킴을 지시한다
⑤ 삼킴을 실시하는 동안 방패연골의 움직임이 최고점에 이를 때 방패연골을 잡고 몇 초 동안 유지한다

1) 성문위삼킴(supraglottic swallow)
2) 발살바 메뉴버(valsalva maneuver)
3) 마사코 메뉴버(Masako maneuver)
4) 멘델슨 메뉴버(Mendelsohn maneuver)
5) 리실버만 성대치료(lee seilverman voice treatment, LSVT)

31

다음과 같은 순서로 중재하는 기법은?

① 소량의 음식이나 한모금의 음료를 입에 넣는다
② 씹기를 실시한다
③ 엄지와 검지 손가락으로 방패연골을 잡는다
④ 삼키도록 지시한다
⑤ 삼킴 동안 방패연골의 움직임이 최고 지점인 곳에서 방패연골을 잡고 몇 초 동안 자세를 유지한다
⑥ 이완한다

1) 반복삼킴
2) 노력삼킴
3) 성문위삼킴
4) 샤케어 기법
5) 맨델슨 메뉴버

문제해설

30 멘델슨 메뉴버

구분	내용
개요	• 후두 상승을 향상시키고 최대로 상승된 지점에서 유지 시간을 연장시킴 • 반지인두 조임근의 개방된 상태 유지 능력을 향상시킴 • 인두 삼킴의 조화로운 움직임을 향상시킴 • 혀 기저부가 뒤쪽 인두벽과 접촉하는 시간을 연장시킴 • 멘델슨 메뉴버를 반복적으로 장기간 지속했을 때 반지인두 조임근 개방에 효과적임 • 심한 인두단계 손상이 있는 환자에게 효과적임
적용 순서	① 소량의 음식이나 한모금의 음료를 입에 넣음 ② 씹기를 함 ③ 엄지와 검지 손가락으로 방패연골을 잡음 ④ 삼키도록 지시함 ⑤ 삼킴 동안 방패연골의 움직임이 최고 지점인 곳에서 방패연골을 잡고 몇 초 동안 자세를 유지함 ⑥ 이완함 ※ 매번 삼킬 때 ①에서 ⑥단계를 반복한다.

답 4)

31 멘델슨 메뉴버

• 후두 상승을 향상시키고 최대로 상승된 지점에서 유지 시간을 연장시킴
• 반지인두 조임근의 개방된 상태 유지 능력을 향상시킴
• 인두 삼킴의 조화로운 움직임을 향상시킴
• 혀 기저부가 뒤쪽 인두벽과 접촉하는 시간을 연장시킴
• 멘델슨 메뉴버를 반복적으로 장기간 지속했을 때 반지인두 조임근 개방에 효과적임
• 심한 인두단계 손상이 있는 환자에게 효과적임

답 5)

32

식사 준비 시 다음과 같은 도구들이 가장 필요한 질환은?

• electric can openers	• built-up handle
• knob turner	• reacher

1) OA
2) RA
3) BPI
4) LBP
5) CVA

33

다음 중재법들의 공통점은?

• 혀뿌리 운동	• 마사코 메뉴버
• 쉐이커 운동	

1) 혀 운동
2) 후두 운동
3) 호흡 훈련
4) 탈감각 중재
5) 구강인두 운동

문제해설

32 RA 환자의 식사준비(meal preparation) 보조도구

- 전동 캔따개와 병따개(electric can and jar openers)
- 변형된 도마(adapted cutting board)
- 손잡이가 두꺼운 주방도구(utensils with built-up handles)
- 인간공학적인 직각 칼(ergonomic right-angled knives)
- 바퀴가 있는 운반용 수레(rolling utility cart)
- 막대형 스토브 손잡이(knob turner for stove)
- 리처(reacher)

답 2)

33 해설내용 참조

답 5)

Explanation 구강인두 운동

혀뿌리 운동	• 혀뿌리가 뒤로 당겨지는 움직임은 혀뿌리와 인두벽을 접촉시켜 음식덩이가 인두로 내려가는 압력을 만들어 줌 • 인두기 삼킴을 도움
물렁입천장 운동	• 약화된 물렁입천장의 근력을 향상시키고 움직임 범위를 증진시킴 • 하품하기 : 물렁입천장이 위로 당겨지는 것을 느끼며 하품하고 이를 3~5초간 유지, 이완 반복함
마사코 메뉴버 (Masako maneuver)	• 상부수축근 부위의 훈련을 위해 만들어진 방법임 • 혀끝이 밖으로 약 3/4인치 정도 나오도록 하여 고정시킨 후 삼키기를 하는 방법임
쉐이커 운동 (shaker)	• 상부 식도 조임근이 잘 안 열리거나 후두 상승이 감소되어 흡인이 발생하는 환자에게 효과적임 • 목뿔위 근육의 근력을 강화시키고, 상부 식도조임근의 개방을 증진시킴

34

다음 보기의 근육들은 삼킴 및 발성 관련 근육이다. 지배하는 뇌 신경은?

가. 성대근	나. 방패 목뿔근
다. 방패후두 덮개근	

1) 미주신경 2) 얼굴신경
3) 혀밑신경 4) 더부신경
5) 혀인두신경

문제해설

34 미주신경은 후두의 근육들을 지배한다.

답 1)

후두의 근육들(내재근/외재근)

Explanation

	근육	동작
내재근	모뿔후두 덮개근	후두를 폐쇄하는 것을 도움
	방패후두 덮개근	후두입구를 폐쇄하는 것을 도움
	빗모뿔근	성문을 폐쇄하는 것을 도움, 성대주름을 단축시킴
	가로모뿔근	모뿔연골을 내전함으로서 성문을 폐쇄하는 것을 도움
	외측반지 모뿔근	모뿔연골을 내전하고 내측회전하여 성문을 폐쇄시킴
	성대근	성대주름을 올림
	후반지 모뿔근	모뿔연골을 외전하여 성문이 넓어지게 함
	반지방패근, 수직섬유, 빗섬유	반지궁을 올리고 성대주름을 올림
	방패모뿔근	성대주름을 이완하거나 단축시킴
외재근	흉골목뿔근	설골을 내림
	흉골방패근	설골을 내림
	견갑목뿔근	설골을 내림
	방패목뿔근	방패연골과 설골 간의 거리를 단축시킴

35

환자가 삼킴훈련 시 발성에서 젖은 목소리(gurgly)가 들렸다. 이때 적용할 수 있는 기법은?

1) 물을 삼켜 잔여물 제거
2) 기침을 하고 두 번 삼킴(double swallowing)
3) 밥을 삼켜 잔여물 제거
4) 기침을 하며 고개를 돌림
5) 기침을 하고 번갈아 삼킴(alternative swallowing)

36

삼킴장애가 의심되는 환자를 평가할 때 다음 검사의 목적은?

면봉으로 물렁뼈입천장을 자극했을 때, 구역질과 물렁뼈입천장이 올라가면 정상이다

1) 삼차신경 검사
2) 더부신경 검사
3) 미주신경 검사
4) 혀밑신경 검사
5) 혀인두신경 검사

37

삼킴장애 중재에 사용되는 기능적전기자극시 전류의 강도에 따른 감각반응이 바르게 나열된 것은?

가. 타는 느낌(burning)	나. 진동(vibration)
다. 따끔거림(tingling)	라. 근 수축(grabbing)

1) 나－다－라－가
2) 나－다－가－라
3) 나－라－다－가
4) 다－나－가－라
5) 다－나－라－가

문제해설

35 두 번 반복해서 삼키는 방법으로 음식물을 제거하는 것이 가장 안전하게 인두기 잔여물을 제거하는 방법이다.
답 2)

36 혀인두신경은 구역질 반사를 위한 들신경 섬유로 작용한다.
답 5)

37 전류의 강도가 증가할 때 반응은 따끔거림－진동－타는 느낌－근수축 순이다.
답 4)

38

입천장 뒤쪽의 협궁(faucial arches)을 자극할 경우 나타나는 반사는?

1) 구토 반사
2) 구개 반사
3) 기침 반사
4) 물기 반사
5) 혀내밀기 반사

39

입을 밖으로 잡아당겨 얼굴의 긴장을 표현하는 근육은?

1) 볼근
2) 턱끝근
3) 입둘레근
4) 큰 광대근
5) 입꼬리당김근

40

씹기 동작에 필요한 근육만으로 구성된 것은?

1) 날개근, 볼근, 교근
2) 관자근, 날개근, 교근
3) 깨물근, 볼근, 날개근
4) 관자근, 턱끝근, 교근
5) 턱끝근, 볼근, 날개근

문제해설

38

구토 반사	• 혀 뒤쪽에 압력을 제공함 • 반응 : 혀가 둔덕을 이룸(humping), 인두의 수축(헛구역질 발생)이 나타남
구개 반사	• 협궁(faucial arches)을 자극함 • 반응 : 협궁의 수축, 목젖(uvula)의 상승이 나타남
기침 반사	• 기도를 보호하기 위해서 성인에게도 나타남 • 기도에 음식물이 들어올 경우 기침이 나타남

답 2)

39

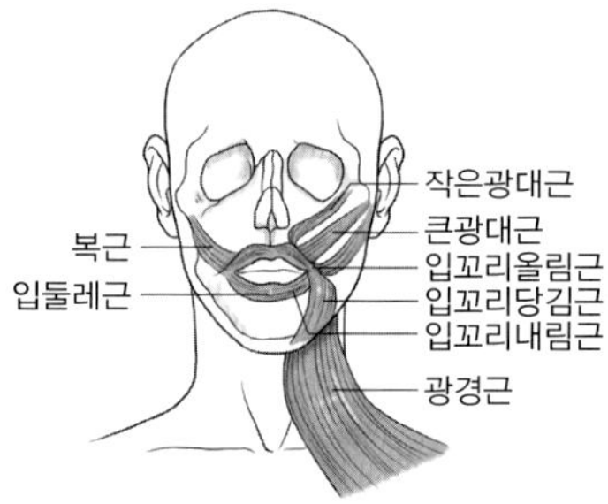

답 5)

40 씹기의 근육들

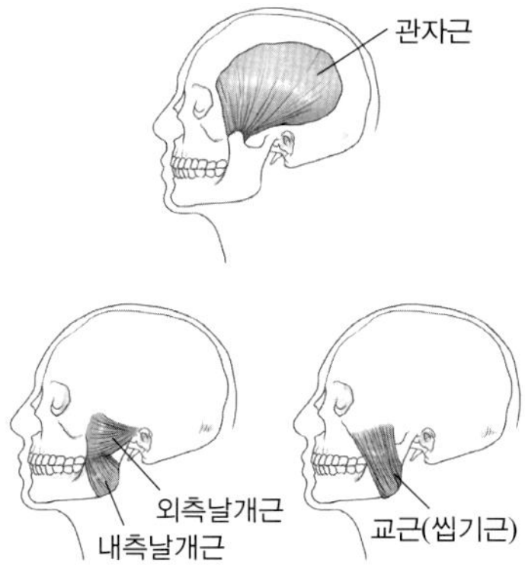

답 2)

41

인두기 삼키기를 강화하기 위해 혀의 뿌리 근육을 수축시킬 목적으로 혀를 밖으로 내밀고 치아로 혀를 물게 하여 삼키기를 하였다. 무엇인가?

1) 성문위 삼킴
2) 쉐이커 운동
3) 멘델슨 메뉴버
4) 마사코 메뉴버
5) 발살바 메뉴버

42

큰광대근(zygomaticus major)의 검사방법은?

1) 웃어 보세요.
2) 찡그려보세요.
3) 눈썹을 올리세요.
4) 두 눈을 꼭 감으세요.
5) 입꼬리를 올려보세요.

43

식음장애를 지닌 환자의 구강단계(oral phase)를 돕는 중재는?

1) 턱 당기기
2) 고개 뒤로 기울이기
3) 마비측으로 고개 돌리기
4) 비마비측으로 고개 기울이기
5) 마비측으로 고개 돌려 턱 당기기

44

음식물이 저작되어 혀의 앞부분에 뭉쳐져 있는 단계는 어떤 단계에 해당하는가?

1) 구강단계
2) 인두단계
3) 후두단계
4) 식도단계
5) 구강준비단계

문제해설

41 마사코 메뉴버

- 상부수축근 부위의 훈련을 위해 만들어진 방법임
- 혀끝이 밖으로 약 3/4인치 정도 나오도록 하여 고정시킨 후 삼키기를 하는 방법임
  - 혀를 윗니와 아랫니 사이에 혀의 앞쪽을 살짝 물고 있게하므로 혀뿌리 근육의 앞쪽 지점을 고정시켜 혀뿌리의 근육을 수축 할 수 있도록 함
  - 이 방법을 사용할 때 목의 뒤쪽이 강하게 앞쪽으로 당겨지는 느낌을 받아야 함

답 4)

42

- 눈썹을 올리세요 : 뒤통수 이마근
- 찡그려보세요 : 눈썹주름근
- 두 눈을 꼭 감으세요 : 눈둘레근
- 입꼬리를 올려보세요 : 입꼬리올림근
- 웃어 보세요 : 큰광대근
- 양 볼에 바람을 넣어 내밀어 보세요 : 볼근

답 1)

43 고개 뒤로 기울이기

- 음식이 중력에 의해 구강 앞에서 뒤로 흘러가도록 하는 방법임
- 구강 운동능력이 저하된 환자에게 효과적임
- 인두근이 약해 흡인의 위험이 있거나 삼킴 유발의 지연이 있는 환자에게는 적용할 수 없음

답 2)

44 후천적 연하곤란(acquired dysphagia)이 발생하는 질환

뇌졸중(CVA), 외상성 뇌 손상(TBI), 뇌종양(brain tumor), Guillain-barre syndrome, 다발성 경화증(MS), ALS(amyotrophic lateral sclerosis), 파킨슨씨병(Parkinson' disease), 중증 근무력증(myasthenia gravis), 회백수염(polimyelitis), 사지마비

답 5)

신경계작업치료 I

45

목뿔위 근육을 강화시키고 위식도 조임근 이완을 촉진하는 중재는?

1) 하품하기
2) 풍선불기
3) 성문위삼킴
4) 쉐이커 운동
5) 물렁입천장 상승운동

46

다음에서 설명하는 연하재활 기법은?

> 조롱박오목(pyriform sinus)의 공간을 줄여 음식물이 건측으로 내려가도록 한다

1) 성문위 삼킴
2) 멘델슨 메뉴버
3) 마사코 메뉴버
4) 머리 앞으로 젖히기
5) 머리 옆으로 돌리기

47

아동과 성인의 구강 구조를 비교한 설명으로 옳은 것은?

1) 성인의 후두덮개는 좁고 수직에 가깝다
2) 아동과 성인 모두 혀가 치아 뒤에 위치해있다
3) 아동은 목젖과 후두덮개 끝이 가까이 위치해 있다
4) 성인은 아동에 비해 목뿔뼈와 후두가 가까이 위치해 있다
5) 성인은 아동에 비해 혀가 두껍고 길어서 입안이 혀로 가득 차 있다

문제해설

45 쉐이커 운동

위식도조임근이 이완되지 않거나 후두의 상승이 검사되어 삼킴 후 흡인이 일어나는 경우 적용하는 기법으로 위식도 조임근의 개방을 촉진하고 목뿔위근육을 강화시키는 기법

답 4)

46 환측으로 머리 옆으로 돌리기

마비측 pyriform sinus의 spase를 줄여주고 음식물이 sound side로 내려가도록 하는 효과, UES의 압력 감소, throid cartilage에 압력을 가해 성대 폐쇄, Unilateral phayngeal paresis에 적용

답 5)

47 아동과 성인의 구조적 차이

- 신생아의 경우, 구강 내 공간이 작고 sucking pad가 존재하여 자동적인 빨기(automatic suction)가 일어남 : 혀의 움직임 제한
- 생후 4개월까지는 후두덮개와 물렁입천장이 근접해 있으며 후두가 높이 위치하여 흡인의 가능성이 희박함 : 보호 메커니즘

답 3)

48

식음장애를 지닌 성인 남성에게 치료사는 손가락을 이용해 정면 잡기를 실시하고 있다면 예상되는 남성의 상태는?

1) 손을 전혀 사용할 수 없다
2) 입술을 강하게 오므리고 있다
3) 턱에 매우 강한 근긴장이 있다
4) 턱 조절을 위해 최대의 도움이 필요하다
5) 턱 조절을 위해 최소의 도움이 필요하다

49

연하곤란 환자에게 보편적으로 좋은 음식이란?

1) 잘 녹는 음식　2) 약간 질긴 음식
3) 긴 섬유성 음식　4) 잘 부서지는 음식
5) 무게감이 있는 음식

50

치료사는 환자가 삼킴을 실시하는 동안 방패연골의 최고지점에서 방패연골을 잡고 몇 초 동안 유지하였다. 사용한 중재는?

1) 쉐이커 운동　2) 멘델슨 메뉴버
3) 마사코 메뉴버　4) 기도 폐쇄 운동
5) 최대 성문위 삼킴

문제해설

48
- 측면 잡기 : 중도~최대의 도움이 요구될 때
- 정면 잡기 : 최소의 도움이 요구될 때

답 5)

49 보편적 음식 VS 부적절한 음식
- 연하곤란 환자에게 제공되는 보편적 음식
  - 점도와 질감이 동일한 음식
  - 충분한 밀도와 양
  - 응집력이 유지되는 음식
  - 좋은 맛과 온도를 지닌 음식
  - 쉽게 먹을 수 있고(removed) 쉽게 빨아들일 수 있는 음식
- 연하곤란 환자에게 부적절한 음식
  - 다양한 질감의 음식
  - 섬유성 음식, 긴 형태의 야채, 과일, 고기 등
  - 무른(crumbly) 음식, 부서지기 쉬운(flaky) 음식
  - 잘 녹는 음식
  - 껍질이나 씨가 있는 음식
  - 혼합된 음식

답 5)

50 멘델슨 메뉴버

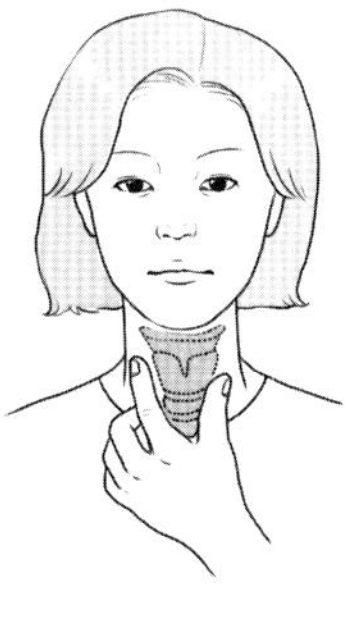

답 2)

51

삼키기 과정 중 구강단계(oral phase)와 가장 관계 깊은 뇌신경은?

1) 7번 뇌신경
2) 8번 뇌신경
3) 9번 뇌신경
4) 10번 뇌신경
5) 11번 뇌신경

52

음식의 섭취 없는 '성문위 삼킴'을 실시하고 있다. '다'에 들어갈 중재의 내용은?

가. 숨을 깊게 들이마시고 아주 단단히 참는다
나. 숨을 참은 상태에서 삼키기를 실시한다
다. ____________________

1) 기침을 하며 숨을 내쉰다
2) 기침을 하며 숨을 삼킨다
3) 두 번 연속 삼키기를 실시한다
4) 세 번 연속 삼키기를 실시한다
5) 한 더 깊게 숨을 들이마신 후 한 번 더 삼킨다

문제해설

51 구강 단계(oral phase) 관련 뇌신경
5번, 11번, 12번

답 5)

52 해설내용 참조

답 1)

성문위 삼킴

Explanation

적용	음식/액체 섭취 없이 시행하기	① 숨을 깊게 들이마시고 아주 단단히 참음(기관절개술을 한 사람인 경우 숨을 참은 상태에서 기관절개관을 가볍게 막음) ② 숨을 참은 상태에서 삼킴 ③ 기침을 하며 숨을 내쉼 ※ 매번 삼킬 때 ①에서 ③ 단계를 반복함
	음식/액체 섭취를 통해 시행하기	① 숨을 깊게 들이마시고 아주 단단히 참음 ② 소량의 음식이나 한 모금의 음료를 입에 넣음 ③ 숨을 참은 상태에서 삼키기를 함 ④ 기침을 함 ⑤ 숨을 들이쉬기 전에 다시 한 번 삼키기를 함 ⑥ 숨을 내쉼 ※ 매번 삼킬 때 ①에서 ⑥ 단계를 반복함

53

다음 설명은 구강 및 안면 평가의 과정이다. 제시된 평가의 목적은?

안쪽 볼을 바깥쪽으로 저항을 주어 누른다

1) 구강반사 평가
2) 턱조절근 평가
3) 입술조절근 평가
4) 얼굴표정근 평가
5) 고유수용성감각 평가

54

다음 중 삼킴과 관련된 성인과 아동의 해부학적 구조의 차이에 대한 설명으로 적절한 것은?

1) 아동은 아래 턱(mandible)이 성인보다 더욱 발달되어 있다
2) 성인으로 갈수록 구강인두(oropharynx)가 불분명해진다
3) 아동은 성인과 비교해 후두(larynx)가 길다
4) 아동은 비인두(nasopharynx) 내에 머리뼈(skull) 기저부의 각이 완만하다
5) 성인은 아동보다 후두덮개(epiglottis)가 뾰족하고 수직으로 서 있다

55

성인과 구별되는 아동의 구강구조로 적절한 것은?

1) 진성대(true vocal fold)의 전체가 연골로 구성되어 있다
2) 구강인두(oropharynx)가 뚜렷하게 관찰된다
3) 평평하고 넓게 형성된 후두덮개(epiglottis)가 있어 흡인 없이 젖을 먹을 수 있다
4) 아래턱(mandible)이 상대적으로 들임(retraction)되어 위치한다
5) 목을 짧지만 성인보다 후두(larynx)의 길이가 길다

문제해설

53 외부구강운동평가에는 얼굴표정근 평가, 입술조절근 평가, 턱조절근 평가 등이 있다

답 4)

54 1) 아동은 아래 턱(mandible)이 덜 발달되어 성인보다 작다.
2) 성인으로 갈수록 구강인두(oropharynx)가 분명해진다.
3) 아동은 후두(larynx)길이가 성인의 1/3이다.
4) 아동은 비인두(nasopharynx)내에 머리뼈(skull) 기저부의 각이 완만하다.
5) 성인은 아동보다 후두덮개(epiglottis)가 넓고 평평하다.

답 4)

55 1) 진성대(true vocal fold)의 절반이 연골로 구성되어 있다.
2) 구강인두(oropharynx)가 불분명하다.
3) 후두덮개(epiglottis)가 좁고 수직으로 서있다.
4) 아래턱(mandible)이 상대적으로 작아 들임(retraction)되어 위치한다.
5) 성인보다 후두(larynx)의 길이가 짧다.

답 4)

56

조롱박오목 공간(pyriform sinus의 space)을 줄이기 위한 보상 방법은?

1) 머리 돌리기
2) 멘들슨 메뉴버
3) 머리 뒤로 들기
4) 머리 옆으로 숙이기
5) 머리 앞으로 숙이기

57

VFSS 검사 대상으로 가장 타당한 경우는?

1) 의식수준이 낮은 환자
2) 빠른 호전을 보이는 환자
3) 인지능력 현저히 감소된 환자
4) 삼킴 단계에만 문제가 있는 환자
5) 검사 수행에 필요한 신체적 능력이 부족한 환자

58

뇌졸중 이후 삼킴장애 재활치료를 실시하던 중 치료사는 다음의 지시를 하였다. 확인하고자 하는 것은?

> 요플레를 이용해서 삼킴장애 재활치료를 실시하고 있었고, 환자를 치료사의 지시에 따라 요플레를 한 수저 삼킴 상태이다. 치료사는 충분히 삼키도록 한 이후 "아~"하는 발성을 하도록 하였다

1) 침투(aspiration)
2) 폐렴(neumonia)
3) 구강기 잔여물(oral residue)
4) 인두기 잔여물(pharyngeal residue)
5) 구강기 넘침(oral pooling)

문제해설

56 머리돌리기의 효과

마비 측 pyriform sinus의 space를 줄여주고 음식물이 sound side로 내려가도록 하는 효과, UES의 압력 감소, thyroid cartilage에 압력을 가해 성대 폐쇄 촉진

답 1)

57 VFSS 검사가 적합하지 않은 환자

- 빠르게 호전을 보이는 환자
- 의식수준이 낮거나 인지능력 감소된 환자
- 구강단계에서만 문제를 가진 환자
- 검사를 수행하기에 신체적 능력이 따르지 않은 환자

답 4)

58 삼킴 이후 인두에 남아 있는 잔여물을 확인하기 위한 것이다. 발성을 통해 들리는 젖은 목소리(gurgly voice)로 인두기의 잔여물을 확인할 수 있지만 침투 여부는 확인할 수 없다.

답 4)

59

치료사는 환자에게 혀끝이 밖으로 3/4 정도 나오도록 해 윗니와 아랫니로 살짝 물게 하여 혀를 고정시킨 후 힘껏 삼키도록 하였다. 사용된 중재법은?

1) 쉐이커 운동 2) 성문위 삼킴
3) 마사코 메뉴버 4) 멘델슨 메뉴버
5) 기도 폐쇄 운동

60

뇌손상 환자인 40대 남성은 평평한 바닥에 누운 후 고개를 들어 1분 동안 자신의 발가락을 바라보았다. 그리고 1분 동안 휴식시간을 가진 뒤 다시 2회 더 시행하였다. 이 중재의 목적으로 가장 타당한 것은?

1) 근력 강화 2) 시각 훈련
3) 흡인 감소 4) 지구력 향상
5) 집중력 강화

문제해설

59 마사코 메뉴버(masako maneuver)
- 혀 인두근이라고 알려져 있는 상부수축근 부위의 훈련을 위해 만들어진 방법임
- 혀끝이 밖으로 약 3/4 인치 정도 나오도록 하여 고정시킨 후 삼키는 방법임
  - 혀를 윗니와 아랫니 사이에 살짝 물어 혀의 앞쪽을 물고 있음으로 혀뿌리 근육의 앞쪽 지점을 고정시켜서 인두 근육들이 혀뿌리를 향해 효과적으로 근육 수축을 할 수 있도록 함
  - 환자에게 치아나 입술로 혀를 고정시킨 상태에서 힘껏 삼킴을 하도록 하면 인두벽이 좀 더 앞쪽으로 당겨지는 효과가 있음(Fujiu, 1996)
  - 환자는 이 방법을 사용할 때 목의 뒤쪽이 강하게 앞쪽으로 당겨지는 것을 느껴야 함

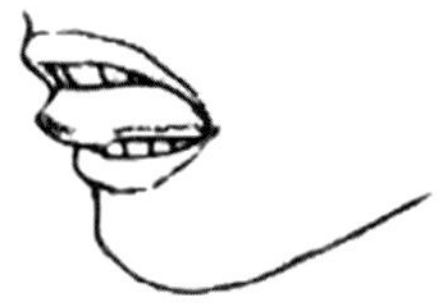

답 3)

60 쉐이커 운동
- 상부 식도 조임근이 잘 안 열리거나 후두 상승이 감소되어 삼킨 후 흡인이 발생하는 환자에게 효과적임
- 등척성, 등가속성 운동으로 목뿔위 근육의 근력을 강화시키고, 상부 식도조임근 개방을 증가시킴
- 하루에 3번, 6주동안 시행하는 것이 추천됨
- 운동 방법
  - 평평한 바닥이나 침대에 눕는다.
    - 바닥에서 고개를 들어 1분 동안 자신의 발가락을 바라본다.
    - 머리를 들어올릴 때 어깨를 같이 들어올리지 않도록 주의한다.
    - 1분 동안 이완하였다가 2번 더 시행한다.
  - 평평한 바닥이나 침대에 눕는다.
    - 바닥에서 고개를 들어 자신의 발가락 바라보기를 30회 시행한다.
    - 일정한 속도를 유지하며 고개를 들고 어깨가 들어올려지지 않도록 주의한다.

답 3)

61

다음은 삼킴장애 환자의 보상기법이다. 적용 대상은?

> 음식을 입에 넣은 후 머리를 뒤로 젖힌다

1) 인두반사가 지연된 경우
2) 구강운동기능이 감소된 경우
3) 머리와 턱 조절이 부족한 경우
4) 후두덮개의 닫힘이 감소된 경우
5) 편측성 인두의 약화가 있는 경우

62

음식의 특징과 임상적 적용의 사례로 가장 거리가 먼 것은?

1) 농도가 높은 음식은 음식물이 천천히 이동한다
2) 입자가 있는 음식은 다양한 감각 자극을 제공한다
3) 단일 종류의 음식은 흡인(aspiration)을 최소화한다
4) 농도가 높은 음식은 흡인이 심한 환자에게 적용한다
5) 부드러운 음식은 구강운동조절이 좋은 환자에게 적용한다

63

다음에 제시된 삼킴곤란 치료의 적용 대상은?

> 삼킴 전에 깊이 숨을 들이쉰 후 참았다가, 삼킨 직후 기침을 하면서 공기를 내뱉는 방법

1) 혀 절제술
2) 후두 올림 감소
3) 편측성 인두마비
4) 혀 기저부의 뒤쪽 당김이 저하된 경우
5) 삼키는 동안 인두 수축력이 감소한 경우

문제해설

61 • 인두반사가 지연된 경우, 후두덮개의 닫힘이 감소된 경우 : 턱 내리기
• 머리와 턱 조절이 부족한 경우 : 턱 조절
• 편측성 인두의 약화가 있는 경우 : 머리 한쪽으로 기울이기

답 2)

62 부드러운 음식은 구강운동조절이 좋지 못한 환자에게 적용한다.

답 5)

63 1) 머리 뒤로 젖히기 적용
3) 머리 한쪽으로 기울이기 적용
4), 5) 노력삼킴 적용

답 2)

64

다음 검사의 목적은?

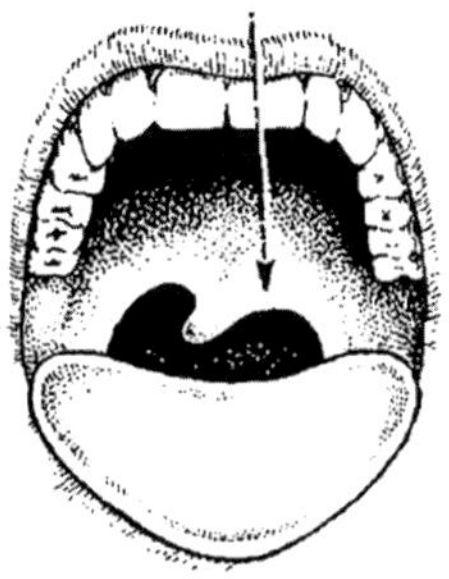

1) 얼굴신경 검사
2) 혀밑신경 검사
3) 더부신경 검사
4) 미주신경 검사
5) 삼차신경 검사

65

다음 중 구강의 운동/감각과 신경의 연결이 바르게 연결된 것은?

1) 입의 감각 — 뇌신경 7번
2) 입의 운동 — 뇌신경 9번
3) 혀의 운동 — 뇌신경 9번
4) 혀의 감각 — 뇌신경 7번과 9번
5) 턱의 감각과 운동 — 뇌신경 7번

66

기관 절개(tracheostomy) 튜브의 종류 중 무공(nonfenestrated) 타입의 특징에 해당하는 것은?

1) 정상적인 호흡 패턴을 재학습할 수 있다
2) 커프(cuff)를 팽창시키면 말을 할 수 있다
3) 개구된 구멍으로 음식물을 제공할 수 있다
4) 커프(cuff)를 팽창시키면 코로 호흡할 수 있다
5) 커프(cuff)를 팽창시키면 흡인을 방지할 수 있다

문제해설

64 미주신경은 palatal contraction을 담당한다.

답 4)

65 구강 운동/가각과 관련된 뇌신경

기능	감각	운동
입	CN Ⅴ(모양/질감)	CN Ⅶ
혀	CN Ⅶ, Ⅸ(맛)	CN Ⅻ
턱	CN Ⅴ(TMJ의 자세)	CN Ⅴ

답 4)

66 기관 절개(tracheostomy) 튜브

- 유공(fenestrated) 타입
  - 공기가 흐를 수 있는 구멍(opening)이 존재함
  - 정상적인 호흡 패턴을 재학습할 수 있음
  - 코를 통해 호흡이 가능함
- 무공(nonfenestrated) 타입
  - 구멍이 없음
  - 커프(cuff)가 있을 경우(튜브의 아래에 위치하며, 팽창시켰을 때 흡인(aspiration)을 예방함)

답 5)

67

다음 식사를 하며 입술 오므리기, 입술 내밀기, 아랫입술 당기기 등과 같은 동작을 만들었다면 가장 관계 깊은 신경은?

1) 부신경
2) 설하신경
3) 미주신경
4) 안면신경
5) 설인신경

68

음식을 삼킬 때 음식물이 기도로 들어가는 것을 막아주는 역할을 하는 구조물은?

1) 후두덮개(epiglottis)
2) 설골(hyoid bone)
3) 흡인(aspiration)
4) 혀(tongue)
5) 경구개(hard palate)

69

치매 환자가 가지고 있는 삼킴의 문제 중 첫 번째 징후는?

1) 폐렴
2) 미각의 변화
3) 흡인
4) 소화 불량
5) 길어지는 식사시간

70

다음 중 삼킴과 호흡과의 관계를 가장 중요시해야 하는 질환은?

1) 치매
2) 외상성뇌손상
3) 뇌졸중
4) 중증근무력증
5) 루게릭병

문제해설

67 안면신경은 구륜근, 소관골근, 대관골근 등의 운동을 담당한다.

답 4)

68 후두덮개(epiglottis)가 기도로 음식물이 들어가는 것을 막아준다.

답 1)

69 치매 환자는 인지 문제로 인한 기억력 저하로 식사시간이 길어진다.

답 5)

70 루게릭병은 혀근육이 부분적으로 수축하여 식사를 할 때 사래가 들리거나 기침을 하고, 흡인성 폐렴 등이 발생하기 쉬우며, 병이 진행되면서 결국 호흡근 마비로 수년 내에 사망에 이르게 되는 치명적인 질환이다.

답 5)

71

음식물과 음식물의 특성에 대한 설명으로 바르지 못한 것은?

1) 농도가 높은 음식은 이동이 느리다
2) 입자가 있는 음식은 다양한 감각 자극을 제공한다
3) 혼합된 음식보다 단일 종류의 음식이 흡인을 증가시킨다
4) 농도가 낮은 음식은 흡인이 있는 환자에게 바람직하지 않다
5) 부드러운 음식은 구강운동조절이 빈약한 환자에게 적절하다

72

다음 중 비디오 형광 투시법(videofluroscopy)에 사용하는 음식물로 가장 적당한 것은?

1) 쌀밥
2) 생수
3) 바륨죽
4) 요거트
5) 꿀에 절인 바나나

73

다음 내용과 가장 관계 깊은 이론의 틀(FOR)은?

- 뇌손상으로 인해 움직임에 문제가 발생된다
- 중추신경계로 인해 발생된 문제들을 다루며, 운동조절의 발달은 운동발달의 필수조건이 된다

1) 감각운동접근
2) 인지학습 이론
3) 인간작업 모델
4) 생체 역학적 이론
5) 사람-환경-작업이론

문제해설

71 흡인이 있는 경우에는 농도가 높은 단일 종류의 음식물이 추천된다.

답 3)

72 비디오 형광 투시법(videofluroscopy)

- 개요
  - 바륨(barium)을 이용한 비디오테이프 기록
  - 바륨에 음식(고체 형태 또는 액체 형태)을 묻혀 먹게 하고 비디오로 기록함
- 평가 내용
  - 턱과 혀의 움직임을 관찰함
  - 이동시간을 측정함 : 구강단계(oral stage) 및 인두단계(pharyngeal stage)
  - 삼키기 과정을 관찰함
  - 양배꼴동(pyriform sinuses)과 계곡(valleculae)에 남아 있는 음식물을 관찰함
  - 흡인(aspiration)의 종류를 관찰함

답 3)

73 sensorimotor 접근법

- CNS 문제를 지닌 사람들이 대상이 됨
- NDT, Rood, PNF, SI 등이 사례가 됨

답 1)

74

다음은 내부 구강운동 평가 중 혀의 어떤 움직임을 위한 지시인가?

- 혀를 좌우로 움직이세요
- 안쪽 볼을 혀로 터치하세요
- 혀를 위쪽과 아래쪽으로 움직이세요

1) dipping
2) tipping
3) humping
4) protrusion
5) lateralization

문제해설

74 해설내용 참조

답 5)

내부 구강 운동 평가(Inner oral motor assessment)

Explanation

기능		지시사항
혀(tongue)	Protrusion Lateralization Tipping Dipping Humping	• 혀 찌르기(stick out)를 하세요. • 혀를 좌우로 움직이세요. • 안쪽 볼을 혀로 터치하세요. 그리고 혀를 위쪽과 아래쪽으로 움직이세요. • 혀로 윗입술을 터치하세요. • 입을 여세요. • 혀로 앞니를 터치하세요. • 혀로 아랫니 뒷부분을 터치하세요. • "응"이라 발음하세요. 그리고 "가"라고 발음하세요. • 혀를 입천장을 따라 앞 또는 뒤로 움직이세요.
삼키기(swallow)	Hard palate Soft palate	• 입을 벌리세요. 그대로 유지하세요. • 당신이 할 수 있는 한 오래 "아"라고 발음하세요(5초).
설골	올림(hyoid elevation)	• 저를 위해 삼키기를 보여주세요.
후두(laryngeal)	ROM Elevation	• 제가 당신의 목젖(Adam's apple)을 좌우로 흔들겠습니다. • 저를 위해 삼키기를 보여주세요.
기침(cough)	Voluntary Reflexive	• 기침을 해보세요. • 숨을 크게 들이마셔 보세요.

75

IOPI(Iowa Oral Performance Instrument)에 대한 설명으로 옳은 것은?

1) 혀의 긴장도를 낮추기 위해 사용된다
2) 혀의 힘을 정량적으로 분석할 수 있다
3) 혀의 형태가 정상인지 확인하는 도구이다
4) 혀의 움직임 정도를 분석할 수 있는 장비이다
5) 삼킴 반사가 감소된 환자에게 사용하기에 적합하다

76

다음의 중재법이 가장 필요한 상황은?

얼린 면봉으로 앞입천장활을 문지르며 감각을 제공한다

1) 후두 올림 저하
2) 혀의 근력 증진
3) 지연된 삼킴반사
4) 후두계곡에 잔여물
5) 반지인구영역의 개방

77

다음에서 설명하는 식음장애 평가는 무엇인가?

- 침 흘림이 있는지 관찰하였다
- 혀의 위치가 정상적인지 관찰하였다
- 손가락을 볼 안쪽에 넣어 바깥쪽으로 부드럽게 밀어 주었다

1) 저작능력 평가
2) 근긴장도 평가
3) 이상감각 평가
4) 구강의 고유수용성 감각 평가
5) 해부학적 구조물 정상유무 평가

문제해설

75 IOPI는 혀의 근력을 키우기 위해 사용되며, 혀의 힘을 정량적으로 분석할 수 있으며 장소에 상관없이 간단하고 편리하게 적용할 수 있는 장비이다.

답 2)

76 삼킴반사 지연에 대한 중재법인 TTS 기법이다.

답 3)

77 구강의 근긴장도 평가

볼	• 볼이 탄력있게 단단한지, 너무 쉽게 늘어나는지, 또는 팽팽한지 등을 기록함
구강	• 혀, 볼, 그리고 입술에 깨문 자국이 있는지를 살핌
입술	• 긴장도 저하로 인해 입술이 꽉 다물어지지 않아서 침 흘림이 나타나는지를 관찰함 • 입술을 깨무는지, 앞쪽 고랑에 음식 찌꺼기가 남는지, 입 밖으로 음식물이 흘러나오는지를 관찰함
혀	• 위치가 정상적으로 앞니의 바로 뒤 중앙선에 위치하고 있는지, 앞니로부터 뒤로 당겨져 있거나 수축해 있는지를 관찰함 • 혀를 내밀었을 때 오른쪽 또는 왼쪽으로 치우쳐 있는지 혀의 위치를 관찰함

답 2)

78

음식물을 혀 뒤로 보냈더니 불수의적 삼킴이 일어났다. 어떤 단계에서 나타나는 증상인가?

1) 후두 단계
2) 인두 단계
3) 식도 단계
4) 구강 단계
5) 구강 준비 단계

문제해설

78 해설내용 참조

답 2)

79

다음 중 인두단계에 대한 내용으로 옳은 것은?

1) 음식물을 혀 뒤쪽으로 보냄
2) 음식물을 'bolus'로 전환시킴
3) 음식물을 보고 침분비가 일어남
4) 음식물이 식도에서 위로 이동함
5) 삼킴 반사가 일어나 음식물이 이동함

79 해설내용 참조

답 5)

80

삼킴 반응(swallow response) 시 생리학적 반응으로 옳은 것은?

1) 연구개(velum)의 내림 및 이완이 있다
2) 인두관(pharyngeal tube)의 내림이 있다
3) 인두 괄약근(pharyngeal constrictor)이 이완한다
4) 봉합 인두 부위(velopharyngeal port)의 닫힘이 있다
5) 혀의 하강을 통해 식괴(bolus)를 인두 쪽으로 밀어낸다

80 해설내용 참조

답 4)

인두 단계(Pharyngeal phase)

Explanation

1. 불수의적(Involuntary) 과정

1) 전 협궁(anterior faucial arches)과 혀 중간 부위에서 후두(pharynx)로 들어감
2) 삼키기 반응이 시작되면(triggered) 멈출 수 없음(no pause)
3) 삼키기 반응은 뇌간의 연수(medulla oblongata)에 의해 조절됨

4) 연수 내 망상체(reticular formation)
   (1) 연하 작용에 필요한 감각에 반응함
   (2) 관련 근육 및 운동 신경 조절에 관여함

2. 삼킴 반응(swallow response) 시 생리학적 기능

1) 삼킴 반응이 시작될 때(when triggered)
   (1) 연구개(velum) 올림(elevated) 및 수축(retract)
   (2) 봉합 인두 부위(velopharyngeal port)가 닫힘
   (3) 혀의 상승(elevated)으로 bolus를 인두 쪽으로 밀어버림
   (4) 인두관(pharyngeal tube)의 상승(elevated)
   (5) 인두 괄약근(pharyngeal constrictor)의 수축(contract)

3. 후두 닫기를 촉진하는 3가지 활동

1) 연구개(soft palate)의 상승(elevation) 또는 수축(retraction), 비인두(nasopharynx)의 닫힘
2) 후두 전정(vestibule)의 소거와 동시에 나타나는 후두의 움직임(전 방향 및 상 방향), 후두 덮개(epiglottis)와 진 성대(true vocal cord)의 폐쇄(음식의 기도 유입 방지)
3) 상부 식도 괄약근(upper esophageal sphincter)이 이완(relaxation) 및 열림(opening)
   • 괄약근의 이완(sphincter relax) 때문에 음식은 인두에서 식도로 유입

81

식음장애를 지닌 성인 환자를 위한 음식물을 낮은 단계부터 높은 단계까지 바르게 나열한 것은?

가. 단일 음식
나. 잘 쪼개지는 음식
다. 잘 뭉치는 부드러운 음식

1) 가－나－다
2) 가－다－나
3) 나－가－다
4) 나－다－가
5) 다－나－가

문제해설

81 음식의 진행(diet progression)
- 1단계 : 단일 음식(purred food)
- 2단계 : 잘 뭉치는(cohesive) 부드러운 음식(soft food)
- 3단계 : 쪼개진 덩어리 음식(chopped ground food)

답 2)

82

다음 내용의 구강반사는?

- 입 주변에 자극을 줌
- 0~4개월에 나타남
- 자극이 들어 온 쪽으로 입술 또는 머리의 움직임이 나타남

1) 물기(bite) 반사
2) 구개(palatal)반사
3) 찾기(rooting)반사
4) 혀 내밀기(tongue thrust) 반사
5) 빨기 삼키기(suck-swallow)반사

문제해설

82 해설내용 참조

답 3)

구강의 반사들(Oral reflexes)

Explanation

1. 찾기(rooting) 반사

1) 입 주변에 자극, 0~4개월
2) 반응 : 자극이 들어 온 쪽으로 입술 또는 머리의 움직임

2. 물기(bite) 반사

1) 치아에 자극물 제공, 4~7개월
2) 반응 : 불수의적 물기

3. 빨기 삼키기(suck-swallow) 반사

1) 음식물 또는 음료수 제공, 0~4개월
2) 반응 : 빨기

4. 혀 내밀기(tongue thrust) 반사

1) 음식물 또는 음료수 제공, 비정상적
2) 반응 : 혀를 이 앞으로 내밀기

5. 구토(gag) 반사

1) 혀 뒤쪽에 압력을 제공함
2) 반응 : 혀가 둔덕을 이룸(humping), 인두의 수축(헛구역질)

6. 구개(palatal) 반사

1) 협궁(faucial arches)을 자극함
2) 반응 : 협궁의 수축, 목젖(uvula)의 상승

7. 기타

• 구토(gag), 구개(palatal), 기침(cough) 반사 → 기도를 보호하기 위해 성인에게도 나타남

83

삼키기 장애를 나타내는 지표(indicators)로 타당한 사례는?

1) 가래 없는 목소리가 난다
2) 호흡 패턴의 변화가 없다
3) 식사 후 음식물의 역류가 없다
4) 삼킴반응의 지연 또는 부재가 없다
5) 입안에서 음식물 이동의 어려움이 있다

문제해설

83 삼키기 장애를 나타내는 지표(indicators)

- 입안에서 음식물 이동의 어려움
- bolus 형성의 어려움
- 삼키기 전, 삼키기 중, 삼키기 후의 기침 또는 목 가다듬기(throat clearing)
- 가래 낀 소리(gurgling voice)
- 호흡 패턴의 변화
- 삼킴 반응의 지연 또는 부재(absent)
- 빈약한(poor) 기침
- 식사 후 음식물의 역류(reflux)

답 5)

비디오 형광 투시법(Videofluroscopy)을 사용한 평가

Explanation

1. 비디오 형광 투시법(videofluroscopy)

1) 바륨(barium)을 이용한 비디오테이프 기록
2) 바륨에 음식(고체 형태 또는 액체 형태)을 묻혀 먹게 하고 비디오로 기록함

2. 비디오 형광 투시법(videofluroscopy)을 통한 평가 내용

1) 턱과 혀의 움직임 관찰함
2) 이동 시간을 측정(oral stage & pharyngeal stages)
3) 삼키기 관찰
4) 양배꼴동(pyriform sinuses)과 valleculae에 남는 음식물을 관찰함
5) 흡인(aspiration)의 종류 관찰

84

다음 보기가 설명하는 중재법은?

- 후두의 전방 움직임이 상향된다
- 삼킴 후 흡인 없이 상부 식도조임근 개방이 증가된다
- 목뿔 위 근육들의 강화하는데 목적이 있다
- 단점으로 목뿔뼈와 방패연골 사이의 단축이 유발될 수 있다

1) 노력 삼킴
2) 쉐이커 기법
3) 멘델슨 기법
4) 성문위 삼킴
5) 최대 성문위 삼킴

85

다음 환자에게 나타나는 문제의 원인이 되는 뇌신경은?

Gender	F	Age	38
Dx	Brainstem infarction		
Onset	2018.01.21		
C/C	Dysphagia		
PI	연하치료 도중 어지럼증을 호소함		

1) CN X
2) CN IX
3) CN V
4) CN VIII
5) CN II

86

음식물이 코로 역류하는 환자에게 가장 적절한 중재는?

1) 노력삼킴
2) 풍선 불기
3) 마사코기법
4) 멘델슨기법
5) 성문위삼킴

문제해설

84 쉐이커 운동(shaker)

- 상부 식도 조임근이 잘 안 열리거나 후두 상승이 감소되어 흡인이 발생하는 환자에게 효과적임
- 목뿔위 근육의 근력을 강화시키고, 상부 식도조임근의 개방을 증진시킴
- 하루에 3번, 6주 동안 시행하는 것이 추천됨
- 방법
  - 평평한 바닥이나 침대에 누움
    - 바닥에서 고개를 들어 1분 동안 자신의 발가락을 바라봄
    - 머리를 들어올릴 때 어깨를 같이 들어올리지 않도록 주의해야 함
    - 1분 동안 이완하였다가 2번 더 시행함
  - 평평한 바닥이나 침대에 누움
    - 바닥에서 고개를 들어 자신의 발가락 바라보기를 30회 시행함
    - 일정한 속도를 유지하며 고개를 들고, 어깨가 들어올려지지 않도록 주의함

답 2)

85 뇌줄기에는 CN I, II을 제외한 뇌신경의 핵이 존재하여 위의 환자의 경우 위치에 따라 각 뇌신경의 기능에 문제가 발생한다. 그 중 어지럼증을 호소하는 것을 통해 전정과 관련된 CNVIII가 가장 적합하다.

답 4)

86 코로 음식이 역류하는 것은 물렁입천장의 긴장도가 저하된 것으로 하품하기, 아-하-하 소리내기, 코 막고 풍선불기 등의 운동을 실시한다.

답 2)

87

다음 보기의 설명은 어떤 중재인가?

- 말을 할 때에 크고 명료한 목소리로 한다
  "일상 대화시에 소리 낼 수 있는 가장 큰 소리로 말씀하세요."
- "아" (모음) 소리를 낼 수 있는 최대한의 소리로 크고 길게 유지한다
- "아" 소리를 점차 높여서 가장 높은 소리를 지속적으로 유지한다

1) 후두 가동화
2) 성대 내전 운동
3) 기도 폐쇄 운동
4) 가성대 강화 운동
5) 리실버만의 성내 치료

88

삼킴기능 점수에 대한 설명으로 옳은 것은?

1) 흡인 없이 안전하게 삼킬 수 있는 고체의 형태일 때 득점한다
2) 오렌지주스, 탄산음료를 안전하게 삼키는 경우, 모든 액체가 안전하다
3) 손상 수준이 중증이며, 침도 흡인이 있는 경우 삼킴기능 점수는 0점이다
4) 각 식이를 10회 실시하여 10회 모두 흡인이 없어야 성공한 것으로 간주한다
5) 침이 가능한 환자는 삼킴기능 점수가 최소 5점 이상이며, 경도로 손상수준을 준다

89

음식물이 코로 역류하는 환자에게 가장 필요한 운동으로 옳은 것은?

1) 노력삼킴
2) 하품하기
3) 성문위삼킴
4) 발살바기법
5) 멘델슨기법

문제해설

87 발성을 하는 동안 최대한으로 호흡을 하도록 훈련시키는 프로그램으로 파킨슨씨병으로 인해 조음장애가 동반된 환자를 대상으로 언어적 명료함을 훈련하기 위해 개발되었다.

답 5)

88
- 흡인 없이 안전하게 삼킬 수 있는 액체의 형태일 때 득점한다.
- 오렌지주스, 탄산음료를 안전하게 삼키는 경우, 커피, 차와 같은 음료나 물은 안된다.
- 각 식이를 10회 실시하여 2회 이상 흡인이 없으면 성공한 것으로 간주한다.
- 침이 가능한 환자는 삼킴기능 점수가 1점으로, 액체나 고형 모두 안전하지 못하여 비구강 식사를 추천하고, 중증의 손상수준을 준다.

답 3)

89 코로 음식이 역류하는 것은 물렁 입천장의 긴장도 및 운동성의 저하된 것으로 물렁 입천장을 강화하기 위해 하품하기, A–H–H 소리내기, 풍선 불기 등의 운동이 있다.

답 2)

90

작업치료사 K씨는 환자의 구강을 평가하는 중이다. K씨가 대상자의 혀가 비정상적이라고 판단할 수 있는 경우에 해당하는 것은?

1) 혀의 색이 선홍색이다
2) 혀에 침이 많아 윤기가 난다
3) 혀 위에 백태가 많이 보인다
4) 혀가 아래 치아 뒤에 위치하고 있다
5) 혀가 전반적으로 둥근 형태를 보이고 있다

문제해설

90 해설내용 참조

답 3)

연하곤란 환자의 혀 움직임(Tongue movement) 평가

Explanation

- 혀는 입안의 음식물을 섞고 이동시키고 삼키는 기능
- 조절된 혀의 움직임(controlled tongue movement)
  - 음식의 이동 및 bolus 형성
- 혀의 평가
  - 혀의 근력, ROM, 근 긴장도, 조절(control) 등

1. 혀의 외형(appearance) 평가

1) 환자의 입을 벌리게 한 후 손전등(flashlight)을 이용함
2) 분홍색인지, 촉촉한지(moist), 매우 붉은지, 백태(white)가 두터운지를 관찰함
3) 두껍게 낀(heavily coated) 백태
   (1) 맛, 온도, 재질에 대한 감각이 떨어짐
   (2) 약한 혀의 움직임 또는 감염의 증상을 나타내는 것임

2. 혀의 모양(shape) 평가

1) 평평하게 펴져 있는지(flattened out), 뭉쳐있는지(bunched up), 둥근지를 관찰함
2) 정상적인 혀의 모양
   - 약간의 굽힘을 지님(slightly concave)

3. 혀의 위치 평가

1) 앞 치아 뒤 중앙에 편안하게 위치

2) 앞 치아로부터 뒤로 당겨져 있는지를 관찰(퇴거된 혀 : retracted tongue)
   (1) 비정상적인 근 긴장도 또는 ROM의 문제
   (2) 연부조직(soft tissue)의 짧아짐(shortening)은 ROM의 감소를 초래함
3) 우측 또는 좌측으로 편위(deviation)되어 있는지를 관찰함
   • 손상 측의 근력 약화(muscle weakness), 비정상적 근 긴장(abnormal tone)이 원인

4. 혀의 긴장도 및 ROM 평가

1) 엄지와 검지로 혀를 잡음
   • 물에 젖은 거즈를 사용함
2) 긴장도
   (1) 천천히 전방으로 잡아당김
   (2) 딱딱한지(hard), 단단한지(firm), 무른지(mushy)
   (3) 좌우 비교
   (4) 비정상적으로 단단한 혀는 근 긴장도의 증가를 의미함
3) ROM
   • 전방으로, 좌우로, 위아래로 움직이게 하므로 평가(혀를 잡고 있는 상태)함
4) ROM 평가 동안 근 긴장도를 동시에 평가함
5) 전방으로 혀 당기기
   (1) 저항이 있는지 없는지를 보기 위한 평가
   (2) 뒤로 잡아당기는 것은 증가된 근 긴장을 의미
   (3) 치아를 넘어 너무 멀리 잡아 당겨지면 감소된 근 긴장을 의미
6) 혀의 좌우 움직임
   • 특정한 방향으로 보다 쉽게 혀를 움직이는지를 평가함

5. 혀의 운동 조절(근력 및 협응력) 평가

1) 치료사는 환자에게 혀의 움직임을 요구하므로 평가함
   (1) 위로, 밖으로, 외측으로 움직여 보라고 요구함
   (2) 언어적 지시를 따르기 어려울 경우 설압자를 사용해 움직임을 유도함
2) 움직임의 용이성(ease), 힘(strength), 협응력(coordination) 등을 평가

6. 낮은 근력 또는 비정상적인 긴장도 평가

• 음식을 모으며 bolus를 형성하는 혀의 능력이 감소됨

91

삼킴 시 턱을 당겨 고개를 숙이는 목적으로 가장 올바른 것은?

1) 기도 흡인 방지
2) 코로 역류 방지
3) 씹기 기능 증진
4) 구강 내 감각 촉진
5) 삼킴 후 구강내 잔존물 감소

92

샤케어 기법(shaker exercise)에 대한 설명이다. 빈칸에 들어갈 말은?

> 편안한 상태로 누운 후 고개를 들어 ( )초간 ( )을/를 바라본다

1) 30초, 배꼽
2) 60초, 배꼽
3) 30초, 발가락
4) 45초, 발가락
5) 60초, 발가락

93

후두의 상승과 반지인두조임근(위식도조임근)의 이완을 돕기 위한 중재법은?

1) 노력삼킴
2) 멘델슨 기법
3) 리실버만치료
4) 두 번 삼키기
5) 물렁입천장상승운동

94

구강암 환자에게 가장 적절한 식사 자세는?

1) 턱 당기기
2) 고개 돌리기
3) 바로 누운 자세
4) 고개 옆으로 기울이기
5) 비스듬히 옆으로 누워서 먹기

문제해설

91 턱을 당겨 고개를 숙임(chin tuck)은 기도가 닫히도록 후두덮개를 이동시키고 후두덮개계곡과 전방인두 사이를 넓혀줌으로써 삼킴반사를 촉진시키고, 음식이 인두로 흐르는 속도를 감소시켜 흡인을 방지시킴

답 1)

92 샤케어 기법은 1분간 자신의 발가락을 보는 운동으로 1분간 시행, 1분간 휴식을 반복으로 총 3회 실시한다.

답 5)

93 멘델슨 기법과 샤케어 기법(Shaker exercise)은 후두의 상승과 반지인두조임근(위식도조임근)의 이완을 돕기 위한 활동이다.

답 2)

94 구강암 환자는 한쪽으로 비스듬히 옆으로 누워 먹어야 한다. 고개 뒤로 기울이기 자세가 추천된다.

답 5)

95

'NG 튜브'의 단점에 대한 설명이다. 옳은 것은?

1) 자존감이 증가한다
2) 외과적 수술이 필요하다
3) 삼킴반응을 민감하게 만든다
4) 자세유지 프로그램을 방해한다
5) 흡인 위험, 인두 분비물, 비강역류 등이 감소한다

96

외부 구강운동(oral motor) 평가 시 요구하는 지시(instruction)이다. 성격이 다른 하나는?

1) 웃어보세요
2) 볼을 빨아 당기세요
3) 당신의 코를 위쪽으로 찡그리세요
4) 당신의 눈썹을 찡그려 코 쪽으로 모으세요
5) 당신이 할 수 있는 한 눈(eyebrow)을 들어 올리세요

문제해설

95 NG 튜브의 단점(disadvantages)

- 삼킴반응(swallow response)을 둔감하게 만듦
- 자세 유지(positioning) 프로그램을 방해함(식사 동안 30°까지 들려져야 함)
- 흡인 위험, 인두 분비물, 비강 역류(nasal reflux) 등의 증가
- 환자의 자존감(self esteem) 감소

답 2)

96 해설내용 참조

답 1)

외부 구강 운동(Oral motor) 평가

Explanation

기능	지시(instruction)	평가 방법(procedure)
얼굴 표정 (facial expression)	당신이 할 수 있는 한 눈(eyebrow)을 들어 올리세요.	눈썹 위에 한 손가락을 놓는다. 아래로 누른다.
	당신의 눈썹을 찡그려 코 쪽으로 모으세요.	눈썹 위에 한 손가락을 놓는다. 아래로 누른다.
	당신의 코를 위쪽으로 찡그리세요.	코끝에 한 손가락을 놓는다. 아래로 누른다.
	볼을 빨아 당기세요(suck).	들어간 볼에 밖으로의 저항을 제공한다.
입술 조절 (lip control)	웃어 보세요.	대칭적 움직임을 관찰한다. 양 볼을 촉진해 본다.
	입술을 꼭 다물고 바람을 불어 볼을 부풀리세요.	한 손가락은 입술의 위에 다른 한 손가락은 아래에 놓는다. 두 손가락이 멀어지도록 압력을 가한다. 공기를 지탱하는 능력을 평가한다.
	키스를 하는 것처럼 입을 오므리세요.	입술의 반대 방향(안쪽)으로 압력을 가한다(치아 쪽으로).

97

음식의 종류와 특징의 연결이 옳은 것은?

1) 농도가 낮은 음식 : 삼키기 가장 쉬운 음식이다
2) 부드러운 음식 : 구강운동이 좋은 환자에게 사용한다
3) 농도가 높은 음식 : 음식물이 앞에서 뒤로 바르게 이동한다
4) 단일 종류(pureed)의 음식 : 흡인을 최소화하기 위해 선택한다
5) 입자가 있는 음식(ground food) : 삼키기 능력 평가에 바람직한 음식이다

문제해설

97 해설내용 참조

답 4)

음식물의 종류

Explanation

1. 단일 종류(pureed)의 음식

1) 흡인(aspiration)을 최소화하기 위해 선택됨
2) 푸딩, 사과즙 등
3) 운동 조절의 어려움을 지닌 환자, 흡인(aspiration)의 위험이 있는 환자, 씹기(chewing)의 어려움이 있는 환자, 실행증(apraxia)이 있는 환자에게 적용함

2. 부드러운(soft) 음식

1) bolus 형성에 유리함
2) 바나나, 치즈 등
3) 보다 적은 씹기가 요구됨
4) 구강 운동 조절이 빈약한(poor) 환자에게 적용함

3. 농도가 낮은(thin) 음식

1) 삼키기 가장 어려운 음식
2) 흡인(aspiration)의 문제

4. 농도가 높은(thick) 음식

1) 바나나가 들어간 혼합 과일 주스 등
2) 음식물이 앞에서 뒤로 천천히 이동되기 때문에 삼킴 작용이 느려진 환자에게 사용함

5. 입자가 있는 음식(ground food)

1) 참치를 갈아 마요네즈와 섞은 음식, 고기를 다져서 소스와 섞은 음식
2) 씹기 능력, bolus 형성, 구강 내 움직임을 평가할 수 있음

98

식음장애 환자의 식사 시 치료사의 손 사용에 대한 설명으로 타당한 것은?

1) 턱과 혀의 움직임을 촉진한다
2) 음식물 저장을 돕는다
3) '3 hand hold technique'을 사용한다
4) 목 근육 기능 촉진 및 삼키기를 촉진한다
5) 정면 잡기는 '중도~최대'의 도움이 요구될 때 사용한다

99

비디오 형광 투시법(videofluroscopy)을 통한 평가의 내용으로 옳은 것은?

1) 호흡 관찰
2) 'bolus' 형성 관찰
3) 턱과 혀의 움직임 관찰
4) 식도의 음식을 관찰
5) 음식물로 인한 폐렴 유무를 관찰

100

연하곤란(dysphagia) 환자의 식사 자세로 옳은 것은?

1) 무릎은 45° 굽힘시킨다
2) 높이가 증가된 의자에 앉는다
3) 골반은 후방으로 기울어 있어야 한다
4) 환자의 양팔은 앞을 향하고 테이블 위에 놓여진다
5) 머리는 정중선상에서 수직이며 턱은 약간 위로 들어준다

문제해설

98 치료사의 손(hand) 사용

- 측면 잡기 : 중도~최대의 도움이 요구될 때
- 정면 잡기 : 최소의 도움이 요구될 때
- 치료사의 손(hand) 사용
  - '2 hand hold technique' 사용
  - 머리의 조절 유지를 도움
  - 턱과 혀의 움직임, 안면의 근육 기능 및 조절, 삼키기 등을 촉진

답 1)

99 비디오 형광 투시법(videofluroscopy)을 통한 평가 내용

- 턱과 혀의 움직임 관찰
- 이동시간을 측정(oral stage & pharyngeal stages)
- 삼키기 관찰
- 양배꼴동(pyriform sinuses)과 valleculae에 남는 음식물 관찰
- 흡인(aspiration)의 종류 관찰

답 3)

100 연하곤란(dysphagia) 환자의 올바른 자세

- 의자와 같은 견고한 표면 위에 앉기
- 환자의 발은 바닥 위에 편평하게(flat) 위치시킴
- 무릎은 90° 굽힘시킴
- 양쪽 엉덩이의 좌골(ischial tuberosity)에 균등하게 체중을 실음
- 등은 곧게 펴고, 몸통(trunk)은 전방으로 약간 굽힘시킴(엉덩관절 100° 굽힘)
- 환자의 양팔은 앞을 향해 테이블 위에 놓음
- 머리는 정중선상에 수직이며, 턱은 약간 당겨진(tucked) 상태로 유지함

답 4)

101

음식물이 입으로 들어와 침과 같이 섞이면서 만들어진 음식물의 덩어리를 볼루스(bolus)라고 한다. 이 볼루스가 만들어진 단계는?

1) 구강단계
2) 후두단계
3) 구강전단계
4) 구강단계와 후두단계
5) 구강전단계와 구강단계

102

연하곤란 환자에게 부적절한 음식은?

1) 죽
2) 치즈
3) 씨리얼
4) 으깬 바나나
5) 떠먹는 요거트

문제해설

101 구강단계는 음식물의 저작과 이동을 통해 만들어진 볼루스(bolus)가 혀 뒤쪽으로 이동하는 과정을 말한다. 구강전단계는 볼루스가 만들어지기까지의 단계이다.

답 3)

102 해설내용 참조

답 3)

연하곤란 환자의 음식

Explanation

1. 연하곤란(dysphagia) 환자에게 제공되는 보편적 음식

1) 점도와 질감이 동일한 음식 제공
2) 충분한 밀도와 양을 공급
3) 응집력이 유지되는 음식
4) 좋은 맛과 온도의 음식
5) 쉽게 먹을 수 있고(removed), 쉽게 빨아들일 수 있는 음식

2. 연하곤란(dysphagia) 환자에게 부적절한 음식

1) 다양한 질감의 음식
2) 섬유성 음식, 긴 형태의 야채, 과일, 고기
3) 무른(crumbly) 음식, 부서지기 쉬운(flaky) 음식
4) 잘 녹는 음식
5) 껍질이나 씨가 있는 음식
6) 섞여진 음식(garnish)

103

연하곤란 환자의 작업치료 목표로 타당한 것은?

1) 인지의 향상
2) 최소의 영양섭취
3) 최대의 타액분비 촉진
4) 가능한 많은 양의 음식물 섭취
5) 가장 안전하게 최적의 수준까지 식사 회복

104

삼킴장애의 치료적 중재는 보상적 방법과 재활적 방법으로 분류할 수 있다. 보상적 방법에 해당하는 것은?

1) 온도자극
2) 식이변형
3) 혀의 저항운동
4) 기도폐쇄법(supraglottic swallow)
5) 과장되게 삼키기(effortful swallow)

105

삼킴의 단계 중 인두단계(pharyngeal phase)에 대한 설명은?

1) 음식덩이(bolus)가 형성된다
2) 인두 조임근이 위에서 아래로 수축한다
3) 음식덩이를 단단 입천장으로 올리기 위해 혀를 올린다
4) 위쪽식도조임근을 통하여 음식덩이가 식도에 들어올 때 시작한다
5) 턱과 뺨 사이의 고랑에 음식물이 떨어지지 않도록 볼근이 수축한다

문제해설

103 연하곤란환자의 치료 목표

- 적절한 영양섭취
- 적절한 자세 유지
- 구강 운동 조절의 향상
- 안전한 식사

답 5)

104 보상적 방법에는 자세변화, 식이변형 등이 있으며, 재활적 방법에는 온도자극, 구강운동, 멘델슨 삼키기, 기도폐쇄법, 과장되게 삼키기 등이 있다.

답 2)

105 1) 구강 전 단계
3) 구강 단계
4) 식도 단계
5) 구강 전 단계

답 2)

신경계작업치료 I

106

비디오 형광 투시법(videofluroscopy)의 실행에 대한 설명으로 옳은 것은?

1) 호흡에 대한 관찰이 절대적이다
2) 측방 촬영은 성대의 비대칭성을 평가한다
3) 전방 촬영은 삼킴의 4단계를 모두 볼 수 있다
4) 음식물이 액체인 경우 점도가 낮은 것부터 시작한다
5) 바륨 죽이나 바륨 가루를 음식물과 혼합한다

문제해설

106 음식물

- 바륨 죽(paste) 또는 바륨 가루(powder)를 사용
  - 음식물이나 액체(liquid)에 혼합하여 사용
  - 액체의 경우 점도가 높은 것부터 시작

답 5)

비디오 형광 투시법(Videofluroscopy) 실행

Explanation

- 평가 시 참여하는 전문가
  - 작업치료사, 방사선사(radiologist), video technician
- 평가 시 환자의 자세

1. 측방 촬영(lateral view)

1) 가장 흔함
2) 삼킴의 4단계를 모두 볼 수 있음
3) 측면이 흡인(aspiration)의 과정을 잘 보여줌
4) 주로 입술(lips), 경구개(hard palate), 후방 후두벽(posterior pharyngeal wall)이 포커스

2. 전후방 촬영(posterior-anterior view)

1) 성대(vocal cord)의 비대칭성(asymmetry) 평가
2) 양배꼴동(pyriform sinuses)과 valleculae의 음식물 쌓임을 평가함
3) 음식물
   (1) 바륨 죽(paste) 또는 바륨 가루(powder)를 사용함
   (2) 음식물이나 액체(liquid)에 혼합하여 사용함
      - 액체의 경우 점도가 높은 것부터 시작함
   (3) 순서
      ① 티스푼의 1/2 정도의 음식물을 제공함
      ② 삼키라는 지시 때 삼키기
      ③ 흡인의 발생 시 중지
   (4) 피로(fatigue)에 대한 관찰이 필요함
      - 환자에게 반복적(repeated)으로 요구하거나 연속적(serial)으로 진행되기 때문

4) 결과 기록
   (1) 제공된 음식물
   (2) 각 단계에서 나타난 문제점
   (3) 음식물 삼킴의 횟수
   (4) 효율적으로 사용된 특정 촉진 테크닉

107

'G 튜브'의 장점으로 옳은 것은?

1) 자세 유지를 방해한다
2) 관이 있는 상태로 식사훈련이 가능하다
3) 외과적 수술 없이 삽입하고 제거할 수 있다
4) 삼키기 전에 변성이 생기거나 둔감해질 수 있다
5) 보충식과 유동식을 지속적으로 투입한다

문제해설

107 해설내용 참조

답 2)

G 튜브(Tube)

Explanation

1. 작은(minor) 수술 과정이 필요

2. PEG(Percutaneous Endoscopic Gastrostomy)를 통해 G-tube 착용

- 복부에 작은 개구부(opening)를 형성함

3. 식사 공급을 위해 1개월 이상 착용해야 할 경우 선택되는 것이 바람직함

1) **G 튜브의 장점**(advantages)
   (1) 연속적(continuous) 급식 또는 bolus 급식 중 선택이 가능함
   (2) 관이 있는 상태로 식사 훈련이 가능함
   (3) 반사 작용과 흡인의 위험을 감소시킴
   (4) 삼킴 기전에 변성이 생기거나 둔감해지지 않음
   (5) 자세 유지(positioning) 프로그램을 방해하지 않음
   (6) 보충식이(supplemental feeding) 또는 유동식(liquid)을 더 이상 필요로 하지 않음

2) **G 튜브의 단점**(disadvantages)
   (1) 위 부위에 자극이 되거나 염증이 발생함
   (2) 가족들이 영구적인 튜브로 인식할 수 있음

108

운동조절의 어려움으로 식음장애를 지닌 성인의 음식 단계가 바르게 나열된 것은?

가. 잘 뭉치는 음식　　나. 단일(pure) 음식
다. 잘 쪼개지는 음식

1) 가－나－다　　2) 가－다－나
3) 나－가－다　　4) 나－다－가
5) 다－나－가

문제해설

108 해설내용 참조

답 3)

식음장애를 지닌 환자의 음식 진행(Diet progression)

Explanation

1. 1단계 : 단일 음식(purred food)

1) 대상
   (1) 턱 또는 혀의 조절이 거의 없거나 전혀 없는 환자에게 적용
   (2) 삼킴의 지연이 있는 환자
   (3) 인두 통과(transit)의 지연으로 인해 양배꼴동(pyriform sinuses)과 valleculae에 음식물 고임이 있는 환자
2) 단일 음식은 인두까지 보다 느리게 움직이므로 삼킴 반응에 필요한 시간을 제공함
3) bolus 형성이 필요하지 않으므로 구강 운동 조절의 기회는 적음
4) 구강으로 음식물 섭취를 늘리기 위한 목적

2. 2단계 : 잘 뭉치는(cohesive) 부드러운 음식(soft food)

1) 잘 뭉치므로 기도로 유입될 가능성이 적음
2) 대상
   (1) 턱의 돌림(rotatory chewing)이 시작되는 환자
   (2) 도움을 받아 인두 쪽으로 음식물을 이동시킬 수 있는 충분한 혀의 조절 능력을 지닌 환자
   (3) 삼킴이 약간 지연되는 환자
3) 조리 기구로 만든 부드러운 음식(mechanical soft food)
   (1) 운동 및 감각의 상실을 지닌 환자의 흡인 위험을 감소시킴
   (2) 밀도를 높게 만든 음식물은 구강에서의 고유수용성 감각(proprioceptive)을 증진
   (3) 잘 뭉치는 bolus를 형성하여 음식물이 흩어지지 않으므로 기도로의 유입을 예방함

3. 3단계 : 쪼개진 덩어리 음식(chopped ground food)

1) 대상
   (1) 씹을 수 있는 환자
   (2) bolus를 조절할 수 있는 환자
   (3) 삼키기가 가능하거나 지연된 삼키기를 하는 환자
2) 이 단계는 매우 다양하고 폭넓은 음식물을 이용이 가능함
3) 고기류
   • 잘게 잘라(finely cut) 삼키기를 촉진함
4) 삼킴 반응 및 턱과 혀 조절(control)에 최소의 문제점을 지닌 환자에게 적용함

109

흡인이 있는 식음장애(dysphagia) 환자가 식사 중 삼키기가 가장 어려운 음식은?

1) 홍차
2) 요거트
3) 셰이크
4) 토마토 주스
5) 복숭아 넥타르

문제해설

109 유동성 음식물의 레벨(liquid levels)

점도가 낮음 (thin liquids)	물, 커피, 차, 우유, 과일주스, 아이스크림, 젤라틴 등
중간 정도의 점도 (semi-thick liquids)	밀크셰이크, 토마토주스, 요거트, 크림스프(soup) 등
점도가 높음 (thick liquids)	바나나와 혼합된 유동식(nectar), 과일과 혼합된 유동식, 감자와 혼합된 크림스프, 죽 등

답 1)

110

식음장애를 지닌 환자의 '음식 단계'의 내용으로 옳은 것은?

1) 1단계 : 혼합 음식을 제공한다
2) 1단계 : 턱의 돌림이 원활한 환자가 대상이다
3) 2단계 : 잘 뭉쳐지는 단단한 음식을 제공한다
4) 2단계 : 충분한 혀 조절 능력을 지닌 환자가 대상이다
5) 3단계 : 삼키기가 어려우며, 지연된 삼키기를 하는 환자가 대상이다

110 1단계 : 단일 음식(purred food)
• 대상
  – 턱 또는 혀의 조절이 거의 없거나 전혀 없는 환자에게 적용
  – 삼킴의 지연이 있는 환자
  – 인두 통과(transit)의 지연으로 인해 양배꼴동(pyriform sinuses)과 valleculae에 음식물 고임이 있는 환자

답 4)

111

다음 그림의 튜브에 대한 설명으로 타당한 것은?

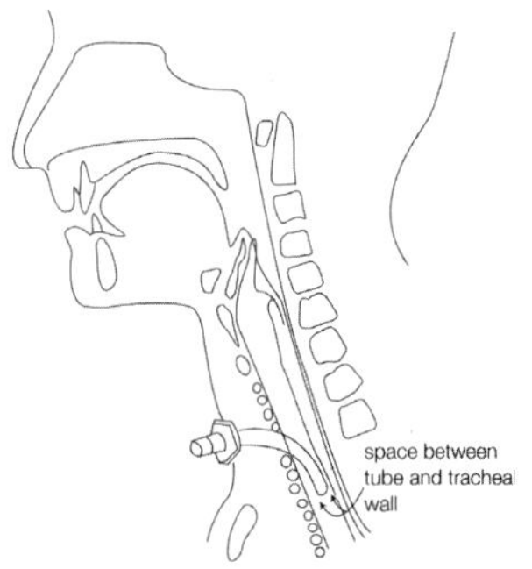

1) 식사보조 도구이다
2) 공기의 흐름을 차단한다
3) 무공(nonfenestrated) 타입은 구멍이 있다
4) 커프는 튜브를 팽창시켰을 때 흡인을 예방한다
5) 유공(fenestrated) 타입은 코를 통한 호흡이 불가능하다

문제해설

111 기관 절개(tracheostomy) 튜브의 2가지 타입

- 유공(fenestrated) 타입
  - 공기가 흐를 수 있는 구멍(opening)이 존재
  - 정상적인 호흡 패턴을 다시 학습할 수 있음
  - 코를 통한 호흡을 허용
- 무공(nonfenestrated) 타입
  - 구멍이 없음

답 4)

Explanation 기관 절개(Tracheostomy) 튜브

1. 2가지 타입

1) **유공**(fenestrated) **타입**
   (1) 공기가 흐를 수 있는 구멍(opening)이 존재함
   (2) 정상적인 호흡 패턴을 다시 학습할 수 있음
   (3) 코를 통한 호흡을 허용함
2) **무공**(nonfenestrated) **타입**
   - 구멍이 없음

2. Cuff 존재 유무

- cuff는 튜브의 아래에 위치하며 팽창시켰을 때 흡인(aspiration)을 예방함

112

연하곤란 환자에게 제공되는 보편적 음식으로 타당한 것은?

1) 다양한 질감의 음식
2) 뜨겁거나 찬 음식
3) 응집력이 낮은 음식
4) 밀도가 낮고 적은 양의 음식
5) 점도와 질감이 동일한 음식

113

구강섭식 대상자의 기준으로 타당한 것은?

1) 의식이 흐려도 가능하다
2) 혀 조절이 없어도 가능하다
3) 기침반사와 구토반사가 없어야 한다
4) 최소의 침 흘림과 동시에 침분비 관리가 가능하다
5) 몸통과 머리의 적절한 자세유지가 어려워도 가능하다

문제해설

112 연하곤란(dysphagia) 환자에게 제공되는 보편적 음식

- 점도와 질감이 동일한 음식 제공
- 충분한 밀도와 양을 공급
- 응집력이 유지되는 음식
- 좋은 맛과 온도의 음식
- 쉽게 먹을 수 있고(removed), 쉽게 빨아들일 수 있는 음식

답 5)

113 구강섭식 대상자의 기준

- 의식이 명료해야 함(alert)
- 보조를 통해 몸통(trunk) 및 머리(head)의 적절한 자세 유지(positioning)가 가능
- 혀 조절(control)이 시작되어야 함
- 최소의 침 흘림과 동시에 침 분비(secretion) 관리가 이루어져야 함
- 기침 반사(reflexive cough)가 있어야 함

답 4)

신경계작업치료 I

구강 섭식(Oral feeding)

Explanation

1. 환자에게 적절한 음식물의 종류를 결정하는 것이 가장 중요한 면
2. 최종 목표는 흡인 없이 삼키기
   1) 구강 섭식 대상자의 기준
      (1) 의식이 명료해야 함(alert)
      (2) 보조를 통해 몸통(trunk) 및 머리(head)의 적절한 자세 유지(positioning)가 가능함
      (3) 혀 조절(control)이 시작되어야 함
      (4) 최소의 침 흘림과 동시에 침 분비(secretion) 관리가 이루어져야 함
      (5) 기침 반사(reflexive cough)가 있어야 함

114

'구강준비 단계'에서 기계적으로 음식을 부수기 위해 필요한 능력은?

1) 뺨 수축하기
2) 침 분비하기
3) 혀로 음식물 모으기
4) 입술을 강하게 다물기
5) 턱의 외측 움직임과 돌림 운동 수행하기

문제해설

114 씹기(chewing)
- 하악골과 혀의 강한 움직임
  - 외측 움직임과 돌림 운동의 복합
  - 윗니와 아랫니의 사용
    - 음식물 부수기

답 5)

구강 준비 단계(Oral preparatory phase)

Explanation

1. 음식물 입으로 가져오기

1) 음식을 보고 집기
   - 시각적 후각적 정보가 침 분비를 자극함
2) 음식물 접촉
   - 입을 열기 위해 턱을 앞으로 내밀기(jaw forward)
3) 입술 다물기
   - 음식물 가져오기 위해

2. 씹기(chewing)

1) 하악골과 혀의 강한 움직임
   (1) 외측 움직임과 돌림 운동의 복합
   (2) 윗니와 아랫니의 사용 → 음식물 부수기
2) 뺨의 협근(buccinator muscle) 수축
   (1) 측면의 저장고(retainer) 역할
   (2) 턱과 볼 사이의 공간(sulcus)에 음식물이 들어가지 않도록 보호
3) 혀(tongue)
   - 음식물 조각을 모아 침과 섞음
4) 구강의 감각
   (1) 맛, 질감, 온도
   (2) 7번, 9번 뇌신경이 뇌간으로 정보를 보냄
5) bolus 형성
   (1) 씹기를 통해 만들어진 음식물의 새로운 형태
   (2) 삼킬 수 있는 정도의 bolus 형성 시간은 다양함
      - 단단하고 질긴 음식은 시간이 더 걸림

(3) 삼키기 전 혀의 앞부분과 구개(palate)의 사이에 놓임

6) 삼키기 과정 동안 인두와 후두는 이완 상태

• 기도는 열린 상태

115

성인의 섭식 과정 중 '인두 단계(pharyngeal phase)'에 해당하는 내용은?

1) 음식물 삼키기
2) 음식물을 저작하기
3) 침과 음식물 혼합하기
4) 스푼의 음식물을 혀로 가져오기
5) 혀 뒤쪽으로 음식물 이동시키기

문제해설

115 해설내용 참조

답 1)

인두 단계(Pharyngeal phase)

Explanation

1. 불수의적(involuntary) 과정

1) 음식물은 전 협궁(anterior faucial arches)과 혀 중간 부위에서 후두(pharynx)로 들어가게 됨

2) 삼키기 반응이 시작되면(triggered) 멈출 수 없음(no pause)

• 불수의적 단계

3) 삼키기 반응은 뇌간의 연수(medulla oblongata)에 의해 조절됨

4) 연수 내 망상체(reticular formation)

(1) 연하 작용에 필요한 감각에 반응하게 됨

(2) 연하 관련 근육 및 운동 및 신경 조절에 관여하는 부위가 됨

2. 삼킴 반응(swallow response) 시작 시(when triggered) 일어나는 현상들

1) 연구개(velum) 올림(elevated) 및 수축(retract)

2) 봉합 인두 부위(velopharyngeal port)의 닫힘

3) 혀의 상승(elevated)으로 음식덩이(bolus)를 인두 쪽으로 밀어버림

4) 인두관(pharyngeal tube)의 상승(elevated)

5) 인두 괄약근(pharyngeal constrictor)의 수축(contract)

116

입으로 식사가 가능한 환자를 위한 구강섭식의 원칙으로 거리가 먼 것은?

1) 환자의 시야 내에 음식물을 제공해야 한다
2) 정상적인 환경을 제공하는 것이 바람직하다
3) 신체적 능력은 스스로 먹기가 가능해야 한다
4) 환자가 스스로 음식의 양을 결정할 수 있어야 한다
5) 먹기 좋은 음식을 선택하게 하므로 능동적 참여를 유도해야 한다

문제해설

116 해설내용 참조

답 4)

구강 섭식(Oral feeding)의 원칙(Principles)

Explanation

1. 구강 섭식(oral feeding)의 원칙(principles)

1) 구강 준비 단계에서 음식물 응시하고 다가가기(접근)는 중요한 일면이 됨
   (1) 환자의 시야(visual field) 내에 음식물을 제공해야 함
   (2) 환자의 적극적 참여가 필요함
2) 신체적 기능이 가능할 때 스스로 먹기(self feeding)가 허용되어야 함
3) 스스로 먹기(self feeding)가 불가능할 때 치료사는 환자에게 매회 먹기(bite) 좋은 음식을 선택하게 하므로 능동적 참여를 유도해야 함
4) 가능한 정상적인 환경(normal setting)을 제공해줌
   • 사회적 환경 : 가족, 친구 등과 같이 식사하기
5) 치료사는 지속적으로 환자의 자세를 평가해야 함
6) 치료사는 환자가 섭취하는 음식의 양을 결정해 주어야 함
7) 음식물 삼키기 후 환자의 목소리를 평가해야 함
8) 치료사는 먹기와 관련된 환자의 기술 레벨 및 수행 정도를 수시로 확인해야 함
9) 식사 중 흡인의 징후(sign)를 지속적으로 모니터해야 함
   • 흡인성 폐렴 때문
10) 영양상태에 대한 주의 깊은 관찰이 필요함

117

다음 중 흡인(aspiration)의 원인으로 거리가 먼 것은?

1) 저긴장의 볼
2) 혀 조절의 감소
3) 삼킴 반응의 손상
4) 후두 닫힘의 손상
5) 양배꼴동(pyriform sinuses)의 음식물 쌓임

118

'videofluroscopy'에 사용되는 음식에 대한 설명으로 옳은 것은?

1) 순수한 물을 삼킨다
2) 철분 가루를 음식에 묻혀 사용한다
3) 음식물을 실제로 삼키는 평가가 아니다
4) 침을 모아 삼키고 그 과정을 영상으로 분석한다
5) 피검자에게 흡인이 발생되면 더 이상 진행할 수 없다

문제해설

117 흡인의 종류

- A : 혀 조절 감소로 인한 삼키기 전의 흡인
- B : 삼킴 반응의 부재로 인한 삼키기 전의 흡인
- C : 감소된 후두 닫힘으로 인한 삼키기 중의 흡인
- D : 양배꼴동(pyriform sinuses) 내에 음식물이 쌓임으로 인한 흡인

답 1)

118 해설내용 참조

답 5)

Videofluroscopy

Explanation

음식물	• 바륨 죽(paste) 또는 바륨 가루(powder)를 사용함 • 음식물 또는 액체(liquid)에 혼합하여 사용함 – 액체의 경우는 점도가 높은 것부터 시작함 • 순서 – 티스푼의 1/2 정도의 음식물 제공함 – 지시에 따라 삼키기를 실행함 – 흡인이 발생되면 즉시 중지해야 함 • 피로(fatigue)에 대한 관찰 – 반복적(repeated) 수행과 연속적(serial) 진행으로 인해 피로에 대한 관찰이 필수적임
결과 기록	• 제공된 음식물의 내용 • 각 단계에서 나타난 문제점들 • 음식물 삼킴의 횟수 • 효율적으로 사용된 특정 테크닉

119

치료사 K씨는 한 손가락으로 입술 위를, 다른 한 손가락으로는 입술 아래를 누르며, 평가 대상자에게 "입술을 꽉 다물고, 바람을 불어 볼을 부풀려 보세요."라고 지시를 하였다. 그러자 치료사의 두 손가락이 멀어지는 현상이 나타났다. K씨가 평가하고자 하는 구강기능은?

1) 턱 조절
2) 입술 조절
3) 얼굴 표정
4) 혀의 긴장도
5) 얼굴의 통증 유무

문제해설

119 해설내용 참조

답 2)

외부 구강운동(Oral motor) 평가

Explanation

기능	지시(instruction)	평가 방법(procedure)
얼굴 표정 (facial expression)	당신이 할 수 있는 최대로 눈썹(eyebrow)을 들어 올리세요.	눈썹 위에 손가락 하나을 놓는다. 아래로 누른다.
	당신의 눈썹을 찡그려 코 쪽으로 모으세요.	눈썹 위에 한 손가락을 놓는다. 아래로 누른다.
	당신의 코를 위쪽으로 찡그리세요.	코끝에 한 손가락을 놓는다. 아래로 누른다.
	볼을 안쪽으로 빨아 당기세요.	들어간 볼에 밖으로의 저항을 제공한다.
입술 조절 (lip control)	웃어 보세요.	대칭적 움직임을 관찰한다. 양 볼을 촉진해 본다.
	입술을 꽉 다물고 바람을 불어 볼을 부풀리세요.	한 손가락은 입술 위에 다른 한 손가락은 입술 아래에 놓는다. 두 손가락이 멀어지도록 압력을 가한다. 공기를 지탱하는 능력을 평가한다.
	뽀뽀하듯 입술을 오므리세요.	입술의 반대 방향(안쪽)으로 압력을 가한다(치아쪽으로).
턱 조절 (jaw control)	당신의 입을 최대한 크게 벌리세요.	환자의 머리조절을 돕는다. 턱 아래에서 시작해 위로, 그리고 아래로 압력을 가한다.
	당신의 입을 꽉 다물어 주세요. 입이 열리면 안 됩니다.	환자의 머리 조절과 유지를 돕는다. 턱 아래로 압력을 가한다.
	아랫니를 앞으로 돌출시키세요.	턱에 두개의 손가락을 놓는다. 아래로 압력을 가한다.
	당신의 턱을 좌우로 움직여 보세요.	왼쪽 볼에 한 손가락을 놓는다. 오른쪽으로 압력을 가한다.

120

비디오형광투시법(videofluroscopy)을 시행할 때 음식물과 함께 사용되는 물질은?

1) 물
2) 우유
3) 바륨
4) 수은
5) 황색소

121

다음 중 연하곤란으로 인한 흡인(aspiration)이 있는 환자가 가장 먹기 어려운 음식은?

1) 우유
2) 스프
3) 요거트
4) 토마토주스
5) 바나나와 혼합된 유동식

122

삼킴(swallowing) 과정의 각 단계에 대한 설명이다. 옳은 것은?

1) 인두단계는 불수의적 과정이다
2) 식도단계부터 후두덮개가 닫힌다
3) 구강단계에서 'bolus'가 만들어진다
4) 삼킴과 관련된 뇌신경은 모두 12개이다
5) 구강준비단계는 음식물을 입으로 가져오는 동작까지이다

123

성인에서 나타나는 "정상 구강반사"에 대한 설명으로 옳은 것은?

1) 음식이나 음료를 주면 빤다
2) 치관을 자극하면 불수의적으로 이를 깨문다
3) 목구멍궁을 쓸어내리면 목구멍궁이 수축한다
4) 음식이나 음료를 주면 혀가 치아의 앞으로 나온다
5) 입의 좌우 가장자리를 자극하면 자극의 방향으로 입과 머리를 움직인다

문제해설

120 비디오형광투시법(videofluroscopy)
- 바륨(barium)을 이용한 비디오테이프 기록
- 바륨에 음식(고체 형태 또는 액체 형태)을 묻혀 먹게 하고 비디오로 기록함

답 3)

121 음식물의 종류
물에 가까운 음식물이 흡인을 유발한다.

답 1)

122 삼킴의 과정
인두단계부터 후두덮개가 닫힌다. 구강준비단계에서 'bolus'가 만들어진다. 삼킴과 관련된 뇌신경은 6개이다. 구강준비단계는 음식물을 입으로 가져와 저작하는 과정까지이다.

답 1)

123 1) suck-swallow reflex(0~4개월)
2) bite reflex(4~7개월)
4) tongue thrust reflex : 비정상 반사
5) rooting reflex(0~4개월)

답 3)

124

다음 음식물 중 점도가 가장 낮은 음식은?

1) 죽
2) 과일주스
3) 토마토주스
4) 밀크셰이크
5) 바나나와 혼합된 유동식

125

다음 중 연하곤란 환자의 식사 시 자세로 옳은 것은?

1) 체간은 약간 굽힘을 유지한다
2) 골반은 후방 기울기를 유지한다
3) 어깨는 약 30° 굽힘 자세를 유지한다
4) 무릎관절과 엉덩관절은 80° 굽힘을 유지한다
5) 머리와 턱은 약간의 굽힘 자세를 유지해야 한다

126

연하곤란을 지닌 아동의 식사를 돕기 위해 정면에서 세 손가락을 이용해 턱을 안정시키고자 한다. 엄지손가락의 위치는?

1) 입술 위
2) 아래턱
3) 귀밑
4) 볼
5) 입주변

문제해설

124 유동성 음식물의 레벨(liquids levels)

점도가 낮음 (thin liquids)	물, 커피, 차, 우유, 과일주스, 아이스크림, 젤라틴 등
중간 정도의 점도 (semi-thick liquids)	밀크셰이크, 토마토주스, 요거트, 크림스프(soup) 등
점도가 높음 (thick liquids)	바나나와 혼합된 유동식(nectar), 과일과 혼합된 유동식, 감자와 혼합된 크림스프, 죽 등

답 2)

125 연하곤란(dysphagia) 환자에게 올바른 자세

- 의자와 같은 견고한 표면 위에 앉기
- 환자의 발은 바닥 위에 평평하게(flat) 위치시킴
- 무릎은 90° 굽힘시킴
- 양쪽 엉덩이의 좌골(ischial tuberosity)에 균등하게 체중을 실음
- 등은 곧게 펴고, 몸통(trunk)은 전방으로 약간 굽힘시킴(엉덩관절 100° 굽힘)
- 환자의 양팔은 앞을 향해 테이블 위에 놓음
- 머리는 정중선상에 수직이며, 턱은 약간 당겨진(tucked) 상태로 유지함

답 5)

126 아래턱을 손가락으로 안정시켜 혀의 움직임을 돕는다.

답 2)

127

음식물을 침과 같이 섞어 'bolus'를 만들었다. 어떤 단계인가?

1) 구강단계
2) 인두단계
3) 후두단계
4) 식도단계
5) 구강준비단계

문제해설

127 해설내용 참조

답 5)

구강 준비 단계

Explanation

1. 구강 준비 단계(oral preparatory phase)

1) **음식물 입으로 가져오기**
   (1) 음식을 보고 집기 : 시각적·후각적 정보가 침 분비를 자극함
   (2) 음식물 접촉 : 입을 열기 위해 턱을 앞으로 내밀기(jaw forward)
   (3) 입술 다물기 : 음식물을 가져오기 위해

2) **씹기**(chewing)
   (1) 하악골과 혀의 강한 움직임
      ① 외측 움직임과 돌림 운동의 복합
      ② 윗니와 아랫니의 사용 : 음식물 부수기
   (2) 뺨의 협근(buccinator muscle) 수축
      ① 측면의 저장고(retainer) 역할
      ② 턱과 볼 사이의 공간(sulcus)에 음식물이 들어가지 않도록 보호
   (3) 혀(tongue) : 음식물 조각을 모아 침과 섞음
   (4) 구강의 감각
      ① 맛, 질감, 온도
      ② 7번, 9번 뇌신경이 뇌간으로 정보를 보냄
   (5) bolus 형성
      ① 씹기를 통해 만들어진 음식물의 새로운 형태
      ② 삼킬 수 있는 정도의 bolus 형성 시간은 다양함(단단하고 질긴 음식은 시간이 더 걸림)
      ③ 삼키기 전 혀의 앞부분과 구개(palate)의 사이에 놓임
   (6) 삼키기 과정 동안 인두와 후두는 이완 상태(기도는 열린 상태)

128

내부 구강운동(intraoral motor assessment)의 평가방법은?

1) "기침을 하세요."
2) "미소를 지으세요."
3) "입술을 오므리세요."
4) "뺨을 홀쭉하게 만드세요."
5) "최대한 입을 크게 벌리세요."

문제해설

128 1) 내부 구강운동 평가 혀, 삼키기, 후두, 기침 등을 평가한다.
2) 입술조절 평가
3) 입술조절 평가
4) 얼굴근육 평가
5) 턱조절 평가

답 1)

129

연하곤란 환자에게 일반적으로 추천되는 음식은?

1) 섬유성 음식
2) 잘 부서지는 음식
3) 껍질이 있는 음식
4) 농도가 낮은 음식
5) 점도와 질감이 동일한 음식

129 해설내용 참조

답 5)

연하곤란(Dysphagia)

Explanation

1. 연하곤란(dysphagia) 환자에게 제공되는 보편적 음식

1) 점도와 질감이 동일한 음식
2) 충분한 밀도와 양을 공급
3) 응집력이 유지되는 음식
4) 좋은 맛과 온도의 음식
5) 쉽게 먹을 수 있고(removed), 쉽게 빨아들일 수 있는 음식

2. 연하곤란(dysphagia) 환자에게 부적절한 음식

1) 다양한 질감의 음식
2) 섬유성 음식, 긴 형태의 야채, 과일, 고기
3) 무른(crumbly) 음식, 부서지기 쉬운(flaky) 음식
4) 잘 녹는 음식
5) 껍질이나 씨가 있는 음식
6) 섞여진 음식(garnish)

130

섭식 과정 중 인두기에서 나타나는 현상은?

1) 삼킴 반사
2) 'bolus' 만들기
3) 후두덮개 열림
4) 음식물의 저작
5) 음식물의 식도이동

문제해설

130 해설내용 참조

답 1)

인두 단계(Pharyngeal phase)

Explanation

1. 불수의적(involuntary) 과정

1) 전 협궁(anterior faucial arches)과 혀 중간 부위에서 후두(pharynx)로 들어감
2) 삼키기 반응이 시작되면(triggered) 멈출 수 없음(no pause)
3) 삼키기 반응은 뇌간의 연수(medulla oblongata)에 의해 조절됨
4) 연수 내 망상체(reticular formation)
   (1) 연하 작용에 필요한 감각에 반응함
   (2) 관련 근육 및 운동 신경 조절에 관여

2. 삼킴 반응(swallow response) 시 생리학적 기능

1) 삼킴 반응이 시작될 때(when triggered)
   (1) 연구개(velum) 올림(elevated) 및 수축(retract)
   (2) 봉합 인두 부위(velopharyngeal port)가 닫힘
   (3) 혀의 상승(elevated)으로 음식덩이(bolus)를 인두 쪽으로 밀어버림
   (4) 인두관(pharyngeal tube)의 상승(elevated)
   (5) 인두 괄약근(pharyngeal constrictor)의 수축(contract)

3. 후두 닫기 촉진을 위한 3가지 활동

1) 연구개(soft palate)의 상승(elevation) 또는 수축(retraction), 비인두(nasopharynx)의 닫힘
2) 후두 전정(vestibule)의 소거와 동시에 나타나는 후두의 움직임(전 방향 및 상 방향)
3) 후두 덮개(epiglottis)와 진 성대(true vocal cord)의 폐쇄(음식의 기도 유입 방지)
4) 상부 식도 괄약근(upper esophageal sphincter)이 이완(relaxation) 및 열림(opening)
   • 괄약근의 이완(sphincter relax)때문에 음식은 인두에서 식도로 유입

131

삼킴장애 시 가장 먼저 실시하는 중재는?

1) 시지각 훈련
2) 삼키기 훈련
3) 푸딩 먹기 훈련
4) 주스 마시기 훈련
5) 구강운동기능 강화훈련

문제해설

131 삼키기 시작의 증진
(Increase initiation of swallowing)

- 어린 유아
  - 얼린 젖꼭지의 사용
    - 혀와 연구개를 자극하기 위해서 냉(cold)의 적용
  - 삼키기 반응(swallow reflex)의 촉진을 위해 유동식 사용이 추천됨
- 큰 아동(older child)
  - 얼음사탕 및 얼음조각의 사용
    - 식사 전과 중간에 간헐적으로 사용함
  - 삼키기 반사(swallow reflex)를 촉진하기 위해 차거나 신(cold/sour) 음식을 사용
    예) 시큼한 레몬주스

답 5)

삼키기 장애의 치료

Explanation

1. 삼키기 시작의 증진(increase initiation of swallowing)

1) **어린 유아**
   (1) 얼린 젖꼭지의 사용
      • 혀와 연구개를 자극하기 위해서 냉(cold)의 적용
   (2) 삼키기 반응(swallow reflex)의 촉진을 위해 유동식 사용이 추천됨

2) **큰 아동**(older child)
   (1) 얼음사탕 및 얼음조각의 사용
      • 식사 전과 중간에 간헐적으로 사용함
   (2) 삼키기 반사(swallow reflex)를 촉진하기 위해 차거나 신(cold/sour) 음식을 사용
      예) 시큼한 레몬주스

2. 구강 내 음식물 이동의 향상

1) **구강운동 조절**(oral motor control)**이 떨어지는 아동**
   (1) 문제점
      ① 음식이 효과적으로 저작되지 않음
      ② ‘bolus’ 형성이 어려움
      ③ 음식물을 혀 뒤로 보내기 어려움
   (2) 해결책 : 머리와 턱을 지지해줌

(3) 입 닫기를 촉진함
(4) 혀 움직임을 촉진함

2) **농도가 높은 액체(liquid) 음식물**
(1) 입안에서 좀 더 천천히 움직임
(2) 아동이 입속에서 조절하기에 유리함
(3) 잘 유착되므로 'bolus' 형성이 쉬움
(4) 무게가 있으므로 혀의 고유수용감각을 제공함

3) **자세잡기(position)**
• 삼키기 능력을 향상시킴

132

치료사는 환자에게 혀끝이 밖으로 3/4 정도 밖으로 나오도록 해 윗니와 아랫니 사이를 살짝 물게 하여 힘껏 삼키기를 실시하였다. 중재 목적은?

1) 턱의 근긴장을 강화하기 위해
2) 상부 혀인두근을 강화하기 위해
3) 성대주름의 닫힘을 강화하기 위해
4) 상부 식도 조임근의 활성화를 위해
5) 인후두의 삼킴반사를 촉진하기 위해

133

다음은 VFSS 결과이다. 어느 시기의 흡인(aspiration)인가?

• 후두계곡 잔류(Vallecula residue)
• 혀 뿌리(Tongue base) 및 후 인두벽(Posterior pharyngeal wall) 코팅(coating)

1) 삼키기 전
2) 삼키는 동안
3) 삼키기 이후
4) 인두기 단계
5) 구강기 단계

문제해설

132 마사코 메뉴버
• 상부수축근 부위의 훈련을 위해 만들어진 방법임
• 혀끝이 밖으로 약 3/4인치 정도 나오도록 하여 고정시킨 후 삼키기를 하는 방법임 : 혀를 윗니와 아랫니 사이에 혀의 앞쪽을 살짝 물고 있게하므로 혀뿌리 근육의 앞쪽 지점을 고정시켜 혀뿌리의 근육을 수축 할 수 있도록 함

답 2)

133 삼키기 이후 흡인이 나타난 경우에 대한 결과 내용으로, Vallecula residue의 경우 tongue base retraction의 저하, Larynx elevation 저하, pharynx contraction 저하가 주된 원인이며, tongue base, posterior pharyngeal wall coating은 pharyngeal contraction의 저하로 일어나게 된다.

답 3)

134

성인과 구별되는 유아의 삼킴 관련 구조물의 특성으로 옳은 것은?

1) 볼이 얇다
2) 성인보다 후두의 길이가 길다
3) 입인두가 없거나 구별되지 않는다
4) 후두덮개가 수평에 가깝게 누워있다
5) 성인과 비교하여 혀의 구강 내 크기 비율이 낮다

135

다음 설명하는 삼키기 중재법은?

가. 숨을 들이쉰 상태에서 멈추고 멈춘 상태를 유지하며 삼킴
나. 삼킴 후 숨을 내쉬기 전에 기침을 함
다. 위 과정을 하루 3~4회 반복함

1) 기도폐쇄법
2) 쉐이커 운동
3) 멘델슨 삼키기
4) 마사코 메뉴버
5) 과장된 삼키기

136

삼킴장애를 지닌 환자의 올바른 앉기 자세로 옳은 것은?

1) 무릎을 100도 이상 구부린다
2) 양손은 책상 위에 올려놓는다
3) 라텍스 재질의 의자에 앉는다
4) 엉덩관절이 90도정도 구부러지게 몸통을 젖힌다
5) 머리는 환측방향으로 돌려 환측에 대한 입력을 증가시킨다

문제해설

134 1) 볼이 두껍다.
2) 성인보다 후두의 길이가 짧다.
3) 입인두가 없거나 구별되지 않는다.
4) 후두덮개가 수직에 가깝게 누워있다.
5) 성인과 비교하여 혀의 구강 내 크기 비율이 크다.

답 3)

135 보기의 설명은 성문 위 삼킴 방법이다. 다른 말로는 기도폐쇄법이라고 한다. 기도의 흡인을 보호하기 위해서 한다.

답 1)

136 라텍스 재질보다 견고한 재질의 의자를 사용하며, 무릎은 90도, 엉덩관절은 100도 정도 구부러지게 하며, 몸통을 기울인다. 머리는 정중앙으로 하며 고개를 살짝 숙여 턱이 아래로 향하도록 하는 것이 적절한 '바로 앉은 자세'이다.

답 2)

137

다음은 삼킴장애 환자에 대한 신경근전기자극 적용이다. 주의사항으로 옳은 것은?

> 먼저, (가) 전극을 부착할 피부를 젖은 수건으로 닦아 전극을 부착할 부위의 피부에 잘 붙을 수 있도록 한다. 만약 (나) 환자가 타는 듯한 느낌이나 따끔거리는 느낌을 호소할 경우 전원을 끄지 않은 상태에서 분리시켜 접촉 상태를 재확인하여야 한다. (다) 전기자극 강도를 서서히 낮춰 환자의 감각과 근 수축을 확인하면서 치료단계까지 실시한다. 전극을 부착할 부위를 결정하여야 하며, 이때는 가능한 (라) 고개를 중립에 위치시켜 목뿔뼈, 방패연골, 반지연골의 위치를 확인하고 촉진한 후에 전극을 부착한다. (마) 전류가 봉합선이나 기관절개관 등에 흐르도록 전극을 부착한다

1) (가)
2) (나)
3) (다)
4) (라)
5) (마)

138

다음 보기는 식음장애가 있는 환자의 단계별 문제에 대한 서술이다. 관련 부위는?

> • 구강기 : 후두 폐쇄가 전혀 없어 흡인 및 침습이 나타난다
> • 인두기 : 물렁입천장의 상승, 후두덮개의 움직임이 없다
> • 식도기 : 감소된 연동운동으로 인해 음식의 이동이 더디다

1) 소뇌
2) 대뇌
3) 숨뇌
4) 중간뇌
5) 다리뇌

문제해설

137 전극을 부착할 피부는 깨끗하고 건조하게 한 후, 알코올 솜을 이용해 전극을 부착할 부위의 피부를 소독하여 전극이 피부에 잘 붙을 수 있도록 한다. 또한 항상 전원이 꺼져있는 상태에서 제거하고, 부착하여야 하므로 본 설명은 잘못된 설명이다. 또한 전기자극의 강도는 서서히 높여 환자의 감각과 근수축을 확인하여야 한다. 전류가 봉합선이나 기관절개관 등에 흐르지 않도록 전극을 부착하도록 하여야 한다.

답 4)

138 각 단계와 관련된 기능은 10번 뇌신경(Vagus n.)과 관련된 것이다.

답 3)

139

다음은 어떤 치료적 중재의 목적과 방법이다. 무엇인가?

- 목적 : 파킨슨병 환자의 목소리 증강을 위해 개발되었으나 삼킴 능력 증진을 위해서도 적용됨
- 방법 : 일상적 대화 시 크고 명료하게 말하기 / '아' 소리를 최대한 크고 길게 유지하기

1) 쉐이커 운동
2) 전기자극 치료
3) 성대모음 운동
4) 리실버만의 음성 치료
5) 물렁입천장 상승 강화운동

140

다음은 파킨슨병 환자의 삼킴장애 평가의 결과이다. 결과와 가장 관계 깊은 단계는?

<결과>
음식을 반복적으로 전후로 이동시키는 증상이 나타나 음식덩이를 형성하는데 문제점이 생겼다

1) 구강기
2) 후두기
3) 구강준비기
4) 인두기 초기
5) 인두기 후기

141

소아의 삼킴장애 치료 시 규칙적으로 위-아래로 들어올리기, 흔들기, 일으켜 세우기 등의 움직임을 통한 치료 효과는?

1) 청각 자극
2) 온도 자극
3) 감각 자극
4) 전정감각 자극
5) 근력 및 지구력 강화

문제해설

139 보기에서 설명하는 재활적 방법은 리실버만의 음성 치료이다. 파킨슨 병 환자의 목소리 증강을 위해 개발되었으나 삼킴 능력 증진을 위해서 적용도 된다. 방법으로는 일상적 대화 시 크고 명료하게 말하기, '아' 소리를 최대한 크고 길게 유지하기, '아' 소리를 점차 높여가며 가장 높은 소리까지 올려 유지하기 등이 있다.

답 4)

140 구강기 초기에는 혀의 운동장애와 혀의 기저부의 뒷당김이 감소하며, 후기에는 혀, 물렁입천장의 떨림으로 인해 다음의 결과가 나타난다.

답 1)

141 규칙적으로 예측 가능한 움직임은 전정기관을 자극하여 아동을 편안하게 하며, 유아에 따라 진정되는 속도는 달라질 수 있다.

답 4)

142

다음 설명하는 삼킴 보상법은?

> 혀와 인두벽 사이를 가깝게 만들어주므로 인두의 압력을 증가시켜 인두로 음식덩이가 들어가는 것을 용이하게 해 준다

1) 숨 참기
2) 턱 조절하기
3) 30°고개 숙이기
4) 건측으로 기울이기
5) 약한 쪽으로 고개 돌리기

143

삼킴장애 환자에게 신경근 전기자극을 실시하려 할 때 대상으로 적절한 것은?

1) 경도의 인지장애가 있는 환자
2) 경련성 질환을 가지고 있는 환자
3) 경동맥 위에 전기자극의 전극을 부착해야 하는 환자
4) 삽입형 제세동기나 심박조율기를 가지고 있는 환자
5) 활성 단계의 종양이 있는 부위에 부착해야 하는 환자

144

IOPI(Iowa Oral Performance Instrument)의 특징으로 옳은 것은?

1) 혀의 ROM 증진에 주로 사용된다
2) 혀의 힘을 정성적으로 분석할 수 있는 장치이다
3) 환자 자신이 혀의 관절움직임을 시각적으로 볼 수 있다
4) 구강기에서 인두기로 이동시킬 때 혀의 전반부와 기저부상의 협응력을 평가할 수 있다
5) 청각적 피드백을 활용하여 혀의 등척성, 등장성 운동 및 지구력을 증진시키는데 사용한다

문제해설

142 설명하는 방법은 고개 30°를 숙이기를 설명하는 방법이다. 약한 쪽으로 고개 돌리기와 건측으로 기울이기 경우 편측에 인두 마비가 있는 경우에 사용하는 보상기법이고 턱 조절의 경우 턱을 조정하여 얼굴근육의 기능과 턱과 혀의 움직임 조절과 삼킴 과정을 촉진하기 위함이다. 숙이는 각도는 30°이다.

답 3)

143 나머지 항목들은 신경근 전기자극치료 제외자의 대표적인 사례이다.

답 1)

144 IOPI는 근력을 평가하는 장비로, 혀의 근력을 시각적으로 볼 수 있다. 혀의 힘을 정량적으로 분석할 수 있으며, 구강기에서 인두기로 이동시킬 때 혀의 전반부와 기저부상의 협응력을 평가할 수 있다. 시각적 피드백을 활용하여 혀의 등척성, 등장성 운동 및 지구력을 증진시키는데 사용된다.

답 4)

145

VFSS의 측면 촬영 검사의 특징으로 옳은 것은?

1) 비대칭성을 확인할 수 있다
2) 얼굴 앞에 FS 튜브를 놓는다
3) 흡인의 원인을 관찰할 수 있다
4) 성대의 벌림과 오므림을 확인할 수 있다
5) 마비측 후두덮개계곡과 조롱박오목에 흡인 발생 여부를 관찰할 수 있다

문제해설

145 해설내용 참조

답 3)

전후방 촬영과 측면 촬영

Explanation

- 측면촬영상검사는 환자의 측면에 FS튜브를 두고 구강과 인두통과시간의 지연시간, 구강 및 인두의 해부학과 생리학적 움직임, 흡인의 원인, 흡인된 음식의 양과 위치, 상부식도 문제 등을 관찰할 수 있다.

1. 측방 촬영(lateral view)

1) 가장 일반적인 방법임
2) 삼킴의 4단계를 모두 볼 수 있음
3) 흡인(aspiration)의 과정을 잘 보여줌
4) 주로 입술(lips), 경구개(hard palate), 후방 후두벽(posterior pharyngeal wall)이 포커스가 됨

2. 전후방 촬영(posterior-anterior view)

1) 성대(vocal cord)의 비대칭(asymmetry)을 평가할 수 있음
2) 조롱박오목(pyriform sinuses)과 계곡(valleculae)에 음식물 쌓임을 평가할 수 있음

음식물	• 바륨 죽(paste) 또는 바륨 가루(powder)를 사용함 • 음식물 또는 액체(liquid)에 혼합하여 사용함 - 액체의 경우는 점도가 높은 것부터 시작함 • 순서 - 티스푼의 1/2 정도의 음식물 제공함 - 지시에 따라 삼키기를 실행함 - 흡인이 발생되면 즉시 중지해야 함 • 피로(fatigue)에 대한 관찰 - 반복적(repeated) 수행과 연속적(serial) 진행으로 인해 피로에 대한 관찰이 필수적임
결과 기록	• 제공된 음식물의 내용 • 음식물 삼킴의 횟수 • 각 단계에서 나타난 문제점들 • 효율적으로 사용된 특정 테크닉

146

다음 평가를 통해 검사하고자 하는 뇌신경은?

> "아" 하고 소리를 지시하고 치료사는 목젖을 관찰하고, 구토반사검사를 실시함

1) Ⅶ, Ⅸ
2) Ⅳ, Ⅶ
3) Ⅴ, Ⅹ
4) Ⅸ, Ⅹ
5) Ⅺ, Ⅻ

147

다음 중 혀의 근력을 키우며, 혀의 힘을 정량적으로 분석할 수 있는 도구로 장소에 관계없이 간단하게 적용할 수 있는 것은?

1) 설압자
2) Ice stick
3) Iowa Oral Performance Instrument
4) Kay Pentax Digital Swallowing Workstation
5) Madison Oral Strengthening Therapeutic

148

섭식 과정에 대한 설명으로 옳은 것은?

1) 구강기는 수의적으로 조절할 수 있고 소요시간은 약 1~2초 정도 소요된다
2) 구강기는 불수의적으로 조절할 수 없고 소요시간은 약 1~2초 정도 소요된다
3) 구강기는 불수의적으로 조절할 수 없고 소요시간은 약 1~1.5초 정도 소요된다
4) 인두기는 불수의적이므로 조절할 수 없고 소요시간은 약 1~1.5초 정도 소요된다
5) 인두기는 불수의적이므로 조절할 수 없고 소요시간은 약 0.5~1초 정도 소요된다

문제해설

146 CNⅨ인 혀인두신경(glossopharyngeal n.)은 혼합신경으로 붓인두근을 조절하며 입천장반사(palatal reflex)를 통해 인두운동을 조절함. CNⅩ 미주신경(vagus n.) 또한 혼합신경으로 물렁입천장, 인두, 식도를 지배하여 삼킴과 후두근육을 통해 발성을 조절함

답 4)

147 ice stick을 제외한 네 가지는 모두 혀의 근력을 키우기 위해 사용되며, 그 중 혀의 힘을 정량적으로 분석할 수 있으며 장소에 상관없이 간단하고 편리하게 적용할 수 있는 장비로 가장 적절한 장비는 IOPI이다.

답 3)

148
- 구강(운반)기는 수의적으로 조절할 수 있고 소요시간은 약 1~1.5초 정도 소요가 된다.
- 인두기는 불수의적이므로 조절 할 수 없고 소요시간은 약 0.5~1초 정도 소요가 된다.

답 5)

149

다음 중 식도기에 관여하는 뇌신경은?

1) 혀밑신경
2) 더부신경
3) 미주신경
4) 삼차신경
5) 혀인두신경

150

비디오투시검사와 내시경 삼킴 검사에 대한 설명으로 옳은 것은?

1) 초기 검사에는 내시경 검사가 유리하다
2) 내시경 검사는 포괄적인 평가가 가능하다
3) 반복적인 검사에는 비디오투시 검사가 유리하다
4) 움직일 수 없는 환자에게 비디오투시검사가 유리하다
5) 해부학적 구조에 변화가 있을시 내시경 검사가 유리하다

151

다음 삼킴 단계의 대한 설명으로 옳은 것은?

1) 구강기는 소요시간이 약 1~3초이다
2) 식도기의 소요시간은 약 3~4초이다
3) 구강전기는 수의적 조절이 불가능한 단계다
4) 인두기는 윤상인두근의 개방과 수축으로 시작한다
5) 인두기의 후두덮개는 기도가 닫히는 것을 방지한다

문제해설

149 식도기에 관여하는 뇌신경은 10번 뇌신경 미주신경이다. 음식이 이동하도록 하는 연동운동의 역할을 한다.

답 3)

150

적용	비디오 투시 검사가 유리	내시경 삼킴 검사가 유리
초기검사	○	
식도부위의 삼킴장애	○	
부전마비/마비(뇌신경)		○
해부학적 편차		○
분비물 검사		○
환자가 이동할 수 없을 때		○
반복적인 사용		○
바이오피드백		○

답 5)

151
- 1단계(구강전기)
  - 수의적 조절이 가능한 단계
  - 턱, 입술, 혀, 치아, 볼, 구개를 이용하여 bolus 형성
  - 소요시간은 음식과 음료의 질감에 따라 다양
- 2단계(구강기)
  - 수의적 조절이 가능한 단계
  - 후방으로 bolus가 이동하여 인두기가 개시되면서 끝이 남
  - 소요시간은 1~3초
- 3단계(인두기)
  - 설골과 후두가 앞-위쪽으로 움직임
  - 후두개는 기도가 열리는 것을 방지하기 위해 뒤쪽으로 굽음
  - 윤상인두근의 개방과 이완으로 끝이 남
  - 소요시간은 1~3초
- 4단계(식도기)
  - 수의적 조절이 불가능한 단계
  - 윤상인두근의 수축으로 시작
  - 하부식도조임근의 이완으로 끝이 남
  - 소요시간은 8~10초

답 1)

152

다음 설명하는 삼킴의 보상적 방법과   안에 들어갈 말은?

- 목적 : 혀 인두근 강화 훈련법 / 인두벽이 앞으로 당겨지는 효과가 있음
- 방법 : 혀끝이 밖으로 약   인치 정도 나오도록 혀를 윗니와 아랫니로 살짝 물어 고정시킨 후 삼키도록 함

1) 멘델슨 테크닉, 2/4
2) 멘델슨 테크닉, 3/4
3) 마사코 메뉴버, 2/4
4) 마사코 메뉴버, 3/4
5) 하임리히 테크닉, 2/4

153

다음 접근법은 어떤 해부학적 구조물을 강화시키기 위한 중재이다. 무엇인가?

- 아-ㅎ-ㅎ-ㅎ(A-H-H-H)라고 소리 내도록 함
- 코로 숨 쉬지 않고 풍선, 촛불, 빨대 등 불기

1) 혀
2) 인두
3) 후두
4) 단단입천장
5) 물렁입천장

154

이동이 어려운 환자를 침상에서 삼킴 검사를 하고자 한다. 적절한 것은?

1) Water test
2) Mini nutritional assessment
3) Modified evans blue dye test
4) Mcgill intensive skills assessment
5) Mann assessment of swallowing ability

문제해설

152 보기에서 설명하는 방법은 마사코 메뉴버이다. 목적은 혀 인두근의 강화와 인두벽이 앞으로 당겨지는 효과가 있어 시행을 한다. 환자의 혀끝이 밖으로 약 3/4 나오도록 해야 된다.

답 4)

153 보기에서 설명하는 방법은 물렁입천장 상승을 시키는 강화운동의 한 방법이다. 물렁입천장의 상승을 강화시켜 입천장 인두의 폐쇄를 촉진시키기 위함이다.

답 5)

154 Modified evans blue dye test

푸른색의 염료를 섞은 액체나 반고형의 음식덩이로 환자에게 섭취하게 한 뒤 기관절개 부분에서 suctioning을 시행한다. suctioning은 15분 간격으로 반복하고 이때 기도를 통해 푸른색 분비물이 섞여 나오면 흡인이 발생한 것으로 본다.

답 3)

155

연하곤란 환자의 치료 시 먼저 자세잡기가 이루어져야 한다. 기대되는 효과로 가장 거리가 먼 것은?

1) 흡인 방지
2) 근긴장 조절
3) 인지기능 향상
4) 혀의 움직임 보조
5) 턱의 움직임 보조

문제해설

155 부적절한 자세(poor position)
- 조절(control) 능력을 감소시킴
- 고긴장(hypertonicity) 또는 저긴장(hypotonicity)을 유발
- 신체 지각이 감소됨(poor body awareness)

답 3)

연하곤란 환자의 자세

Explanation

1. 부적절한 자세(poor position)

1) 조절(control) 능력을 감소시킴
2) 고긴장(hypertonicity) 또는 저긴장(hypotonicity)을 유발
3) 신체 지각이 감소됨(poor body awareness)

2. 적절한 자세

1) **턱의 당겨진 자세**(chin tuck position)
   - 식사 시 가장 중요한 부분
2) **완전한 직립자세**(upright posture)
   (1) 올바른 삼킴을 허용함
   (2) 흡인(aspiration)의 가능성을 감소시킴
3) **특정 아동에 있어 약간의 목 굽힘**(neck flexion)
   (1) 삼키기를 도움
   (2) 약간의 전방 굽힘(slightly forward neck flexion)은 흡인을 감소시킴
   (3) 후두는 심키기 초기에 위로 이동하게 됨
      - 목의 굽힘은 거리를 짧게 만듦
   (4) 목 굽힘(neck flexion)은 호흡에 영향을 미치므로 주의할 필요가 있음

3. 연하곤란(dysphasia) 환자에게 올바른 자세

1) 의자와 같은 견고한 표면 위에 앉기
2) 환자의 발은 바닥위에 편평하게(flat) 위치시킴
3) 무릎은 90° 굽힘시킴
4) 양쪽 엉덩이의 좌골(ischial tuberosity)에 균등하게 체중을 실음

5) 등은 곧게 펴고, 몸통(trunk)은 전방으로 약간 굽힘시킴(엉덩관절 100° 굽힘)
6) 환자의 양팔은 앞을 향해 테이블 위에 놓음
7) 머리는 정중선상에 수직이며, 턱은 약간 당겨진(tucked) 상태로 유지함

156

흡인(aspiration)과 침습(penetration)의 경계가 되는 구조물은?

1) 성대주름
2) 후두덮개
3) 후두계곡
4) 안뜰주름
5) 반지인두조임근

157

혼합신경으로 붓인두근을 조절하며 입천장반사(palatal reflex)를 통해 인두운동을 조절하는 뇌신경은?

1) CN Ⅳ
2) CN Ⅶ
3) CN Ⅸ
4) CN Ⅹ
5) CN Ⅻ

158

다음 설명은 연하장애 평가도구에 대한 것이다. 무엇인가?

- 내시경을 통해 코인두, 입인두, 후두 위의 순서로 관찰하는 방법이다
- 이동이 어렵거나 자세를 취하기 힘든 환자도 검사가 가능하다
- 바륨을 섞지 않고 일상적인 음식으로 검사가 가능하다

1) Guss
2) Stim plus
3) 3oz 물 마시기
4) 광섬유 내시경적 삼킴검사
5) 비디오 연하 조영 촬영검사

문제해설

156
- 침습 : 음식물이 기도로 흘러 들어가지만 성대주름을 통과하지는 않은 상태
- 흡인 : 음식물이 기도로 흘러 들어가 성대주름을 통과한 현상이다.

답 1)

157 CN Ⅸ인 혀인두신경(glossopharyngeal n.)는 혼합신경으로 붓인두근을 조절하며 입천장반사(palatal reflex)를 통해 인두운동을 조절한다.

답 3)

158 광섬유 내시경적 삼킴검사(FEES)
- 특징
  - VFSS와 함께 가장 많이 사용되고 있는 검사법
  - 해부학적 이상 유무 및 생리학적 과정을 관찰 가능함
  - 흡인을 관찰하여 원인에 따른 보상적 방법을 선택할 수 있음
  - 이동이 어렵거나 자세를 취하기 힘든 환자도 검사가 가능함
  - 컬러 영상으로 직접 관찰할 수 있음
  - 바륨을 섞지 않고 일상적인 음식으로 검사가 가능함
- 검사방법
  - 직경 3~4mm의 광섬유 내시경을 코로 삽입하여 코인두, 입인두, 그리고 후두 위까지 순서대로 내리며 관찰함

답 4)

159

건강한 혀의 외형으로 옳은 것은?

1) 평평한 혀
2) 백태가 적은 혀
3) 건조한 상태의 혀
4) 진한 붉은색의 혀
5) 둥굴게 올라온 혀

160

구강섭식의 원칙으로 옳은 것은?

1) 가능한 인공적 환경을 제공해준다
2) 시야 밖에 음식물을 제공한다
3) 가능한 능동적 참여는 피해야 한다
4) 신체적으로 가능할 때 스스로 먹기가 허용되어야 한다
5) 환자가 섭취하는 음식의 양은 환자가 원하는 만큼의 양으로 해야 한다

문제해설

159 두껍게 낀(heavily coated) 백태의 의미

- 맛, 온도, 재질에 대한 감각을 떨어트림
- 약한 혀의 움직임을 의미함 또는 감염 증상을 의미함

답 2)

160 구강섭식

치료사는 환자의 입속으로 들어가는 음식의 양을 결정해 주어야 함

답 4)

구강섭식(Oral feeding)의 원칙(Principles)

Explanation

1. 구강 준비 단계에서 음식물 쳐다보기와 다가가기(접근)는 중요한 일면
   1) 환자의 시야(visual field) 내에 음식물을 제공함
   2) 환자의 적극적 참여
2. 신체적으로 가능할 때 스스로 먹기(self feeding)가 허용되어야 함
3. 스스로 먹기(self feeding)가 불가능할 때, 치료사는 환자에게 매회 먹기(bite) 좋은 음식을 선택하게 하므로 능동적인 참여를 유도해야 함
4. 가능한 정상적인 환경(normal setting)을 제공해줌
   - 사회적 환경 : 가족, 친구 등과 같이 식사
5. 치료사는 지속적으로 환자의 자세를 평가해야 함
6. 치료사는 환자의 입속으로 들어가는 음식의 양을 결정해 주어야 함
7. 치료사는 음식물 삼키기 후 환자의 목소리를 평가해야 함
8. 치료사는 먹기와 관련된 환자의 기술 레벨 및 수행 정도를 수시로 확인해야 함
9. 치료사는 식사 중 흡인의 증후(sign)를 지속적으로 모니터해야 함(흡인성 폐렴 때문)
10. 영양상태에 대한 주의 깊은 관찰이 필요함

161

왼쪽 아래 어금니 위에 있는 음식 찌꺼기를 혀를 사용해 입안으로 가져왔다. 이때 필요한 혀의 동작은?

1) 내밀기
2) 올리기
3) 길게 말기
4) 앞쪽 당기기
5) 측면 움직임

문제해설

161 혀의 측면 움직임

- 음식물이 측면에 있을 경우
  - 혀의 측면 움직임(tongue lateralization)을 유도함
  - 씹기를 촉진할 수 있음
  - 음식물을 중앙으로 가져옴
  - 중앙의 음식물을 측면으로 이동시킴

답 5)

혀의 운동발달

Explanation

1. 혀의 측면 움직임

1) **음식물이 측면에 있을 경우**
   (1) 혀의 측면 움직임(tongue lateralization)을 유도함
   (2) 씹기를 촉진할 수 있음
   (3) 음식물을 중앙으로 가져옴
   (4) 중앙의 음식물을 측면으로 이동시킴

2. 혀의 움직임 발달

1) **초기의 빨기 패턴**(sucking pattern)**의 혀**
   (1) 앞뒤로 움직임(forward-backward movement)이 나타남
   (2) 폄(extend)은 가능하지만 입술 수준 이상은 뻗지 못함
2) **4개월 아동**
   (1) 상하로 움직이기 시작함
   (2) 실제 빨기 패턴(true sucking pattern)이 나타나기 시작
3) **6개월 아동**
   (1) 강한 혀의 상하 움직임(up-and down tongue movement)이 나타남
   (2) 좀 더 많은 조절된 움직임의 발생
4) **12개월 아동**
   - 혀의 끝부분(tongue tip)이 삼키는 과정 중 상승(elevation)이 가능해짐
5) **24개월 아동**
   - 상하로의 움직임 및 혀끝 들기(tip elevation)가 완성됨

162

삼킴의 문제를 지닌 뇌졸중 환자의 구강치료 여부를 결정하기 위해 흡인여부와 함께 반드시 확인해야 하는 증상은?

1) 자세
2) 영양
3) 발성
4) 인지기능
5) 삼킴반사

163

'구강 준비 단계' 중 씹기(chewing)에 대한 설명으로 옳은 것은?

1) 하악골과 혀의 움직임은 없다
2) 입술은 음식물 조각을 모아 침과 섞는다
3) 혀의 협근은 측면의 저장고 역할을 한다
4) 삼키기 과정 동안 인두와 후두는 이완 상태이다
5) 씹기를 통해 만들어진 음식물은 'pured food'이다

164

다음은 연하곤란 환자의 혀 운동에 대한 평가이다. 무엇을 평가하고자 하는가?

> 평평하게 펴져 있는지(flattened out), 뭉쳐있는지(bunched up), 둥근지를 관찰한다

1) 혀의 위치
2) 혀의 외형
3) 혀의 모양
4) 혀의 운동조절
5) 혀의 긴장도 및 ROM

문제해설

162 치료사는 삼킴장애 재활치료 시 구강 섭취에 있어 무증상 흡인(silent aspiration)의 여부를 확인해야 하며, 위험을 대처할 수 있는 인지기능을 의식상태와 함께 반드시 확인하고 직접 구강치료 여부를 결정해야 한다.

답 4)

163 bolus 형성

- 씹기를 통해 만들어진 음식물의 새로운 형태
- 삼킬 수 있는 정도의 bolus 형성 시간은 다양함
  - 단단하고 질긴 음식은 시간이 더 걸림
- 삼키기 전 혀의 앞부분과 구개(palate)의 사이에 놓임

답 4)

164 혀의 모양(shape) 평가

- 평평하게 펴져 있는지(flattened out), 뭉쳐있는지(bunched up), 둥근지를 관찰
- 정상적인 혀의 모양
  - 약간의 굽힘을 지님(slightly concave)

답 3)

165

FEES를 적용해야하는 대상자로 옳은 것은?

1) 욕창이 없는 환자
2) 정상체중이 아닌 환자
3) 심한 마비가 없는 환자
4) 사지에 구축이 없는 환자
5) 인공호흡기의 착용이 없는 환자

문제해설

165 광섬유 내시경 검사(FEES)

- 개요
  - 삼킴 전·후의 인두와 후두기능 관찰
  - 유연한 내시경을 비강을 통해 인두까지 넣음
- FEES의 적용
  - 삼킴장애가 인두단계에서 발병한 경우
  - 사지에 구축이 있는 경우
  - 심하게 마비된 경우
  - 욕창으로 병상에 있는 경우
  - 인공호흡기를 장착한 경우
  - 환자가 비만인 경우

답 2)

1

V·O·L·U·M·E

2024

합격 선배들의 맥 one pick!

퍼시픽 작업치료사 국시대비 문제집

OCCUPATIONAL THERAPY

신경계작업치료 I

발 행 2024년 4월 30일

편저자 작업치료 국시연구회
발행인 이 웅 현
발행처 **퍼시픽북스**
서울시 중구 충무로 29 아시아미디어타워 501호
TEL. 02-2272-7766(代) / FAX. 02-2272-7166
E-mail : papu77@daum.net

ISBN 979-11-6375-457-2

정가 Volume 1 **17,000원**